徐序

天时地利人和在，正兴发展正当时。今谈新安医学
真谛之际，星罗天汇银河，在这国医学星空中，新安医
学灿烂夺目，熠熠生辉。我们要在新的征程中更好地去
发扬新安精神，让新安医学得传承后继有人。新安医学
的内容之广，学术渊远，上至内经，下洽当今上千年之延续
，不是一下所能尽言，如说学术流派，新安医学就具有地
域性，但其学术影响绝不是那种年纪地域性的医学流派。

新安医家属多病种的辨证施治、理法方药都……
经验。但如何传承弘扬并有效地运用于临床建……
中医人都应该思考的问题。如面对冠肺新冠……
情，在国家统一指挥下，中医药全程参与发……
中药优势，彰显出中国的力量。抗疫中安徽中……
队在我中药合地域实际，秉持新安医学对瘟……
疫……提出……湿郁化热、扶正袪毒"等辨证思维认证观点，据
定出轻重、重症用药方案，让中医药疗效遥率达到90%

其学思想对整个中医药学的发展走向产生了深刻的
影响，为中医理论体系构建和完善作出举足轻重历
史性贡献。

回顾历史，明清是新安医学发展的鼎盛时期，名医
辈出，学科齐全，在防治各种疾病方面都留下新安医家
的足迹。特别值得一提的是在防治瘟疫病方面後涎机，又
又可到药天士等名医大家对温病提出卫气营血，认
焦辨证，为中医温病建立了完整的学说体系，指导临

键作用。

安医学的辨证思维在感染性疾病诊治中的发挥关
以上，力证了中医药的有效价值，同时也凸显出新
千百年来众多新安医家著书立说，真接揭导
店学者的临床，真是千年相传，创下了许多中医之
最。今有我校新安医学理论与临床专家通力合作，基
于教育部重点研究基地徽学研究中心高校协同创新
项目，明清新安医家防治瘟疫的历史贡献及其当代价

值研究（GXX-2020-037）拟第四批全国中醫（临床·基础）优
秀人才研修（项目，组织开展新安醫学瘟疫防治学術挖
掘整理，拟從新安瘟疫防治的成就、学術体系、診療医药
、常見疫瘟論治和特色方藥等方面進行全面系統研究
，為未來瘟疫防治提供中醫智慧和新安元素，更好地為
防病治瘟服務。

我始终认為，中醫发展之根在于傳承，新安醫学能
够迎續至今靠的就是代々槲傳，没有傳承何來創新，創

⑤

新靠的不是标新立并，更不能哗众取宠，需脚踏实地、
学好經典、不忘初心，方得始终。歧黄之術能够发揚光大
乃在之心愿，诸后学者能够碰硬前行，不断取得新的成
绪，不断薪火相傳。

本項研究对于當今汲取中華文化力量調查瘟疫
防治思路、完善現代傳染病防治体系，都有重要的
歷史價值和現實意义，故乐而為之作序。

王寅新春合肥
徐經世

⑥

新安医学源远流长，肇始晋唐，兴起宋元，鼎盛明清。新安医家学者深原，治学严谨，家传师授薪继成风，千百年来精英辈出，代不乏人，精辟论著纷呈不绝，使新安医学得以蓬勃发展，日益兴盛。

对瘟瘴疫病人类的灾难性之瘟疫，新安医家新识论治之多逢树。明清之际徽州地区亦旅遭瘟疫痘疹屡袭，屡尝灾场，疫目不忍睹，如汪机尝谓："祁门县内瘟疫流行，死亡相继，

哭声载道。"医能们出于恻隐之心，悬壶解囊，免费施治，救人无可胜记。他们对瘟疫病的成因原因及传染流行也有先人之见。如程钟龄即谓："瘟邪结两来……有在人者，此之相传染，注疫谷在《条辨》……其甚时而有其气，……痘疹见天地之异气，四时皆有，传染者人心气，从口鼻而入，不比风寒乃天地之正气，浸徒毛石……会心录中遂说，瘟疫见天地之异气，四时皆有，传染……龙人一心气感召，从口鼻而入……袍藉吾徽歙县的叶天士，在《临证指南医案》流行石传濂求人也……中实录及高强调，瘟疫一证必须已事而入，逢行中道，流行

之象。邪伤寒入经可表可下，夫瘟邪稽浊之气。"在临证实城中，他不无此剂地吸收前人成果加以权衡，类卑证惧张景岳吴鞠言，吴又可说之最详。此宗张喻二氏瘟邪遂郑两赤者，案是民之牾邪之正伤，惟在临证权衡，无温盛，无虚盛，无虚盛，工遗人天殃，方无愧为闻命者。并斟定了诸多瘟治的理法方药，以传之齐后世。新安医家对温病学术除在临证认的基础上更磁上有颇大发展，对瘟疫痘疹又在遂葬病证的基础上更有大胆宗破与斟酌。吾斟识论治瘟疫疾病积传了许多切

实可存的斟实研论依据及手官的临应论疗经验。

二〇二〇年值武汉遭遇新斟师类启毒肆虐后，或有之遗，信袭，音举奔凑及二〇二一年春夏，本人先后以次奉逢了一线秀医，为了四余例的救治工作，遵崎黄之道，秉新安之学，重之厢制宜，结合时宜，分别择用辛温煤湿解表，清热岩化宣透，清热煤湿效达三焦方药，斟沿论治一人一方，所治病例均在一周内病情由危重转轻，由难向易，直接酸治，检测全部转阴而予以出院。如此中医全程参与，中西结合，

使我省在全国疫情轻重省份率先得以清零目标。

喜闻安徽中医药大学及其第一附属医院的新安医学理论与临床专家通力合作，组织开展新安医学疫病之成就贡献，学术体系诊疗医案，章亮疫病说治和特色方药等方面，进行全系统的挖掘整理研究工作，甚感欣慰。

新安后学立足临床，更进一步传承弘扬，模样新安医学疫病防治精华，在当今抗击瘟疫的防治实践中都能发挥疫病预防的作用。

⑤

新安地处皖南一隅，新安医学作为一个中医学术流派，历史上功绩辉煌，贡献伟大，尽人共识，但成就毕竟属于过去。欲使新安医学精华得以传承，发扬光大外，更应之是创新。抛弃不生产，志当高远，开拓眼界，为其他应敞门容流纳百川，吸新知，融会贯通，相互切磋，撷粹补拙，共荣同济，医域医学交流学习，借石攻玉，臻于至善，更美。在这潮平两岸阔，风正一帆悬的大好形势下，期盼新安同仁，在广袤无垠的中医海洋里，驾舟破浪勇

⑥

往奋进，直诘抉取为己任，不负先辈之厚望，是为序。

新安粹人 胡国俊 二〇二二年三月十六日

⑦

安徽省科技厅新冠病毒科研应急攻关专项（皖科社秘［2022］239号 2022e07020081）

安徽省施卫兵名中医工作室建设项目

教育部人文社科重点研究基地(徽学分中心)高校协同创新项目（GXXT—2020—037明清新安医家防治瘟疫的历史贡献
    及其当代价值研究）

国家中医药管理局第四批全国中医（临床、基础）优秀人才研修项目（国中医药人教发［2017］24号）

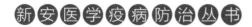

新安医学疫病防治丛书

总主编◎黄辉

主编 施卫兵

新安医学

疫病论治粹要

时代出版传媒股份有限公司

安徽科学技术出版社

图书在版编目(CIP)数据

新安医学疫病论治粹要 / 施卫兵主编.--合肥:安徽
科学技术出版社,2023.4
(新安医学疫病防治丛书/黄辉总主编)
ISBN 978-7-5337-8065-4

Ⅰ.①新… Ⅱ.①施… Ⅲ.①传染病防治-中医治
疗法-研究 Ⅳ.①R259.1

中国版本图书馆 CIP 数据核字(2022)第 200776 号

新安医学疫病论治粹要　　　　　　　　　　　　　　　　主编　施卫兵

出 版 人:丁凌云　　选题策划:杨 洋　　责任编辑:王丽君
责任校对:陈会兰　　责任印制:梁东兵　　装帧设计:武 迪
出版发行:安徽科学技术出版社　　　http://www.ahstp.net
　　　　　(合肥市政务文化新区翡翠路 1118 号出版传媒广场,邮编:230071)
　　　　　电话:(0551)63533330
印　　制:合肥创新印务有限公司　　电话:(0551)64321190
(如发现印装质量问题,影响阅读,请与印刷厂商联系调换)

开本:710×1010　1/16　　印张:22　插页:2　字数:450 千
版次:2023 年 4 月第 1 版　　印次:2023 年 4 月第 1 次印刷

ISBN 978-7-5337-8065-4　　　　　　　　　　　　定价:98.00 元

徐　序

　　天时地利人和在，振兴发展正当时。今谈新安医学真可谓"繁星九天汇银河"，在祖国医学的星空中，新安医学璀璨夺目、熠熠生辉，我们要在新的征程中，更好地发扬新安精神，让新安医学的传承后继有人。新安医学的内容广泛，学术影响深远，上至《黄帝内经》，下沿当今，上千年之延传，不是一下所能尽言的。如说学术流派，新安医学虽具有地域性，但其学术影响绝不是那种单纯的地域性医学流派所具备的。其学术思想对整个中医药学的发展方向产生了深刻的影响，为中医理论体系的构建和完善做出了举足轻重的历史性贡献。

　　回顾历史，明清是新安医学发展的鼎盛时期，名医辈出，学科齐全，在防治各种疾病方面都留下了新安医家的足迹。特别值得一提的是在防治疫病方面，从汪机到叶天士等名医大家对温病提出"新感温病"说和"卫气营血"辨证，为中医温病建立了完整的学说体系，指导临床。众多新安医家为多病种的辨证施治、理法方药留下了宝贵经验。但如何传承弘扬并有效地运用于临床，是今天每个中医人都应该思考的问题。如面对当前新型冠状病毒感染疫情，在国家统一指挥下，中医药全程参与，发挥中医药优势，彰显中国力量。抗疫过程中安徽中医团队在实践中结合地域实际，秉持新安医学思想对疫病提出"湿郁化热，热极成毒"等辨证思维和认证观点，拟定轻症、重症用药方案，使中医药覆盖率在90%以上，力证了中医药的有效价值，同时也凸显出新安医学的辨证思维在感染性疾病诊治中所发挥的关键作用。

　　千百年来，众多新安医家著书立说，直接指导后学者的临床实践，真是千年相传，创下了许多中医之最。今有我校新安医学理论与临床专家通力合作，基于教育部重点研究基地徽学研究中心高校协同创新项目"明清新安医家防治瘟疫的历史贡献及其当代价值研究（GXXT—2020—037）"和第四批全国中医（临床、基础）优秀人才研修项目，组织开展新安医学疫病防治学术挖掘整理，拟从新安疫病防治的成就、学术体系、诊疗医案、常见疫病论治和特色方药等方面进行全面系统的研究，为未来疫病防治提供中医智慧和新安元素，从而更好地为防病治病服务。

我始终认为，中医发展之根在于传承，新安医学能够延续至今靠的就是代代相传。没有传承何来创新？创新靠的不是标新立异，更不能哗众取宠，需脚踏实地，学好经典，不忘初心，方得始终。岐黄之术能够发扬光大乃吾之心愿，望后学者能够砥砺前行，不断取得新的成绩，薪火相传。

本项研究对于当今社会汲取中华文化力量，调整疫病防治思路，完善现代传染病防治体系，都有重要的历史价值和现实意义，故乐而为之作序。

国医大师 徐经世

壬寅初春于合肥

胡　序

　　新安医学源远流长,肇始晋唐,兴起于宋元,鼎盛于明清。新安医家学养深厚,治学严谨,家传师授蔚然成风,千百年来精英贤达代不乏人,精辟宏著纷至不绝,使新安医学得以蓬勃发展,日益兴盛。

　　对于给人类社会发展造成严重影响的疫病,新安医家辨识证治也有颇多建树。明清之际,徽州地区也频遭疫疠瘟病之侵袭,受灾场景目不忍睹,如汪机尝谓:"祁门县内瘟疫流行,死亡相继,哭声载道。"医家们出于悯爱之心,慷慨解囊,"免费施治,救人不可胜记"。他们对疫病之成因及传染流行也有超先人之见,如程钟龄谓:"疫邪来路两条⋯⋯有在天者,此非其时而有其气⋯⋯有在人者,此互相传染。"汪蕴谷在《杂证会心录》中也写道:"疫疠是天地不正之异气,四时皆有,能传染于人,以气感召,从口鼻而入,不比风寒乃天地之正气从皮毛而入,不传染于人者也。"祖籍安徽歙县的叶天士,在《临证指南医案》中更是反复强调:"疫疠一证邪从口鼻而入,直行中道,流布三焦,非伤寒六经可表可下。夫疫为秽浊之气。"在临证实践中他不无批判地吸收前人成果并加以权衡:"考是证,惟张景岳、喻嘉言、吴又可论之最详。然宗张、喻二氏恐有遗邪留患,若宗吴氏,又恐邪去正伤,惟在临证权衡,无盛盛,无虚虚,而遗人夭殃,方不愧为司命矣。"并制定了诸多疗治的理法方药以传之于后世。新安医家对温病学术除在伤寒病证的基础上有较大发展,对疫疠瘟病又在温热病证的基础上也有大胆突破与辨识,为辨认诊治疫病提供了许多切实可行的翔实理论依据及丰富的临证诊疗经验。

　　2020年继新型冠状病毒感染疫情肆虐武汉后,安徽省也遭病毒侵袭,当年冬季及 2021 年春夏,本人先后六次奔赴一线参与了 40 余例新型冠状病毒感染患者的救治工作。遵岐黄之道,宗新安之学,重三因制宜,结合时空,分别择用辛温燥湿解表、清热芳化宣透、清热凉血败毒三法方药,辨证论治,一人一方,所治病例均在 1～2 周病情由危重转重、由重转轻、由轻向愈,且两次核酸检测全部转阴而予以出院。中医全程参与,中西医结合,使安徽省在全国疫情较严重省份中率先得以完成清零工作。

喜闻安徽中医药大学及其第一附属医院的新安医学理论与临床专家通力合作,组织对新安医学疫病之成就贡献、学术体系、诊疗医案、常见疫病论治和特色方药等方面,进行全面系统的挖掘整理研究工作,甚是欣慰,祈新安后学立足临床,更进一步传承弘扬、提炼新安医学疫病防治之精华,在当今抗击疫病的防治实践中发挥更加积极的作用。

新安地界只华夏之一隅,新安医学作为一个中医学术流派,历史上功绩辉煌,贡献伟大,世人共识,但成就毕竟属于过去。欲使精华得以传承,除发皇古义,更应立足创新。窃思不但应走出去,开阔眼界,与其他区域医学交流学习,相互切磋,撷粹补拙,共荣同济;更应破门容流,纳百川,吸新知,融会贯通,借石攻玉,臻于至美。在这"潮平两岸阔,风正一帆悬"的大好形势下,期吾新安同人,在浩瀚的中医海洋里,驾舟破浪,勇往奋进,直指扶桑为己任,不负先辈之厚望,是为幸甚。

全国名中医　胡国俊

2022 年 3 月 16 日

前　　言

　　疫病是一直与人类相伴而行的客观存在,我国早在3 000多年的殷商时代就已有明确的记载,人们在与疫病的长期抗争中积累了丰富的防治经验。中医防疫治疫论疫有着悠久的历史,其疫病理论萌芽于秦汉,成长于金元,成熟于明清,在我国古代,中医是抗击疫病的主力军。当今世界人类仍然面临着疫病的巨大挑战,特别是21世纪以来,传染性非典型肺炎、新型冠状病毒感染疫情(下文简称"新冠疫情")给全人类都造成了巨大的伤害。在抗击新冠疫情的过程中,中医药再次成为主要力量,全程、深度参与抗疫救治工作。在新冠疫情肆虐的考验中,中医药在疫病防治及医治疑难杂症中的独特作用日益凸显,为全球抗疫贡献了中国智慧,使中医药走向世界的步伐更加铿锵,也得到越来越多的认可和推广。

　　在抗疫过程中,地域医学流派发挥自身的特色和优势,在救治当地病患工作中发挥了重要作用。以新安医学为代表的中医学术流派,以国医大师徐经世、全国名中医胡国俊为代表的现代新安医家,运用中医药诊治了大量新冠病毒感染者,疗效明显,广受赞誉。

　　新安医学作为综合性的中医学术流派,有着明显的地域文化特征,其发源于江南钱塘江上游的新安江流域古徽州地区,肇启于晋唐,形成于宋元,鼎盛于明清,流传至今,以历史悠久、医家辈出、医著宏富、学说纷呈、发明众多、成就突出著称于世。明清是我国历史上疫病频发时期,面对疫病的肆虐横行,新安医家不仅在徽州当地治疫,还伴随徽商的足迹行医全国各地,以仁爱之心,不畏艰险,一心赴救,在江南、两淮、两湖、两广、京津冀等疫病频发地区,留下了新安医家防治疫病的足迹。

　　目前我们通过文献调查已知,新安医家留下了包含疫病防治内容的数百部著述、众多的病案和治疗方剂,积累了丰富的疫病防治理论和经验,如人痘熟苗接种术预防天花是人工免疫法预防天花的创举;养阴清肺法治愈白喉,在我国预防医学史写下了极为光彩的一笔;创卫气营血辨证新学说,成为中医温病学辨治的纲领,对明清中医疫病理论的成熟起到了举足轻重的作用。

深入研究和全面展示新安医家防治疫病的历史贡献和学术成就,具有重要的历史价值和现实意义。在新冠疫情席卷全球的时代背景下,人类正在面临疫病的巨大考验,也将不断接受考验。因此,作为国家疫病防治基地和新安医学研究的主要阵地,安徽中医药大学依托安徽省科技厅新冠病毒科研应急攻关专项(皖科社秘[2022]239号)、教育部人文社科重点研究基地(徽学分中心)高校协同创新项目"GXXT—2020—037 明清新安医家防治瘟疫的历史贡献及其当代价值研究"和国家中医药管理局第四批全国中医(临床、基础)优秀人才研修项目,成立了新安医学疫病研究小组。我们的研究不仅着眼于疫病的科学内涵,还关注疫病防治中的隐喻文化,必须从时间、空间地域、四时季节、致疫因素、疫病种类、疫情程度等维度,卫生习俗、预防举措、人工免疫、医疗体系、医药资源等层面,病因病机、辨证治法、方药等方面,以及事迹作为、布施药剂、医术传承、著书立说、理论观点、成就贡献等角度,进行全面的研究。

研究小组深入开展实地调查,以新安医著、徽州一府六县地方志为文献基础和线索,扩展至其他医籍文献和全国疫病频发地区地方志,全面收集新安医家抗疫治疫的事迹和防治疫病内容,逐一研读文献资料,运用医学、文献学、历史学和哲学等方法,按理论学说、预防措施、辨治方法、医案集萃、代表方剂、现代启示分类整理挖掘,全面展现明清新安医家防治疫病的历史贡献和学术成就,并结合近现代新安医家临证诊疗资料,以期从理论和实践两个方面对新安医家论治疫病内容进行全方位的挖掘整理,形成《新安医学疫病防治丛书》,《新安医学疫病论治粹要》就是其中的临床辨治分册。

本书分"新安医学疫病观""新安医学疫病论治特色治法""黄疸论治""霍乱论治""疟疾论治""痢疾论治""痨瘵论治""水痘论治""麻疹论治""现代医家论治疫病"十章,每种疫病的撰写内容包括概述、病因病机、辨证治疗、方药选介、名医验案和医论医话。其中"概述"部分包含疾病的定义、中西医对疾病的认识、中医(新安医学)论治历史沿革等内容;"病因病机"部分概括了疾病的主要致病因素和病机特点;"辨证治疗"总结归纳新安医家的诊疗思路、诊疗方法、诊疗特色和独到经验;"方药选介"分新安特色用药和新安创方、化裁方、经典方,按出处、组成、服法、功用、主治的体例,重新进行统一整理和归纳,药名加以规范但保留道地、炮制等特色标识,剂量保留旧制单位,读者可参照宋元明清度量衡制度(库平制),折合成现代法定计量单位(如1斤≈596.82克,1两≈37.30克,1钱≈3.73克、1分≈0.373克)来学习、参考和使用;"名医验案"精选各家代表性医案若干;"医论医话"选录观点鲜明、立论独特、独具匠心的论述附加按语以帮助读者理解和运用。

本套丛书旨在从应对疫病流行的角度,探寻降低疫病发生率、提高治愈率、提高人体抵抗力的方法,挖掘富有成效的创新内容,梳理学术脉络,提取理论精华,提炼特色优势,概括精神内核,传承其医者仁心的职业精神,弘扬其大爱无疆的中华传统,为未来疫病防治提供中国智慧和中医元素。这对当今汲取中华文明养分,调整疫病防治思路,完善现代传染病防治体系,有重要的历史价值和现实意义。

在编写过程中,我们力求做到既保持中医传统防疫治疫特色,又切合现代临床防疫治疫工作的实际;既能弘扬中华传统的防疫治疫科技文化内涵,又能服务于现代科研防疫抗疫的需要。然而,受学识水平所限,书中难免存在疏漏或不当之处,恳请同道不吝批评、指正,以便今后不断完善和提高。

黄　辉　施卫兵

2023年3月

目 录

第 一 章

新安医学疫病观

　　新安医学鼎盛于明清,明清是我国历史上疫病频发时期。历史上徽州地区时有疫情发生,尤其明清时期自然灾害频发,由此引发社会秩序混乱、生活环境恶化,往往导致疫病流行。面对疫情,新安医家行医全国各地,以仁爱之心,不畏艰险,一心赴救,在治病救人、布剂施药、著书立说的过程中,积累了大量的疫病防治经验,提出了许多行之有效的理论观点,为社会医疗保障救助体系的建立与维护做出了重大贡献,发挥了不可忽视的作用。如明代汪机医技精湛,医德高尚,在疫病暴发时更是不计得失、广施仁术,当"祁门县内,瘟疫流行,死亡相继,哭声载道"时,"免费施治,救人不可胜记";又如清代卢云乘于康熙四十二年(1703 年)行医路过汉口,"适遇时疫类伤寒流行",随即积极投身于医疗救治中,经其治者痊愈无数,后被挽留在汉口行医 30 余年,其间经县府司三级医师考试,三试连中三元,授"全楚医学教授",管理全楚(相当于今湖北、湖南两省)普济堂医务。在一场场没有硝烟的战斗中,众多新安医家继承先贤理论,并结合自身经验,对疫病的病因病机及治法方药多有发挥、创新,为后世留下了一笔宝贵的财富。

第一节　新感温病说

　　新感温病说是明代新安医家汪机在前人基础上提出来的温病因机证治新学说。

【原文】　愚谓温与热有轻重之分，故仲景云更遇温气则为温病，若遇湿热则为温毒，热比温为尤重故也。苟但冬伤于寒，至春而发，不感异气，名曰温病，此病之稍轻者也。温病未已，更遇温（引者注：或火作"湿"）气，变为温病，亦可名曰温病，此病之稍重者也。《伤寒例》以再遇温气名曰瘟疫，又有不应冬月伤寒，至春而病温者，此特感春温之气，可名曰春温。如冬之伤寒、秋之伤湿、夏之中暑，相同也。以此观之，是春之病温有三种不同，有冬伤于寒，至春发于温病者；有温病未已，更遇温气，则为温病，与重感温气相杂而为温病者；有不应冬伤于寒，不因更遇温气，只于春时感春温之气而病者。若此三者，皆可名为温病，不必各立名色，只要知其病源之不同也。

【原文】　按：《伤寒例》云，伤寒病，热未已，再遇风、寒、湿，而各变为一病也，何至于温。既曰再遇温热，变为温毒矣，又曰再遇温气，变为温疫。

【原文】　凡四时之风，天令或有暴风寒之作，人感冒而即病者，名曰寒疫也，其疫与伤寒同，但暴寒惟轻耳。

【原文】　如太阳证，头疼恶寒，汗下后，过经不愈，诊得尺寸俱浮者，太阳病温也，人参羌活散加葛根、葱白、紫苏以汗之，或有自汗身疼者，宜九味羌活汤增损主之。如身热目疼，汗下后，过经不愈，诊得尺寸俱长者，阳明病温也，宜葛根解肌汤，加十味芎苏散以汗之。如胸胁痛，汗下后，过经不愈，诊得尺寸俱弦者，少阳病温也，宜十味芎苏散，或小柴胡加减用之，兼有太阳证者羌活散加黄芩，兼有阳明加葛根、升麻之类。其三阴经当于前三阴条求之。如腹满嗌干，诊得尺寸俱沉细，过经不愈，太阴病温也。如口燥舌干而渴，诊得尺寸俱沉，过经不愈者，少阴病温也。如烦满囊缩，诊得尺寸俱微缓，过经不愈者，厥阴病温也。是故随其经而取之，随其证而治之。

（明代汪机《伤寒选录·温病一百八》）

汪机（1463—1539 年），字省之，别号石山居士，明代徽州府祁门县（今属安徽省黄山市）人，其家世代行医，为新安医学温补培元派奠基人之一。汪机一生潜心医学，博采众长，医术精湛，著作颇丰，著有《伤寒选录》《医学原理》《运气易览》《续素问钞》《针灸问对》《外科理例》《痘治理辨》《本草会编》等。

汪机认为，温病不独有"冬伤于寒，春必病温"的伏气温病，还有"不因冬月伤寒而生温者"的新感温病。春季新感春温与夏季、秋季、冬季感时邪而发新感时行温病是一样的机理，四时都有新感之温病，从而使得一部分温病从"伏寒化温"中摆脱出来，对后世春温、风温等分类论治有极大的启发，打破了长期以来认为温病都是伏邪化热的传统观念，促进了温病学的发展。

辨证治疗上，汪机在《伤寒选录·卷六》中专列"温病分经用药"篇，先列举明代医学前辈吴绶的观点："盖此病因春时温气而发，非寒邪初伤于表也""凡温病发于三阳者多，而发于三阴者少"，强调温病的病因不同，其发表治法应当与伤寒有别。汪机仿照伤寒六经辨证，分经论治温病。如太阳证过至不愈，太阳病温时宜用人参羌活散加葛根、葱白、紫苏以汗之；若有自汗身疼，宜用九味羌活汤增损；若汗下后过经不愈，成阳明病温者，宜用葛根解肌汤加十味芎苏散以汗之；若胸胁痛汗下后过经不愈，成少阳病温者，宜用十味芎苏散或小柴胡加减。至此，汪机阐发了六经温病的具体治法方药，强调脉症结合，辨证论治。这在温病学说尚未崛起的明代，诚属难能可贵。

明末吴又可《温疫论·下卷·诸家温疫正误》引用了汪机的"春之病温有三种不同"说，并受"新感"启发，提出了"疠气"学说。

清代叶天士既承认伏邪致病说，又同意"新感温病说"，其对温病也是从三个方面进行分类：①新感——提出新感"温邪上受，首先犯肺"；②伏气——"温邪内伏""伏暑至深秋而发"；③新感引动伏邪——"新凉引动伏暑，当以轻剂清解三焦"。叶天士认为，新感温病"温邪上受，首先犯肺""由卫及气，自营而血"，并提出"在卫汗之可也，到气才可清气，入营犹可透热转气……入血就恐耗血动血，直须凉血散血"，可谓治疗新感温病全过程的基本大法。

清代后期歙县新安医家程正通在《程正通医案》中有"温邪袭肺，咳甚；入胃，渴甚"的医案，其后裔程曦注释说，这是"新感"之风温，非伏气之风温与春温也。可见汪机之"新感温病"学说很快就被后世医家接受并加以运用。

第二节　寒　疫　说

寒疫说是明代新安医家吴正伦在继承《黄帝内经》《伤寒杂病论》论述的基础上明确提出的疫病观点。

【原文】 夫瘟疫之症,多由房劳太过,腠理闭泄,少阴不藏,触冒冬时杀疠之气、严寒之毒。中而即病曰伤寒,不即病者寒毒藏于肌肤,至春变为温病,至夏变为热病也。又有时行不正之气,如春应暖而反寒,夏应热而反凉,秋应凉而反热,冬应寒而反温,此非其时而有其气,是以一岁之中,无分少长,病皆相似者,此则时行之气,即瘟疫也。外症头痛、壮热、口渴,不恶寒。

【原文】 盖瘟病因春时温气而发,初非寒伤于表也。乃郁热自内而发于外,故宜辛平之剂以发散之。况时令已暖,不可用麻黄;如时令尚寒,少佐之亦可。凡瘟病发于三阳者多,三阴者少。若发于三阴者,必有所因也。或食寒物内伤太阴而得之,或因过欲先伤少阴而得之,治制皆与伤寒各条同,惟发表不同耳。又有大头天行病,乃湿热在高巅之上,并阳明邪热大甚,资实少阳相火而为之。视其肿势在何部,随经治之,用防风、羌活、酒芩、酒蒸大黄,随病加减治之,不可用降药。

(明代吴正伦《脉症治方·瘟疫》)

吴正伦,字子叙,号春岩,徽州府歙县人,明代新安医家。吴氏医术高超,声著遐迩,著述有《养生类要》《脉症治方》《虚车录》《活人心鉴》等。其幼年丧父,虽家境贫寒但刻苦攻读。认为"不必登第仕宦,而可以济生利物,莫如医",于是"弃儒业不事,专精医",未及弱冠已成良医。后游医至山东、北京等地,名噪一时,声闻于大内,曾治愈年幼明神宗之病。后因明穆宗贵妃病,诏求良医,吴氏一药治愈,颇受穆宗赏识。不幸的是,文献记载吴正伦因遭宫中太医妒忌,竟被毒酒暗害致死。

《脉症治方》一书内容充实,脉、症、治、方论述精详,充分反映了吴氏丰富的临床经验和鲜明的学术特点,是一部颇有学术价值的医籍。吴正伦在《脉症治方》中指出,疫病之症多数是人感触"杀厉之气,严寒之毒",传染性强,可以导致疫病流行。这与《黄帝内经》"冬伤于寒,春必病温"的思想一脉相承,也与张仲景《伤寒杂病论》自序记载的张氏宗族"犹未十稔,其死亡者三分有二,伤寒十居其七"的情况相符。书中还提出以辟瘟丸(防风、川芎、当归、白芍、白术、麻黄、石膏、滑石、黄芩、连翘、山栀子、桔梗、荆芥、薄荷、延胡索、大黄、鬼箭羽、马勃、贯众等)春秋间服的治疗方法,对于初感者或预防疫气传染无不应验。祁门汪机则多有发挥,认为疫病又有寒温之别:伤寒病热未已,再遇风、寒、湿,又曰再遇温气,变为温疫;凡四时之风,遇暴风寒邪气,人感冒而即病者,名曰寒疫。

寒疫这一病症是随着伤寒病理论的发展而逐渐被认识的,并在时行病理论的发展过程中得以深化,最终在脱离伤寒体系后,寒疫的内涵逐步走向成熟,实现了疫病理论的突破性发展。这一探索经历了从运气论到时行论最终到病气论、运气论、暴寒论、阴毒论、温疫阴证论并存的过程。随着寒疫辨证论治体系的发展,对寒疫的治法也由单一法则发展到辨证论治、兼顾阴阳表里寒热虚实、因证用方等多种手段综合运用。明清时期,寒疫脱离伤寒范畴,成为疫病概念中的一种,除流行性寒疫外,传染性、季节流行性兼具的寒疠疫及寒湿疫、疹毒疫、寒燥湿疫、温毒阴证、寒性杂疫都属于"寒疫"范畴。历代医家将散寒、除秽、解毒、祛湿、清中、攻下、温经等治法灵活运用于寒疫的治疗中,寒疫的理论认识和辨证论治逐渐成熟,为现代临床预防和治疗疫病提供了参考依据。

第三节　病从口鼻论

病从口鼻论是明代新安医家方广在温疫侵犯途径上提出的观点。

【原文】　冬温为病,非其时而有其气也。冬时严寒,当君子闭藏,而反发泄于外,专用补药而带表药,如补中益气之类。

【原文】　春秋时月人感山岚瘴雾毒气,发寒热,胁膈饱闷,不思饮食,此毒气从鼻口入内也,治当清上焦解内毒,行气降痰,不宜发汗。

【原文】　寒温不节,汗身脱衣巾,感冒风寒之气,气闭,发热头疼,此伤寒类也。但岭南气温易出汗,故多类疟,重则寒热不退,轻则为疟;南方气升,故岭南人得此病者卒,皆胸满痰涎壅塞,饮食不进,与北方伤寒只伤表而里自和者不同,治当解表清热,降气行痰,此方用于寒凉时月及虽在温暖时而感冒风寒者。

【原文】　广按:运气之说,《黄帝内经》言之详矣。夫人在气交之中,与天地相为流通,苟不先立其年以明其气,临病施治之际,乌乎以用补泻之药哉!此运气证治不可不知也。又尝按而验之,多有不应,何则?阴阳之消长,寒暑之更易,或失其常,在智者通其活变,岂可胶柱鼓瑟、按图索骥也耶?

又按:时气流行,或有病者,不病者,盖邪之所凑,其气必虚,故虚者感邪而实者邪难入也。又有一家传染者,盖家有病人,有忧患而饮食少,饮食少则气馁矣。时与病人相近,感其病气从鼻口入也。

(明代方广《丹溪心法附余·瘟疫》)

方广(1522—1566年),字约之,号古庵,明代嘉靖年间徽州府休宁县(今属安徽省黄山市)人。方广之母,曾先患内伤脾胃,继又遍身发赤斑。当时正值天疱疮流行,医家不辨,误以疫症治疗而致死,方广愤而习医。其学崇朱丹溪,认为"得医道之全者,丹溪一人;发丹溪之蕴者,《心法》一书"。他经过细心研究后,认为《心法》一书详于法而略于方,需加补正。为此费时5年,将《心法》去讹留正,群方删繁就简,而成《丹溪心法附余》。

方广在《丹溪心法附余》中,对各种疫病如冬温、痢疾、劳瘵等逐条详述,并提出"毒气从鼻口入内"的感染途径,与后世吴又可"邪从口鼻入"之说观点一致。另外,方广对疫病发生的机制有详细阐述,他认为除了疫疠毒气本身的作用,运气条件的变化及人体正气都与疫病的流行密切相关,强调正气是内在因素,运气变化为外在条件,即《黄帝内经》中"不相染者,正气存内,邪不可干,避其毒气"。凡易受传染者,大多是身体虚弱或元气禀赋不足而致。至于为何又有一人受病,阖家被传染,这是由于"其病气从口入也",即一家人因呼吸或饮食传染极易受病,此为疫病的传播与发病找到了理论依据。在治疗上方广阐发朱丹溪养阴清热理论,重视固护阴液,提出温病多是外感内伤触动郁火而发,故症状初起为表里俱热,此时宜用凉膈散、双解散之类解之,如里热甚应以承气汤、大柴胡汤之类,治以苦寒泻热。他还认为,当时医家不明伏气温热证候,而误作伤寒治之,使用麻黄汤、桂枝汤等辛温之剂,易致内热更甚,贻误病情。

方广有关疫病的论述对后世医家均有一定影响,如清代新安医家罗浩在《医经余论》"瘟疫续论"中亦提出:"夫瘟疫者,自口鼻而入者。自口而入者,有轻重浅深之分;自鼻而入者,有在腑在脏之异。"将疫病的传染途径分为口(消化道)、鼻(呼吸道)两类,认为致病邪气不同,其感染途径各异,且证候表现也有所区别。清代新安医家汪文绮指出,疫病的邪气侵袭有口鼻两条途径,从鼻而入者,伏于少阳募原;从口入者,中于阳明胃腑。其《杂症会心录》中云:"疫从口鼻而入,多在募原少阳之界,亦在胃中阳明之腑",治疗上认为"表散不惟疫不能解,反耗一身津液元气,邪反乘虚入里",导致"元气败坏,血液耗灼"。他创立救阴解疫毒之方——新制救疫汤(组成为黑豆、绿豆、白扁豆、贝母、甘草、金银花、丹皮、当归、玉竹、老姜、生何首乌等),解热毒之邪于扶正之中,初病即用,可使"正旺则内脏坚固,邪无由而入,阴回则津液内生,邪不攻而自走"。

第四节 卫气营血辨证说

卫气营血辨证说是清代新安医家叶天士创立的论治外感温病的辨证新说。

【原文】 温邪上受，首先犯肺，逆传心包。肺主气，属卫；心主血，属营。辨营卫气血，虽与伤寒同，若论治法，则与伤寒大异也。盖伤寒之邪留恋在表，然后化热入里，温邪则热变最速。

再论气病有不传血分，而邪留三焦，亦如伤寒中少阳病也。彼则和解表里之半，此则分消上下之势，随证变法，如近时杏、朴、苓等类，或如温胆汤之走泄。因其仍在气分，犹可望其战汗之门户，转疟之机括。

大凡看法，卫之后，方言气，营之后，方言血。在卫汗之可也，到气才可清气；入营犹可透热转气，如犀角、元参、羚羊角等物；入血就恐耗血动血，直须凉血散血，如生地、丹皮、阿胶、赤芍等物。否则，前后不循缓急之法，虑其动手便错，反致慌张矣。

（清代叶天士《温热论》）

叶天士（1667—1746年），名桂，号香岩，晚年号上津老人，祖籍徽州府歙县（今属安徽省黄山市），清康熙、乾隆年间名医。先世迁至吴县（即苏州）阊门外下塘上津桥畔。其祖、父皆精通医术。叶氏少时，日至学塾读书，晚由其父讲授岐黄之术。14岁时，父逝，便从其父之门人朱君习医。叶氏聪颖勤奋，经常寻师访友，据传18岁时已求教过17位老师。叶氏博采众长，医术精湛，不仅擅长内科，而且精于幼科、妇科，而最擅长者，莫过于温病时疫痧痘等证，其代表作有《温热论》《临证指南医案》《幼科要略》《叶氏医案存真》等。其中《温热论》是温病学理论体系的奠基之作，文辞简要，论述精辟，阐明了温病的发生、发展规律，确立了卫气营血辨治纲领，丰富了温病学的诊断内容。

卫气营血是维持人体生命活动的精微物质，由水谷化生。卫敷于肌表，温分肉，肥腠理，司汗孔之开合，为人之藩篱，护外之屏障，具有防御外邪侵入的作用。温邪侵袭，首犯肺卫，腠理不舒，肌表郁热。卫分证的主要表现：发热，微恶风寒，头身疼痛，咽干咽痛，有汗或无汗，轻咳，口微渴，舌尖红，苔薄黄，脉浮数。其病机特点为发病早期，病势轻浅，寒轻热重。气是促进脏腑功能活动的原动力，也是反映脏腑功能与本质活动的具体体现。温病误治或失治，病邪入里传于气分，因影响病变脏腑部位功能的不同而呈现各异，但有其共同征象:但热不寒,热势较重,午后热甚,渴喜冷饮,多汗,尿赤便干,舌红苔黄,脉数有力。其病机特点:里热炽盛,邪气亢盛,正气未衰,病位深入。营行于脉中,流溢于内,荣养五脏六腑,润泽筋骨皮肉。邪热传营呈现营阴劫灼、心神扰动的一类证候:身热夜甚,口干但不甚思饮,心烦谵语,斑疹隐现,舌质红绛,脉细数。其病机特点:邪热内陷,热极夜甚,营阴被灼,正气耗伤,病情较重。血液充实脉道,周流不息,循环无端,奉养全身。热盛入血以耗血、动血、伤阴、瘀热互结为主要表现:身热躁扰,神志不清,吐血、衄血、便血、尿血,斑疹密布,舌质深绛,脉细数。其病机特点:热甚迫血、瘀热互结,为病变的最深层,多见于温病的极期、后期,病多危重。

卫气营血辨证,病位有浅深,病势有轻重,在临床诊疗过程中可能出现病位、病性、病机、病证的虚实与真假。对于合并慢性基础疾病的温病患者,发病的初期即可出现多脏器功能失调,其病证已经呈现表里同病、虚实夹杂的病理改变。虚而受邪,或宿邪复感时毒之气,两感于身,内外交集,表里同病。正气虚不能抗邪,或新邪引动伏气,外热掣动内火,或卫分浅留,乘虚而入,直驱营血,传变迅速。发病之初单纯表现卫表郁热征象者少,而呈现卫气合病、卫营同病、气血兼病等证候相互兼夹者居多,严重者呈现气血两燔、火旺燎原之势,或表现出邪盛正衰的危候:持续发热或高热、稽留不退,下午夜间尤甚,或伴有轻微恶寒身痛,或战栗而后热,或汗出热退、退而复热,唇干咽燥,渴喜冷饮,舌质深绛干裂,燥黄苔或干腐苔,脉象滑实数或细数等。甚者出现神昏躁扰,或拘挛抽搐,或喘闷憋气等热传心包、动风耗液、邪热闭肺等危症,其来势急迫,热势深入,传变迅速,病机复杂,易见恶候。

肺为娇脏,开窍于鼻,温毒之气易伤肺脏。肺为华盖,温邪上受,首先犯肺。故温热类温病多由手太阴肺经开始。无论冬、春季的流感,还是近年发生的禽流感(H7N9)、非典型传染性肺炎(SARS)、新型冠状病毒感染等传染性疾病,多以侵犯手太阴肺经为首发症状,亦可侵犯相应的组织器官,这也是温邪疫毒侵袭人体致病的特征之一。疫病的发生有其内在的本质因素,发展传变迅速,有时不遵循卫、气、营、血传变规律,出现各种证候兼夹之象,治疗上宜营卫、气血、表里兼顾，同时要顾护正气津液。

卫气营血辨证的创立，弥补了六经辨证的不足，为区分病程阶段、判断病变病位、辨别病情轻重、阐发病理病机、归纳证候类型、预测传变转归、制订治疗法则、确定用药方案提供了理论依据，极大地丰富和发展了外感温病辨证论治的方法，至今仍有较高的实用价值和临床指导意义。

第五节　养阴清肺说

养阴清肺说是清代新安医家郑宏纲、郑枢扶、郑既均父子三人针对白喉病提出的治法新说。

【原文】　喉间发白之症，予经历十余，俱已收功。此症属少阴一经，热邪伏其间，盗其肺经之母气，故喉间起白，缘少阴之脉循喉咙系舌本，治法必以紫正地黄汤为主，方除紫荆皮、茜草二味，此二药开结破肝血之燥热，今喉间之白，因邪伏于少阴肾经蓄久而发，肝失水养，非喉本症风热结于血分可比，故此二药最不相宜用之。复伤其阴，而白反弥漫不解，只用紫正汤，微加细辛清解少阴之邪。初服一二剂，其白不增不减，略转微黄色，十有九治。若服药后，白反蔓延呛喉，是邪伏肾经，肾阴已伤，元气无以送邪，即不治矣。此症服药，大便解出结粪，地道通，而肺气行，邪从大便出，其白即转黄色，七日后愈矣。可知邪伏少阴，盗其母气，非臆度也。

（清代郑宏纲《重楼玉钥·梅涧医语·论喉间发白症》）

【原文】　喉间起白如腐一症，其害甚速。乾隆四十年前无是症，即有亦少。自廿年来患此者甚多，惟小儿尤甚，且多传染。一经误治，遂至不救，虽属疫气为患，究医者之过也。按白腐一症，所谓白缠喉是也，诸书皆未论及，惟《医学心悟》言之，至于论治之法，亦未详备。缘此症发于肺肾，凡本质不足者，或遇燥气流行，或多食辛热之物，感触而发。初起者发热，或不发热，鼻干唇燥，或咳或不咳，鼻通者轻，鼻塞者重，音声清亮气息调匀易治,若音哑气急即属不治。近有好奇之辈,一遇此症,即用象牙片动手于喉中妄刮其白,益伤其喉,更速其死,岂不衰哉!余与既均三弟疗治以来,未尝误及一人,生者甚众。经治之法,不外肺肾,总要养阴清肺,兼辛凉而散为主。

(清代郑枢扶《重楼玉钥·又论喉间发白治法及所忌诸药》)

郑宏纲(1727—1787 年),字纪元,号梅涧,又号雪萼山人,清代雍正、乾隆年间徽州府歙县郑村(今属安徽省黄山市)人。郑氏喉科代表性医家,承家传衣钵,好岐黄家言,精专喉科,兼通内科和儿科,擅长用汤药和针灸疗法治疗危急重症,疗效迅捷,是成功治愈白喉的第一人。"求治者踵门""救危起死,活人甚众",而"未尝受人丝粟之报",其处方起首篆印名曰"一腔浑是活人心"。其喉科源自其父和叔父,兄弟两人于康熙五十年(1711 年)经商江西,得闽人黄明生授喉科秘术,因父居"南园"、叔父居"西园",故世人以"南园喉科""西园喉科"称之,从此"一源双流",传今已历 200 余年、10 代,自成一派。

从乾隆十二年(1747 年)以后,白喉在我国先后发生了多次大流行,但清代以前中医界既无论治白喉的指导性理论,亦无成熟的经验。甚至到清代后期,不少喉科医家仍对白喉的病因病机认识单一,多认为其是感染时行厉气。如陈雨春虽指出白喉为疫症,但记为"非六淫之正气,乃天地之厉气,故杀人最速";张绍修亦认为,白喉"乃时行病气为病,喉症中最急者也"。而早在清代中期的新安医家郑梅涧、郑枢扶父子,就提出白喉的病因是肺肾阴虚、复感燥邪的观点,对后世影响深远。郑氏父子勇于实践,大胆创新,根据自己的临床经验,结合家传秘法,著有《重楼玉钥》《重楼玉钥续编》《喉白阐微》《咽喉辨证》等喉科专著,首次明确提出了白喉(白缠喉、白腐)病名,总结出白喉的病因、病机及治法。

郑氏父子认为,白喉是肺肾阴虚,感受燥邪所致。《重楼玉钥·梅涧医语》中说:"此症属少阴一经,热邪伏其间,盗其肺经之母气,故喉间起白,缘少阴之脉循喉咙系舌本……若服药后,白反蔓延呛喉,是邪伏肾经,肾阴已伤,元气无以送邪,即不治矣。"其后,郑枢扶又做了发挥,补充了在虚损基础上感邪而发病的病机,如《重楼玉钥·又论喉间发白治法及所忌诸药》中说:"此症发于肺肾,凡本质不足者,或遇燥气流行,或多食辛热之物,感触而发。初起者,发热或不发热,鼻干唇燥,或咳或不咳,鼻通者轻,鼻塞者重,音声响亮气息调匀易治,若音哑气急即属不治。"

郑枢扶在《喉白阐微》一书中,又从病因、病机、病证、治疗、药物宜忌等方面对白喉进行深入的论述。《喉白阐微·自序》有云:"推其致病之由,总不外乎六淫之气,而六气之中惟燥之为病,其治之也难。"在"肺受燥论"中又论道:"值天时燥气之令,凡感召即从鼻入,而肺先受之,轻则发咳不已,重则发为白腐也。""其燥之轻者,发于喉亦轻,若燥甚者,其白渐蔓于喉,及缠满肺系。"郑枢扶强调,小儿肺肾阴虚,阴水不足,故更易患白喉虚燥之病。

郑梅涧、郑枢扶父子经过长时间的实践验证,最终确定养阴清肺是治疗白喉的基本法则。郑梅涧在早期治疗白喉时,主要使用紫正地黄汤去紫荆皮、茜草二味。但他也指出服药之后,病情亦有发展,"白反蔓延呛喉",转为不治者。郑枢扶又做了精心的研究,改变了"紫正地黄汤去紫荆皮、茜草"法,创制养阴清肺汤。正如《喉白阐微·自序》所说:"予自庭训以来,日究岐黄,盖亦四十余年矣……见小儿喉白一证,五七日而毙者,不可胜计,急思所以拯治而安全之,启无良方以生之乎……因而与既均三弟朝夕讨论,必求其极而后疑析,于是恍然而得之曰:金被火烁,水失其源,使非探其本而治之,何以生其津、救其液?而俾枯者润,涸者泽耶,爰立金从水养一法,二十年来,活者甚多。"《重楼玉钥·又论喉间发白治法及所忌诸药》也说:"余与既均三弟疗治以来,未尝误及一人,生者甚众,轻治之法不外肺肾,总要养阴清肺兼辛凉而散为主。"从"郑梅涧治白喉用紫正地黄汤去紫荆皮、茜草"法,到郑枢扶治白喉用"养阴清肺兼辛凉而散"法,这一治疗思想的变革,是两代人经验积累的结晶。

"养阴清肺说"对后世白喉和其他喉科疾病的辨证论治产生了深远影响,其后相继问世的《时疫白喉捷要》《喉科白腐要旨》等50余种白喉专著,多宗阴虚肺燥病机说和养阴清肺而忌表之治法,养阴清肺汤治疗白喉一直被奉为圭臬,直到中华人民共和国成立后实行白喉疫苗预防措施为止。1890年德国人 Behring 发现白喉抗毒素并应用白喉抗毒素血清治愈白喉,于1901年获首届诺贝尔生理或医学奖,而养阴清肺汤的发现要比其早1个世纪。从乾隆五十年(1785年)白喉第一次大流行,清代先后发生了4次白喉大流行,"养阴清肺法"挽救了无数白喉患者的生命,为人类健康做出了重大贡献。

第六节 疫毒致病论

疫毒致病论是清代新安医家王勋提出的疫病发病病因、病机乃至辨证治疗的学说。

【原文】 瘟疫时邪传染,非春温可比;春温之症,因冬令过暖,精气不藏,寒邪内伏,至春而发,此为春温。瘟疫之症,乃天地之疫毒,能传染伤人。子午年,盛于卯酉者,少阴君火司天,阳明燥金在泉;卯酉年,阳明燥金司天,少阴君火在泉;子午,心、肾、大肠、胃受病;卯酉,胃、大肠、心、肾受病;此脏腑受病之源。人能明司天运气,脏腑经络,用药合症,方无错误。凡大瘟疫之年,或冬无雨雪,或夏多亢旱,污浊之气上浮,无雨雪下降,一遇暴雨滂沱,污秽之气,随水泛溢,流入沟、渠、池、河,人渴饮之,蓄积于胃,因内受毒水;春夏之气上升,皆不正之气,从人口鼻而入,由外触之,惟贫苦闾阎受病最多,因为谋生,早起空腹出门,正不胜邪,邪乘虚入,故多受之。其病初起,头痛身痛,恶寒发烧,口渴烦躁,颇似热症。殊不知病因受寒而引动内火,太阳、阳明合病,其为半表半里之症明矣。仲景治春温先表而后里,吴又可治瘟疫先里而后表。每见用此法者多有传经之变,病致缠绵,皆非妥治。余幼习医,见瘟疫之病,损人甚多,每悟瘟疫二字之因,沉思半表半里之意,又非伤寒、温病可比,况上古苦无成法可师,因终日澄思渺虑,豁然顿开而得之。夫瘟者,疫气也。治要解其疫毒之气;半表半里者,内外分其邪滞之势也。然理已明而求方未得。古人有言曰:思之思之,鬼神通之。一日,余为母至齐云求寿,偶遇一老者,并询有何奇方。老人答曰:此乃天行灾疫,治之易也。初病苏豉汤合平胃散,一服,外邪里滞俱解矣!余进香回时,瘟疫正行,即用苏豉汤、达原饮去黄芩、知母治之,真为神济。余三十余年,治瘟疫专以此方加减,百无一失。今见误治者多,特为发之,亦以效愚者之一得云耳。

【原文】治瘟疫者,要明邪正之强弱,邪胜于正者,专固正而不攻邪,正旺而邪自遁矣;正气胜而邪气弱者,乘此强锐之气,一鼓而扫除之,不但病之易愈,而且不伤本原。此治诸症之大法,该和、该攻、该守,三者之要,皆得之矣。瘟疫邪气,人多传染,初治必须解疫邪之毒,表里分消其势,再无传经入里之变。所有缠绵不已,皆因初时药不合症之误。病之总因,由贪凉、受寒、停滞触其外邪而起。治之理明,用药合病,随手而愈。

(清代王勋《慈航集三元普济方》)

王勋,清代袁枚《随园诗话·补遗卷二》载"新安人王勋,字于圣,精于医理",清代徽州府歙县杏村(今属安徽省黄山市)人,生活于嘉庆年间。早年攻读经史,熟谙《黄帝内经》《难经》等古今医籍。王氏自幼颖悟,秉承家学,博览群书,苦心研读医书,精于医理,学验俱丰,撰有《慈航集》一书,又名《慈航集三元普济方》,专论春温、瘟疫、痢疾、疟疾四大疫候之证,对于病源、治法等阐述颇详,博约相济,条分缕析,论述精辟,颇具特色,对于临床疫病的防治具有重要指导意义。

疫毒是独立于六淫之邪的特殊致病因素,具有强烈的传染性,可引起广泛流行,导致疫病发生。王氏认为,疫病之症多为感染天地之疫毒所致,受病之脏腑经络与司天之运气密切相关。疫病之年,气候反常,常有污浊之气上浮,一遇暴雨滂沱,污秽之气常随水泛溢,污染水源等,人若饮之,则感受疫毒,发为疫病;或因春夏不正之气上升,从人口鼻而入,由外触之,在正虚之人,亦常发为疫病。治疗时还需特别强调邪、正的强弱,"正不胜邪,邪乘虚入""邪胜于正者,专固正而不攻邪,正旺而邪自遁矣;正气胜而邪气弱者,乘此强锐之气,一鼓而扫除之"。治疗大法需和、攻、守三者兼备。初期必须解疫邪之毒,表里分消疫毒之势,则无传经入里之变,常用苏豉汤、达原饮加减。

　　早在王勋之前,清代新安医家叶天士亦强调必用解毒之药,认为治温热疫大法宜以寒凉解热为主,辟邪散气,兼顾扶助正气,须用清血络防结闭之药;清代另一位新安医家汪文绮则提出,治疫病重在解疫毒,治法以逐疫解毒为第一要义,同时不忘扶正,创救阴解疫毒方,内有甘草、绿豆、金银花、黄泥之属,可解热毒之邪于扶正之中,均与王氏观点和思路相合。

　　王勋之后,新安医家汪宗沂在《伤寒杂病论合编杂病论辑逸》中指出,疫症宜饮凉水,他认为凉水不但清热,还能解疫毒。还有医家认为邪实内陷者宜用芒硝去疫毒,也与王氏观点不悖。

　　毒因人体体质不同出现转化:若素体阳虚,则疫毒多化寒化湿;反之素体阴虚,疫毒易化燥生火。王氏重视不同体质患者的病情转归和善后治疗,根据体质的区别分别设有疫病愈后阴虚调理方(赤色鲜首乌、当归、酒炒白芍、茯神、白蔻仁、炙甘草、陈皮)和疫病愈后阳虚调理方(蜜炙南沙参、当归、炙黄芪、白术、炙甘草、陈皮、茯苓、煨老姜、大枣)。

　　后代医家不断发挥,认为疫毒致病非单一病机,往往依附于六淫之邪侵犯人体,常兼夹诸多病邪形成复合病机。若以风邪为主导,自口鼻而入,首先犯肺;若以湿邪为主,可直中脾胃,肺胃同病。此外,疫毒还可与内生之痰、湿、瘀、热等病理产物相互胶着,表现出湿毒、热毒、痰毒等复合病机,重者可逆传心包,由气传营,动风痉厥,内闭外脱。

第七节　疫病截断下手宜辣论

　　疫病截断下手宜辣论是清代新安医家罗浩针对疫病传变迅速的病机特点而提出的辨治新说。

　　【原文】　温疫一症,《千金》已为立方,其来久矣。自明吴又可先生出,指为天地疠气,著《温疫论》。后郑奠一、杨栗山继之,分晰详明,其法大备。其论温疫发疹,邪自皮毛外达,即向愈之象。而近日温疫发疹,乃极重之症,十死其六七者有矣。知三君之论,实有未尽之旨也。夫温疫者,自口鼻而入者也。自口入者有轻重浅深之分,自鼻入者有在经在脏之异。口入者居于募原,轻而浅者不过浮于经,即内踞胃口,但微烦微渴,表症多而里症少,此可散而愈也。治里亦不过少用清凉,不烦攻伐,非症之不宜此也,轻之故耳。其重者烦躁发狂,壮热谵语,或发斑疹,必须早攻频攻,虽有外症,以末治之,腑气一通,则邪自解,当遵又可先生之说也。若自鼻而入者则不同,其轻者但入肺之经,皮毛寒热,头目不清,咽微痛,亦发疹,疹色红,以轻剂托之,疹透汗出即愈,此在经之轻者也。其重者直入肺脏,咽痛声嘶,壮热发疹,疹不即出,隐于皮肤,板滞而色厚,少缓其邪即炽,自肺入心包络,神昏喘促,舌短逆冷,而成不治。此症当早用麻杏石甘辛凉之法,入肺脏速托其邪,继用杨栗山大小复苏饮法以祛邪败毒,或用凉膈轻剂大黄逐之。一重则入中、下二焦,与上焦无与矣,是为法之善也。至于自鼻入者,邪若溢于胃,即治中焦;自口入者,邪若干于肺,即治上焦。因时制宜可也。总之,治疫与伤寒不同,初起之时,认症既真,下手宜辣,须以重兵入其巢穴,使不能猖獗。若先认症不确,因循姑待,必致有误,不可言治疫也。

(清代罗浩《医经余论·温疫续论》)

　　罗浩(1760—1830 年),字养斋,清代嘉庆、道光年间的医家。祖籍徽州歙县(今属安徽省黄山市),先人旅居海州(今江苏省连云港市海州区),乾隆二十五年(1760 年)生于海州板浦场,中年客居扬州,道光十年(1830 年)卒于扬州,享年 71 岁。其学术专精,著有《医经余论》1 卷(1812 年)、《诊家索隐》2 卷(1814 年)传于世。罗浩强调温疫一旦确诊,即应截断病势,用药下手宜辣。其基本思想可以概括为以下两点。

　　其一,鼻感邪不同,所伤脏腑有别,证有轻重之分。罗浩将温疫病分为从口(消化道)传染和从鼻(呼吸道)传染两类,认识其证候的转化特点,从而确定不同治法。口入者,居于膜原,轻浅者,表证多而里证少,治疗上可散而愈;其重者,临床常见躁狂壮热或发斑疹等,需早攻频攻,通其腑气。自鼻入者,轻者入肺之经,临床常见皮毛寒热,头目不清,咽微痛或发疹等,治以轻剂托之,疹透汗出即愈;其重者,直入肺脏,临床常见咽喉肿痛,声音嘶哑,壮热发疹而疹不即出，隐于皮肤，板滞而色厚等，当早用麻杏石甘汤，继用祛邪败毒或凉膈轻剂。若邪自肺入心包络，见神昏喘促，舌短逆冷，则不治。

　　其二，初病认症既真，下手宜辣，须以重兵入其巢穴。罗浩指出，从口入者，邪在募原之轻证，即可用吴又可疏利散邪之达原饮为主，以使邪热内溃，表气通顺，汗出自然而解。邪在募原之重证，则直须攻下，以通腑气为要，以免贻误病机。从鼻入者，邪在肺经之轻证，当早用麻杏石甘汤类，入肺脏，则当祛邪败毒，甚则清泻上焦热毒，才能及时扭转病情。邪在募原之轻证，如《医经余论·温疫续论》中说："此可散而愈也，治里也不过少用清凉，不烦攻伐，非症之不宜此也，轻之故耳。其重者，烦躁发狂，壮热谵语或发斑疹，必须早攻、频攻。虽有外症，以末治之，腑气一通，邪自解。当遵又可先生之说也。"邪在肺经之轻证，"当早用麻杏石甘辛凉之法。入肺脏，速托其邪，继用杨栗山大小复苏饮法，以祛邪败毒，或用凉膈轻剂，大黄逐之"。罗浩强调，邪在募原重证，必须"早攻""频攻""虽有外症，以末治之，腑气一通，则邪自解"。邪在肺脏重证，即当祛邪败毒，兼用大黄，使邪热清解，不致传入心包络而成不治之症。

　　现代研究认为，治疗温病应掌握"截断扭转"方法，快速控制病情，采取特殊功效方药，迅速祛除病原，阻止疾病恶化。必要时，可以先证而治，迎头痛击病邪，切不可仅见症(证)施治，屡随"敌"后，着实被动。"扭转截断"已将罗浩治疗温疫"下手宜辣"的思想，扩大到整个温病的治疗领域。

第八节　燥湿为纲说

　　燥湿为纲说是清代新安医家余国珮针对时行疫病流行而提出的病因病机、辨证论治新说。

　　【原文】六气迭运，生杀万物，其机均可默会。虽有六气之名，不外燥湿二气所化。夫天为乾金，其气本燥；地为坤土，其气多湿。日得坤之阴，爻成离，上丽乎天，是为火象，乾化离，故曰火就燥；月得乾之阳，爻成坎，是为水象,下临乎地,坤化坎,故曰水流湿。此同气相求,自然之理。暑者,湿与热所酿成。风者,四气化生之动象,摩荡于天地之间,所以化生万物者也,一有太过即能为害。而人之受病,独重燥湿二气者,如一岁之中偏干、偏水,禾稼必伤而成歉年,未见多寒多暑而损岁也。人之感气受病亦然……六卦所化,有阴有阳,故燥湿二气可寒、可热,医者再能因燥湿之偏,分其寒热之变,一任病情万状,总以燥湿为把柄,治之自无贻误。

(清代余国珮《医理·六气独重燥湿论》)

【原文】 病虽多变,古人立名各别,其实不外虚实、燥湿之偏为提纲,化寒、化热为传变。一任千变万化,治法总以燥湿为挈要,兼寒、兼热为变通,再当酌其虚实,治之无有不效。知其要者,一言而终,不知者则泛滥无归矣。

(清代余国珮《医理·医主意论》)

【原文】 时运迁改,则其气有变,大都总以偏干偏湿为乖厉之气,故以燥湿为病之提纲,或兼寒兼热为变。若论常行之度,则以子到巳主湿,午到亥主燥,此是一年之更换,偏干则多燥病,偏雨则多湿病,年岁亦因水旱为灾。人为万物中之一物,既同处天地气交之中,亦随感其燥湿而为病,此理势所必然,医家能随其气而施治,自无错误。但二气之为害,水灾犹有可生之物,赤地千里,其害更甚,故人之感燥其病尤烈。如近年之转筋霍乱、烂喉痧毒,治不得法,经日辄毙。较缓如痘、疹、疟、痢、伏暑诸症,不知润燥之方,误事不少,况今大运已转燥火之时,百病均宜防其化燥。

(清代余国珮《医理·医法顺时论》)

余国珮,字振行,号春山,清代徽州府婺源县沱川(今属江西婺源)人,生活于嘉庆、道光、咸丰年间。余国珮寓居江苏泰县姜堰行医,苏南江浙一带湿邪为病盛广,疫病流行频繁,而其所处的 19 世纪中叶,其时又"大运转于燥火",未末申初"燥金极旺",即 1847 年底至 1848 年初"燥火之病"流行,激发了他对燥湿二气病因学和辨证地位的理性思考。他在继承家传"已验再验"理法的基础上,汲取先辈温病、伤寒热病中燥气病机的认识,著《痘疹辨证》《医理》《婺源余先生医案》,创造性地提出"燥湿为纲"的学术理论,将其融于理法方药之中,补前贤所未及。未末申初"燥金极旺",他以禾苗易受旱涝影响、草木有汁则长青为喻,针对外感时疫燥邪为患,并由此及彼推论至内外各科病证的辨治,独树一帜地提出万病之源"燥湿为本"说。

　　余国珮认为,天地之气即阴阳之气,阴阳之气即燥湿之气,疾病自然与燥湿相关。寒、热、暑、风皆由燥湿二气所化,六气不外分阴阳两端,阳邪以"燥"字为纲,阴邪以"湿"字为领,故六气以燥湿二气为纲领。人体外感六淫致病,则独归燥湿二气。因燥湿二气各主岁半,天地之气刚柔转换,故人感气而受病。燥湿二气变化不是一成不变的,而是可因气候之变和岁运之变而变化。如《医理·元会大运论》中说:"医家病家执定古方,不知随时立法之理,误事多矣!""若论常行之度……一年之更换,偏干则多燥病,偏雨则多湿病,年岁亦因水旱为灾。"余国珮强调,随着气候寒热、水旱变化,燥湿为病,药物性味、功用,辨证治疗及方药的运用都应相应而变,这种认识使得燥湿为纲更加符合实际。天人相应,自然万物皆受燥湿影响。余国珮认为,人为万物之灵,生于天地之间,无处不与天地合,人感受疾病独重燥湿之气,如同自然界农作物易受旱涝影响一样。如《医理·风无定体论》中说:"人之受病,独重燥湿二气者,如一岁之中偏干、偏水,禾稼必伤而成歉年,未见多寒多暑而损岁也,人之感气,受病亦然。"

　　内外诸科,万病之源无非燥湿为本。《医理·内伤大要论》指出:"夫外感不外燥湿两端,内伤亦然,血虚生内燥,气虚生内湿,内燥则外燥凑之,内湿则外湿凑之,燥湿二气互相为病,实不啻同气相求,见症虽多,但能分别何者为燥,何者为湿,湿病用益气,燥病用育阴。"内伤如此,外科亦然。湿证多壅肿,易腐烂,多浊脓秽水,湿善升,易达于表,湿郁者多成痈;"燥证多跗骨",坚硬不变,最难穿溃,其体干,故难成脓,燥善降,病不易外达,感燥者多成疽。如《医理·外科燥湿分治论》中说:"万病之源无非燥湿为本,化阴化阳为变,医者必察其变而治之,内外诸症尽之矣。"《医理》自序中明确提出"外感独揭燥湿为纲",且开篇第一论即《六气独重燥湿论》。诊治痘疹更重燥邪发病。《风无定体论》指出："燥湿之气可寒可热,医者再能因燥湿之偏分其寒热之变,一任病情万状,总以燥湿为把柄,治之自无贻误。"

《婺源余先生医案·燥症》指出："外感认得燥湿二气,其或兼寒兼热。治法燥邪治以润,湿邪治以燥,兼寒者温之,兼热者清之,治外感之证已无余意矣。"在外感温病中,鉴别温热和湿热十分重要,温热易化燥,湿热易伤阳,温热治在清热保津,湿热治在祛湿通阳,故必须辨明病情的燥湿属性。"燥湿为纲"本质上就是强调在辨证时,必须从燥、湿着眼,辨清人体体液的盈亏,才能更准确地指导治疗。

由于时运燥火"势若燎原",故燥湿两纲又侧重于燥,认为燥病尤烈。《医理·燥气论》指出"燥病多从肺家见症,当用滑润之品";《婺源余先生医案》用药不过百余味,其中沙参出现频率高达86%。燥可致肿胀、泻痢,它邪亦多可渐转成燥。其医案中又曰:"凡痛极不可按者,皆属燥病,前人所未发明",燥邪颈肿、霍乱转筋、暑热痉厥、产后痢、烂喉痧、顿咳、音哑、痹痛、腹痛、腹肿等皆从燥治。燥、湿二气之害,以水灾为喻,水灾尚有活人之机,而燥气之害赤地千里,其害必然更甚,故两者相较,燥邪害病犹重。而燥邪发病烈则如转筋霍乱、烂喉痧毒,缓则如痘、疹、疟、痢、伏暑诸证,若辨之错乱,治不得法,则有误人性命之虞。余国珮指出,时运已转燥火,故百病均宜防其化燥,并在《婺源余先生医案》中补出燥病,并各立医法,以改时医"不知润燥之方"之弊病。

燥湿为纲重在辨治,诊断上余国珮尤精于燥湿证情之诊法,发明平仄二声、刚柔之脉辨别燥湿。《望闻问切论》曰:"燥湿二病合平仄""凡湿病声必低平,燥病声必厉仄",认为此法"最简最切"。《察脉神气论》则指出,所谓刚脉,"古人之所谓动、涩、紧、搏之脉也,按之坚硬弹指,尖滞括手之象,皆阴虚燥病之脉";所谓柔脉,"古人所谓濡、软、滥、滑之脉,按之如绵绵湿泥,软柔之象,皆属气虚湿病",堪称余国珮独家心传。在刚柔二脉为大要的基础上,又用沉、浮、缓、数、大、小六者,察病之表里、虚实、进退,观神气之有无,验其生死,一改前人论脉繁杂的局面。

余国珮以"燥湿"二字详察外感和内伤诸病的病因病机、临证要点、辨证用药等,提出"医法顺时论""药味随运变更论""寒燥同治论"等独特的理论思想。在临证用药方面,余氏独立"石膏论",提出治燥独推石膏的理论,称其为"清燥之君药",认为其为临证治燥不可或缺之品。"燥湿为纲说"总以燥湿为挈要,以津液盈亏为着眼点,统领病因、辨证、立法、选方、遣药,突出燥湿在辨证中的重要价值,其立论传方无不异于古法,独具特色,是继叶天士卫气营血辨证之后的又一创举,对后世医家产生了深远影响,对当代临床仍具有极强的现实指导意义。

第（二）章

新安医学疫病论治特色治法

　　新安医学,源远流长,名医辈出。富有创新精神的新安医家,在理、法、方、药诊疗思维的各个环节均有创新特色。结合新安医家在疫病论治方面的论述,我们总结出固本培元法、解托补托法、清解宣窍逐秽与轻扬理上法、养阴清润法、化湿法、救阴扶正解毒法、内外表里分消法等特色治法,上述治法均可有效运用于疫病论治。从新安医学中最具代表性的"固本培元"治法广泛运用于疫病论治,到吴澄专治"外损"(外感六淫、温毒病邪与疠气等失治、误治导致真假虚损者)以解托补托法,再到温病大家叶天士以清解宣窍逐秽与轻扬理上法长于治疗时疫和痧痘;从治疫治杂症重"养胃阴"到"养阴清肺"治白喉再到"养阴润燥"治燥疫,以清代叶天士、郑氏喉科医家、余国珮等为代表,俨然形成新安养阴清润派;又有余国珮"燥湿为纲"衍化的化湿法,汪文誉、汪文绮两兄弟救阴扶正解毒的治疫之法,王勋治疗疫病初病之内外表里分消法,等等。一众新安医学疫病论治特色方法,丰富和发展了中医治法体系。

第一节　固本培元法

　　固本培元法作为新安医学中最具代表性的治法,是在明代初、中期批判滥用苦寒降泻的风气中异军突起的,又经明清众多新安医家不断继承创新、当代学者提炼归纳而成。汪机及其弟子门生以"参芪"补气立论,拉开了广泛运用固本培元治法的帷幕。

一方面,朱丹溪滋阴降火一法"印定后人耳目"后,苦寒之品的运用一时盛行。新安地区地处江南,人居山岚水湿之间,易受阴寒重湿之邪的侵袭,本当以护阳固本为重,在此风气下多有因病误治而反受阴寒伤害者,往往"治虚损者少,做虚损者多",故而有识之士为补救苦寒时弊,指出须用"参芪"回元、"姜附"救逆,"实出于不得已也"。另一方面,新安医家也确实发现培补顾护元气(养元、培元、护元、保元)对维护人体生机、强固生命根基、抵御外邪侵袭、促进疾病康复、延缓衰老等方面的重要作用,以"参芪"温煦全身,鼓舞气血,扶阳益阴,扶正祛邪,用于临床,对改善病情每有效验。元气是生命的动力,就阴阳而言,本当阳刚阴柔、阴平阳秘。临床以少火生气,推动促进全身脏腑运转、气血运行,以增强体质、治病保健,这也是中医学的基本理念和特色优势之所在。

一、汪机初创固本培元治法

汪机私淑朱丹溪,同时受父亲汪渭的影响,亦十分推崇李东垣,精通内、外、妇、儿各科,所治之病,多为久治不愈的内伤杂病,或外感阳证转阴,往往已"遍试诸医,历尝诸药",及至汪机诊治之时,"不得不用参芪以救胃气"。为此他创立"营卫一气说"和"参芪双补说"作为立论依据,提出了"营兼血气,培元益气"的学术主张,力荐并重用、活用"参芪"益胃气、补营气,通过温补脾胃之气以化生营卫、补气补阴,申明"宁可用药柔和,不可过用刚烈",强调用药"罪疑惟轻,功疑为重""与其毒也宁善,与其多也宁少",形成了"固本培元、扶正防邪"的特色治法和重用人参、白术、黄芪温补的用药理念。其治疗外感如虚人暑疫,喜用李东垣清暑益气汤灵活加减,而在治疗内伤杂病时灵活运用温补的特色尤为鲜明,如治脾瘅(消渴尿浊)、久痢不止、劳疟等。其所著《石山医案》中,"参芪"培元的临床验案极多,包括人参、白术为君治肠胃虚寒痢疾,人参、黄芪合清热化湿剂治湿热疟等。

汪机的所谓培元,主要是培中焦元气,其亲传弟子和门人后学均宗其论治思想和用药理念。弟子程廷彝则明确倡言《病用参芪论》,他认为"诸病兼有呕吐泄泻、痞满食少、倦怠嗜卧、口淡无味、自汗体重、精神不足、懒于言语、恶风恶寒等证,皆脾胃有伤之所生也,须以参芪为主";族侄汪宦著《证治要略》,强调惜元气、重根本,认为有火则元气虽损而犹有根基,无火则元气颓败而根基无存,临证善用参芪救治气衰诸证,适当配伍肉桂、附子、干姜,徐春甫亦从其学;弟子汪副护"祖东垣老人",专以扶元培补为宗,著《试效集成》以阐发"参芪"补元的经验;弟子黄古潭"治病每有超见",传术于孙一奎,孙一奎在温补治病方面亦有建树,推动了汪机温补脾胃的进一步发展。

歙县吴洋曾受业于汪机,"生平治病以补中气为本",临证重用人参、黄芪,他在《论医汇粹》中比喻道:"中气尤水也,水不足则舟不行,非参芪则不能足之";又具体举例说"虚人胃气虚弱,又加作热,若用芩连凉剂,大便必然作泻",必须重用人参、黄芪以固其本,再加黄芩、黄连于内则不作泻;尤善用人参、黄芪治痰喘,《论医汇粹》载有其治疗气喘痰嗽病案四则,均以补中气为主;其善用参芪的用药习惯甚至影响到当地居民的生活习惯,明代徽郡歙籍文学家汪道昆在《太涵集》中称"郡人(引者注:指徽州府治所在地歙县)习服参芪,则自洋始"。

歙西余傅山以儒通医,临证疑惑常请正于吴洋,尝曰:"凡元气虚者,虽有别症,且先顾元气,本气一旺,诸症渐除",并提出"寒邪入里,统归脾胃"的见解。《论医汇粹》载有余午亭医案一则,为霍乱误治,三易医治,病情复杂,证势险恶,其以大剂"参芪"组方而终治愈。余午亭师从堂兄余傅山,亦曾受医于汪宦,临床重视脾肾的调护,认为土为万物之母,气血赖之以生;而人之有肾,犹树之有根,水之有源;治疗强调"扶正气、益脾胃",认为体弱气虚"而后风邪中之",又在《诸证析疑·肿胀鼓胀症不同论》中云,得鼓胀者"当大补真元为主"。

二、孙一奎充实完善固本培元治法

汪机再传弟子孙一奎(徽州休宁县人),厘定"参芪术或配附姜桂"培脾肾元气,固本培元派初步形成。孙一奎学出多源,创"命门动气说""三焦相火（正火）元气之别使说",以命门动气为元气,以三焦为"相火之用""元气之别使"。他认为疾病的发生多源于命门元气不足,三焦相火衰微,犹如釜底有水无火,不能自然蒸化,病变在上表现为气不上纳、在中表现为水谷不化、在下表现为清浊不分。因此,临证之时应重视对命门、三焦元气的温补,其遂将汪机的"参芪"培元与薛己的温补下元有机结合起来,既擅用补中益气汤培补中焦元气,更擅以人参、黄芪合附子、肉桂、干姜等,甘温益气与辛热温阳兼用,脾肾并治。

如鼓胀一证,孙一奎认为"肿满多因火衰""起于下元虚寒",若通利疏导太甚,下元益虚,死期将至,治"宜先温补下元,使火气盛而湿气蒸发,胃中温暖,谷食易化,则满可宽矣"。其在《赤水玄珠·胀满门》中创制了温补命门元气的代表方壮原汤以主治鼓胀,方中人参、白术分量尤重,稍佐"桂、附、姜",脾肾同治,使下元温煦,阳气上腾,浊阴自降,则胀满自消矣。其余如喘证、痰证、泄泻等内伤杂病,亦多从下元不足入手,从三焦分治,突出脾肾同治,如补中益气治中满,温补蒸腾化湿气,大补真元治痰证,纳气归元治虚喘,甘温扶阳治血痢。《赤水玄珠》中称"歙友仿予用温补下元之法",可见当时他温补脾肾的治疗思想在新安一带很有影响。

元气关乎先天、后天脾肾两脏,新安医家注重培元,亦有从关注脾到关注脾肾的发展过程。汪机识病,往往从脾胃论治病证,如其治鼓胀,认为系湿热所致,病位在脾胃,病机主要为中气不足,治当健脾固元、清热利湿,谓人参、白术、黄芪为"补脾胃之圣药",用以补营气、胃气之不足。孙一奎则先、后天并举并治,将固本培元理论从脾胃元气扩展到命门元气,开辟了固本培元的新领域,充实和完善了固本培元治法,完成了固本培元固先天、后天之本,培脾肾元气的递嬗之变。

三、后世医家继承发扬固本培元派

继孙一奎之后,歙籍侨居泰州行医的罗周彦首创"元阴元阳论",超脱元气属阳的定论,再一次冲决"固本培元"之藩篱。不难发现,罗周彦的元阴元阳论实质上是试图将朱丹溪的四物汤等养阴之治纳入元气论中,是继孙一奎之后再次开辟固本培元的新领域,即从温补脾肾阳气扩展到滋阴益元,应该说其辨治体系更为全面、系统和完善,对后世医家也产生了一定的影响。

到了明末清初,疫病流行,外感致内伤者亦多有之。在这样的疾病背景下,加之温病学说的影响,内伤杂证的诊治亦需注重养阴,温补之治为之一变,滋养阴液法得到极大发展。仅以新安医家为例,清代叶天士提出"胃阴虚"说、创"养胃阴"法;程正通偏重补益心肾,善于酸甘化阴;吴澄创虚损理脾阴之说,制理脾阴九方,主用扁豆、山药等"忠厚和平"之品;孙佑行医于苏州,承缪希雍之学,用药逆温补之论,独趋甘寒甘平之治;郑氏喉科用养阴清肺法治疗白喉等。上述这些理论的提出,均有可能是受到罗氏元阴元阳划分、从元阴不足论治的启发。

脾分阴阳,胃也可分阴阳。早于罗浩、江之兰的新安医家叶天士,对李东垣的护胃阳又有所发挥,初期其认为"食谷不化,胃火衰也""胃中阳伤,法当温阳",倡导"通补胃阳",仅其《临证指南医案·呕吐》中属胃阳虚及相关医案即有 20 则,常用附子、干姜、吴茱萸、半夏、益智仁、茯苓、人参等辛温通阳,对张仲景"参、草、枣"护胃阳亦颇有体会。然清初以后外感温病盛行,温病火热伤阴、消耗津液,且感染后常致食欲不振,缠绵日久者愈重,醒脾开胃可谓当务之急,但若仍治以补土升阳,不啻火上浇油。作为温病大家,叶天士提出"治疫必重养阴"、用药"忌刚用柔",多选生地黄、芦根、梨汁等品养阴制火,"急救胃阴"。与叶天士同时代的程正通,治温病后期亦多用甘味之品,如以麦冬养胃、谷芽醒胃、甘草和胃、红枣益胃、米汤润胃,可谓异曲同工。

存养胃阴不仅用于温病,更适用于"杂病虚劳"。叶天士明确指出"胃为阳明之土,非阴柔不肯协和",强调治胃不可温燥,"脾阳不虚,胃有燥火",病后伤及肺胃津液,不宜苦降或苦寒下夺,其治燥热伤阴之证以张仲景麦门冬汤之意化裁用药,以麦冬、石斛、沙参、玉竹、桑叶、蔗汁等甘平护胃,"所谓胃宜降则和者,非用辛开苦降,亦非苦寒下夺以损胃气,不过甘平或甘凉濡润,以养胃阴,则津液来复,使之通降而已矣"。叶天士的甘平甘凉、濡润滋阴用药,与吴澄以扁豆、山药、莲子肉等理脾阴的大法脉络有很大区别,彻底改变了以往"治脾统治胃"的局面。

继吴楚之后,叶天士以胃阴辨治为核心,再次提出"脾胃分治"说,他指出:"太阴湿土,得阳始运,阳明燥土,得阴自安,以脾喜刚燥,胃喜柔润也。仲景急下存津,其治在胃。东垣大升阳气,其治在脾""纳食主胃,运化主脾,脾宜升则健,胃宜降则和"。治脾切记脾主升、喜燥,治宜温补升阳燥湿;治胃牢记胃喜润以下降为顺,治宜清润通降。

此后新安众医家包括家族链世医通过继承和发扬固本培元思想,进一步充实和扩大了固本培元派。清代中期休宁的汪文誉、汪文绮堂兄弟亦重固本护元,倡扶正祛邪。汪文绮认为:"世人之病百不一实,而世间之医百不一补。是实而误补,邪增尚可解救,虚而误攻,气散不可救药",指出"内伤外感之证皆由元气虚弱,致邪气内而发之,外而袭之",临证主张先补正气,正旺则脏坚,邪无由而入,阴回则津生,邪不攻自走,善用人参、黄芪、肉桂、附子甘温培补,即使外感百病也从扶正祛邪着手。其在乾隆壬申至癸酉年间(1752—1753年)疫症流行之时,取仲景建中汤之意立救疫汤,救人无数,求诊者"户限为穿"。《杂症会心录》是其数十年经验之结晶,书中十之六七皆有人参,用药扶阳抑阴,尤推崇张景岳的"温补",并在"审虚实"篇中明确指出,疑难重症当从固本培元入手。

固本培元法作为一种临证诊治方法,通过扶助人体本元正气,来祛除病邪以治愈疾病或养生防病。其特色在于,与用药祛除病邪相比,更加重视人体本身的抗邪能力,而这种能力源自先天元气、后天人体五脏,又以脾肾最为关键。无论元气或脾肾,均强调生化之源的作用。人身之本包括精、气、神三个层面,固本培元涵盖精、气、神而更偏重于对气的调养。此可视为对《黄帝内经》"正气存内,邪不可干""邪之所凑,其气必虚"理念的发挥。

对于固本培元法在治疗疫病中的应用,诸多医家多有论述:如汪机及其弟子活用"参芪"益胃气、补营气,通过温补脾胃之气以化生营卫、补气补阴,用于治疗霍乱、鼓胀等疫病；孙一奎临证重视命门、三焦元气的温补，多从下元不足入手，突出脾肾同治，如温补蒸腾化湿气，甘温扶阳治疫病血痢；叶天士、吴澄注重养阴，治疗疟疾强调顾护胃阴、脾阴；汪文绮堂兄弟二人亦重固本护元、倡扶正祛邪以救疫。由此可见，固本培元法在新安医学疫病诊治过程中起到了不可或缺的作用。

附　代表方剂

1. 壮原汤

药物组成：人参、白术各二钱，茯苓、补骨脂各一钱，肉桂心、大附子、干姜、砂仁各五分，陈皮七分。主要功效为温补下元，调气消肿。常用于治疗下焦虚寒，中满肿胀，小水不利，上气喘急，阴囊、两腿皆肿，或面有浮气等病证。

壮原汤（又名壮元汤），是明代新安医家孙一奎在其《赤水玄珠·第五卷·胀满门》中创立的一张处方。孙一奎临床对于证属气虚中满的癃闭、遗尿、痿证等病的论治，十分重视三焦的温补，创制了温补下元的"壮原汤"等方，并广泛应用于多种疾病，对后世影响颇深。

孙一奎认为，三焦为元气之别使，又为相火之用，故凡命门元气不足或相火衰弱，可出现三焦元气不足之证。其病变可见上气不纳、水谷不化、清浊不分等气虚中满、肿胀、癃闭、喘急或肾泄、小便失禁诸症。提出了"治胀满者，先宜温补下元"的治疗原则。所制壮原汤，正是温补下元的代表方。方中人参、白术甘温大补元气；附子、肉桂心、干姜、补骨脂温下焦元气；茯苓既可加强补气之功，又能利尿；砂仁、陈皮调气。全方以温补命门之火为主，佐以扶助脾胃和调气之品，命门得温补而火旺，脾胃得以益气而健运，鼓胀等症自消。

壮原汤可以治疗证属气虚中满的疟疾、癃闭等多种疾病。如《孙文垣医案》中，孙氏治疗"疟愈而腹大如箕"，前医认为疟后腹胀，必有疟母，叠用皂荚、槟榔、三棱、莪术、姜黄、葶苈子、木通、枳实、陈皮、厚朴、山栀、大黄、牵牛子、黄连等药而不愈。孙氏观患者面黄口渴、小水短涩、腹胀、足膝下肿大、两腿肿连阴囊、气壅不能卧、饮食绝少、脉四至、大而不敛，辨证为气虚中满证，法当温补下元而兼理脾气。即以人参、白术各三钱,炙甘草五分,大附子、炮干姜、桂心各一钱,补骨脂二钱,桑白皮、砂仁、茯苓、泽泻各八分,水煎饮之。其方药正是壮原汤加桑白皮、泽泻而成。患者夜小水稍利,喘急稍缓,连饮五日,腹稍宽,皮作皱。后随症加减,又二十剂,腹消其大半,改以参苓白术散,加补骨脂、肉桂,调养而安。

2. 升补中和汤

药物组成:人参五分,谷芽、山药各一钱,茯神八分,甘草三分,陈皮七分,扁豆一钱,钩藤八分,荷叶蒂一个,老米三钱,红枣两个。升补中和汤为吴澄理脾阴法的代表方剂,有补脾养胃、益气升清之功,主治虚劳寒热、食少泄泻,不任升麻、柴胡者。

升补中和汤为清代新安医家吴澄所创,见于《不居集·上集·卷之十》。吴澄制方严谨,燥润合宜,芳香轻灵,既补充和完善了李东垣脾胃学说,又丰富和发展了虚损病的辨治,堪称清代敢于创新立说的治虚劳专家。诚如孟河费绳甫先生所说:"东垣虽重脾胃,但偏于阳,近代吴师朗《不居集》补脾阴之法,实补东垣之未备。"(《近代中医流派经验选集》)

本方所治虚劳寒热、食少泄泻等症,多为清阳不升、中气下陷所致。而"虚损之人多为阴火所烁,津液不足",法不宜升,而肝肾空虚,更不宜升,唯有泄泻食少之人,清阳不升则浊阴不降,于法不可以不升,而又非升麻、柴胡之辈所能升。故方中以人参益气,配合钩藤、荷鼻芳香升胃中之阳;谷芽、山药、扁豆、老米补脾中之阴;陈皮理气醒脾,甘草和中,红枣助脾。全方以芳香、甘淡平和之品为主,虽非升麻、柴胡、黄芪、白术之品,而功效实同补中益气之立法,用于临床屡有效验。

《不居集·下集·卷七》中记载:休宁县谢氏女婿,长期发疟不止,前有多位医家屡屡发散不休,出现食少羸瘦、汗多咳嗽、大便不结、脉弦数无力等症情,将成虚怯。吴澄在其必经之路上迎请诊之,知其疟邪未清,予补中益气汤加秦艽、鳖甲、制首乌、白芍,二剂疟止汗少,大便仍泄,再以升补中和汤加补骨脂、何首乌、白芍,大便泄止。后以十全大补加减为丸,遂不复发。

第二节　解托补托法

清代中期，吴澄著《不居集》专论虚损，创"外损说""脾阴论"，《不居集·自序》云："治虚损者少，做虚损者多；死于病者少，死于药者多。""外损"为外感六淫、温毒病邪与疠气等外邪导致真假虚损者；虚损即虚劳，是以气、血、阴、阳虚衰，脏腑功能不足为主要病理本质的一类病证。吴澄认为："凡人在病，有不因内伤而受病于外者，则无非外感之证；若缠绵日久，渐及内伤，变成外损，其故何哉？盖内伤、外感多相似，有内伤之类外感，即有外感之类内伤；外感为邪有余，内伤为正气不足，然其中虚虚实实，不可不察。有外感之后而终变虚劳，亦有虚劳而复兼外感，此二者最易混淆，辨别不明，杀人多矣！此其大义，所当先辨。"

"外损"作为一种常见的疾病类型，更须有相应的治法。正如《不居集·上集》云："内伤之类外感者，东垣既以宣发于前；而外感之类内伤者，岂可无法以续其后乎？"外邪侵袭虚劳之人，欲疏散外邪，却恐伤及正气；欲滋补内虚，又恐引邪内陷，胶固难出，攻之不可，补之又不可，吴氏根据临床经验，针对虚劳的不同情况，在培护元气的基础上创制"托"法，分为"解托"和"补托"两种治法，并指出："此治虚劳之兼外感，或外感之兼虚劳，为有外邪而设，非补虚治损之正方也。"同时指明："若内伤重而外感轻者，宜用补托之法，内伤轻而外感重者，宜用解托之法。"

吴澄创立"解托、补托"治法，所拟益营内托散、脾阴煎诸方均用人参，解托之间总以培护元气为主，认为"元气一旺，轻轻和解，外邪必渐渐托出，不争而自退矣"，亦擅用温补培元之法，并附自用得效方13首。

一、解托法之"解"

疾病前期，邪气初入，本体素虚，内伤轻而外感重，有张仲景正伤寒之法而不能用者，宜解托。不专于解，而重于托矣。"解托"以和解达邪为主，适用于感邪后正虚不任疏散者,吴氏解托六方分别为柴陈解托汤、柴芩解托汤、和中解托汤、清里解托汤、葛根解托汤、升柴拔陷汤。其中柴陈解托汤主治寒热往来、寒重热轻,有似虚劳寒热者;柴芩解托汤主治寒热往来、热重寒轻,有似虚劳寒热者;和中解托汤主治手足厥冷、恶寒淅沥、肢节酸疼,有似阳微者,以及口渴欲饮、舌上微苔,有似阴弱者;清里解托汤治蒸蒸烦热、躁闷喘渴,有似阳虚内热者;葛根解托汤治正气内虚,客邪外逼,有似虚劳各症;升柴拔陷汤治外感客邪、日轻夜重,有似阴虚者。若阳虚内陷者,用补中益气汤或举元煎;若阴虚内陷者,用补阴益气煎、理阴煎;若初起而邪有内陷不出者,照方随症加减。

解托六方每方必配柴胡、葛根,是解托法的一大特点。吴氏对此两味药有独到见解,其曰:“葛根以治阳明,倘有余邪,无不托出……重用柴胡、葛根之升,取其凉润而解托入内之邪……若体虚之人,过于清凉,邪愈不解,只用柴胡提清,葛根托里,此二味者,一则味甘性寒,一则气清味辛,清辛而不肃杀,甘寒而不壅遏,能使表气浃洽……柴胡、葛根一提一托,使客邪之热迅达肌表……葛根味辛性凉,诸凉药皆滞,能遏表寒,惟葛根之凉,凉而能解;诸辛药皆燥,能发内热,惟葛根之辛,辛而能润。其用与柴胡互有短长,柴胡妙于升,能拔陷”。纵观六方,皆以柴胡、葛根升散解托为主,解托之妙,妙在葛根凉而能解、辛而能润,而柴胡则“妙在升举拔陷”,二者合用,一提一托,可使外邪迅速达表而解。解托六方兼以二陈祛痰理气和中、山楂导滞行气散瘀、泽泻淡渗通利下焦、黄芩苦降,加生姜、大枣调和营卫,前胡、防风托邪外出,总之以疏散、流通为要。再根据不同症状化裁,如风寒外束、里热盛、呕恶有痰、头痛、气逆咳嗽、小便不利、气滞、食滞者,随症选药,初起而邪陷不出者,加升麻、前胡;营虚者可加当归等,则“解托之妙,尽于此矣”。

二、补托法之“补”

病症后期,邪恋难去,内伤重而外感轻者,以补益为主、托邪为辅,“补托”以扶正达邪为要旨,适用于正虚邪陷不能托邪外出者。“惟是坚我墙垣,固我城郭,戟我人民,攻彼贼寇,或纵或擒,由我操柄",但扶正之中仍须"开一面之网",使邪有出路,于是吴氏又制补托法七方:益营内托散、助卫内托散、双补内托散、宁志内托散、补真内托散、宁神内托散、理劳神功散。

益营内托散以柴胡、葛根为主,合当归、人参、生地黄等治外损之阴虚不足、不能托邪外出者;助卫内托散以柴胡、葛根为主,合人参、茯苓、白术、黄芪、当归等治阳虚不足、不能托邪外出者;双补内托散以柴胡、葛根为主,合人参、黄芪、生地黄、当归、白术、川芎等,治阴阳两虚、不能托邪外出者;宁志内托散用柴胡、葛根合茯苓、人参、当归、远志、酸枣仁、益智仁、浙贝母等,专治外感客邪、情志内伤、忧思郁结、意兴不扬、恶寒发热、头疼身重者;补真内托散以柴胡、葛根合人参、黄芪、生地黄、当归、茯神、酸枣仁、麦冬等,治外损之房劳过度、耗散真元者;宁神内托散以柴胡、葛根合人参、当归、茯神、酸枣仁、续断、远志等,治食少事烦、劳心过度、兼感外邪、寒热交作者;理劳神功散以柴胡、葛根合秦艽、续断、杜仲、香附、骨碎补、五加皮等,治伤筋动骨、劳苦太过、损气耗血而邪不能外出者。

补托法的用药特点为内以补益药扶正,外以柴葛解散,培补而不留邪,祛邪而不伤正。吴氏补托方中常用当归,认为它善为"雪中之炭",是虚人外感要药。扶正方面的用药规律:营阴虚者用生地、熟地、当归、白芍、大枣;卫气虚者用人参、黄芪、白术、生姜;阳虚者加附子;劳心思虑、神志不宁者加丹参、远志、茯神;津液不足者加玉竹、麦冬;肝脾两虚者加何首乌、桂圆肉;肾虚者加枸杞子、续断;脾胃虚弱、食少、泄泻者加山药、扁豆。在以上用药基础上,兼用葛根、柴胡,则"补者自补,托者自托,而散者自散"。

三、解托、补托特点

吴澄创解托、补托二法,共 13 方,治未成之外损,而不治已成之外损,特点鲜明。

第一,以柴胡、葛根为主药,托邪外出,葛根之凉而能解、辛而能润,柴胡升以拔陷,二者互补短长。吴氏认为虚人感邪,若不兼以提托之品,凭自身元气透邪外出者难,而柴胡、葛根能升能散,可走肌达表、托邪外出,故13方中方方具备。其中解托一法,针对病邪以"解"为主,多用解表药、消食药、利水渗湿药、化湿药、理气化痰药,尤以葛根、柴胡用之为妙,葛根托里,柴胡拔陷,二药相伍,共奏解托之功;补托一法,虽以培补元气为主,以"托"为辅,但不专事于补,故以柴胡、葛根散邪,人参、黄芪扶正,元气渐旺则外邪自退,邪去正安。

第二,重视培补元气,逐邪强调"托"法以托邪为主。吴氏曾言:"托者,回护元气也。"托法的关键在于培护虚损患者之元气。"苟吾身之壮旺,即所感虽重,重亦轻也,苟吾身之衰弱,即所感虽轻,轻亦重也",元气冲和,则外邪不足为患。然而"柴胡、葛根之性能升能散,走肌达表,虽能托邪,然大泄营气,走散真阴"。纵观解托、补托二法,无论以"解"为主,还是以"补"为主,均体现出吴氏散邪而不伤正气、补虚而不碍中土,重视正气、重视脾胃的治损原则,处处以正气冲和、中州安宁为治病宗旨。

吴澄的"解托""补托"两种治法,充实了有关虚损发热的论治方法。在《虚劳专辑》收集的《千金方》等25部古典医籍中,单方治虚劳的药物共96味,其中补益药46味(占48%),驱邪攻实药物50味(占52%)。正如吴澄所说,本病虽以虚为主要表现,但往往因虚致实或因实致虚、虚实夹杂、实病不去、虚象难复、见虚补虚难以取效。治疗虚损性疫病,要时刻关注外邪的有无和轻重,也是解托、补托治法的重要意义所在。

附　代表方剂

1. 葛根解托汤

药物组成:干葛根、柴胡、前胡各八分,防风六分,陈皮、半夏、泽泻各一钱,生甘草三分,生姜,大枣。有补正气、退邪热的作用,可治疗正气内虚,客邪外逼,有似虚劳各症者。

葛根解托汤为吴澄所创"解托"法的代表方剂,出自《不居集·上集·卷之十》。吴澄谓"凡本体素虚,有仲景正伤寒之法而不能用者,故立解托之法。不专于解而重于托矣。盖大汗大下,邪反剧增,一解一托病势顿减。其中意义,总以培护元气为主。元气一旺,则轻轻和解,外邪必渐渐托出,不争而自退矣。"虚劳兼外感且内伤轻外感重者宜之。葛根解托汤中葛根、柴胡疏散风热,前胡、防风助葛根、柴胡祛邪外出,陈皮理气和胃,半夏、泽泻健脾除湿,甘草健脾益气,四药合用健脾和胃、托邪外出。全方药量虽轻,但配伍巧妙,扶正不留邪,祛邪不伤正,相辅相成,相得益彰。

吴澄《不居集·下集·卷一》中有两例应用本方的案例:①"椒冲鲍三兄",偶感风寒,不忌荤酒,咳嗽失红,痰涎不止,下午潮热,误服滋补。其曰:午后发热,邪陷于阴也。先用葛根解托汤,退其寒热,后以双荷散止其血,再以补真内托散调理而愈。②"奕翁宗兄乃郎",向在汉口谋生,感冒风邪,遂致咳嗽潮热,每早吐红一二口,诸医以滋补敛邪之剂不效。后归家饮食渐减,颜色渐悴,潮热不止,每早吐红如旧,委命待尽。奕翁忧之,求治于吴澄。吴氏相告曰:此风寒未清,误投滋补,以至于此也。宜先用葛根解托汤,退其邪热,后用枇杷叶、木通、款冬花、杏仁、桑白皮、紫菀、大黄,制为蜜丸(如樱桃大),夜卧嚼化,血止再用保真汤、补髓丹,依法依方调治如初。两案均为虚劳兼外感,用葛根解托汤治之,外邪除后再以真阴真阳五脏内亏立论而辨证施治,方证相合,效如桴鼓。

2. 双补内托散

药物组成:人参五分,黄芪一钱,熟地一钱,当归、柴胡、干葛根、白术各八分,秦艽七分,川芎六分,甘草三分,生姜,大枣。本方具有益气养阴、托邪外出的功效,主治阴阳两虚,不能托邪外出者。

双补内托散为吴澄所创"补托"法的代表方剂,出自《不居集·上集·卷之十》。吴氏认为,若其人禀受素旺,足以拒邪,用疏散可一汗而解,不必补亦不必托。唯邪实正虚之人,专事和解,邪不听命,必兼托兼解,纵有余邪,亦无停身之处。双补内托散为"补托"法的代表方剂,用于气血阴阳两虚而感受外邪,且内伤重而外感轻者。方中以人参、黄芪、白术、甘草健脾益气;熟地、当归滋阴养血;柴胡、葛根迅达肌表以祛外邪;川芎行血中之气,防补益滋腻碍邪;生姜、大枣调和营卫。合而有益气养阴、托邪外出之功。全方补托兼顾,以益气养阴为主,补中有散,标本兼顾,使正气得复、托邪外出而收功。

《不居集·下集·卷一》中载有一则运用双补内托散的治验:吴氏治其房佺感冒风邪,未经解散,遍治之不愈,遂变劳损。咳嗽吐红,下午潮热,痰涎壅甚,咽喉痛痒,梦遗泄泻,肌肉尽消。众位医家或滋或补,或寒或热,反添左胁胀痛不能侧卧、声音渐哑、饮食渐微等症情。吴澄外地出诊归来诊视之,六脉弦细而数,检其所服之方,有用麻黄峻散者,有用桂附温补者,有用滋阴降火者,有用理脾保肺者。多法用尽,种种不效,患者哀哀求救。吴氏诊后,先以柴前梅连散服之,不愈,急以蒸脐之法,温补下元,透邪外出,然后用药饵调治,再以双补内托散止汗退热,用鳗鱼霜清痰止嗽,甘露丸起其大肉,山药丸理脾,益营煎善后,收其全功。"是疾也,人皆以为必死。而吴澄幸治偶中,此亦百中之一也"。吴氏谦称偶中,实为辨证准确,用药精当,医技高超。

第三节　清解宣窍逐秽与轻扬理上法

"清解宣窍逐秽"与"轻扬理上"均出自清代温病四大家之一叶天士所著的《临证指南医案》。叶氏长于治疗时疫和痧痘,对温热病的病因病机、辨证论治研究极深,为中医温病学奠基人之一。叶氏毕生忙于诊务,无暇著述,今传《温热论》《临证指南医案》《叶案存真》《未刻叶氏医案》等,均系其门人编辑整理而成。《临证指南医案》为叶氏原著,由其门人华岫云据叶氏临证医案整理编撰而成,每门医案之后都附有其门人华岫云、邵新甫、邹滋九、姚亦陶、华德元等人的评论。这些评论或强调诊疗特点,或论述证治大法,颇能直中肯綮,很有参考意义。

清解宣窍逐秽法与轻扬理上法均见于《临证指南医案·疫》,叶氏医案详于特殊,略于一般,案短而精,然每案多论治法,先法后方,以法统方,据方论药。其门人邹滋九在叶氏"疫"一门医案后评论云:"是以邪在上焦者……今观先生立方,清解之中必佐芳香宣窍逐秽""若邪入营中……故用玄参、金银花露、金汁、瓜蒌皮轻扬理上"。是以邹滋九总结叶氏治疫大法,概括为清解宣窍逐秽法与轻扬理上法。

一、清解宣窍逐秽法

清解宣窍逐秽法乃"清解之中必佐芳香宣窍逐秽",芳香宣窍逐秽是叶氏治疫最常用的治法,清解与芳香宣窍逐秽合用,适用于邪在上焦者,有喉哑、口糜症状,或逆传膻中者,见神昏舌绛、喉痛丹疹等症。"疫疠一症,都从口鼻而入,直行中道,流布三焦,非比伤寒六经可表可下。"疫疠逆传干于心包,法当清解,清泄包络秽浊邪气,恢复心窍通明之功。

如《临证指南医案·疫》朱案载:"神躁暮昏,上受秽邪,逆走膻中",案中载方药:犀角、连翘、生地黄、玄参、石菖蒲、郁金、金银花、金汁,此案即《温热论》所载"纯绛鲜泽者,包络受邪也,宜犀角、鲜生地、连翘、郁金、石菖蒲等清泄之"邪入心包证。观叶氏清解所治包络受邪,舌绛为典型症状,故邹滋九于案后评:"及其传变,上行极而下,下行极而上,是以邪在上焦者,为喉哑,为口糜,若逆传膻中者,为神昏舌绛,为喉痛丹疹"。叶氏以犀角、生地黄、玄参、郁金入血凉血散血,以金银花、连翘、金汁清热解毒、透热转气,石菖蒲芳香逐秽、化痰开窍,共成凉血解毒、开窍辟秽之法。

《叶氏医案存真》中载"时疫六日不解,头疼发热,舌绛烦渴,少腹痛剧,已经心包虑其厥痉",以犀角、连翘心、金银花、玄参、通草、鲜地黄组方。疫疠犯心包,尚未结闭,未可用安宫牛黄丸等开窍方,多以犀角、生地黄、连翘、玄参、金银花等组方。《温热论》言"入营犹可透热转气,如犀角、玄参、羚羊等物",方中亦有透热转气之意。

根据疫疠邪气性质不同,叶氏治疫将芳香逐秽法分为芳香化浊、芳香宣窍等。邹滋九总结曰:"夫疫为秽浊之气,古人所以饮芳香,采兰草,以袭芬芳之气者,重涤秽也。"《临证指南医案·温热》中叶氏云:"温邪郁蒸,乃无形质,而医药都是形质气味,正如隔靴搔痒。近代喻嘉言议芳香逐秽宣窍,顺为合理。"秽浊之邪当芳香以宣化之,叶氏对于疫疠邪气弥漫三焦,立芳香宣化治法。

　　浊邪当化,污秽须逐,叶氏临证常用芳香之药有佩兰、藿香、白豆蔻、郁金、降香、石菖蒲、草果、丁香等。疫疠邪气性属湿浊,故以藿香正气散为主方,虽未明言疫疠湿瘟必以此方,然观叶案凡湿邪秽浊弥漫三焦,皆以此化裁。疫疠入膻中、扰包络、闭心窍,法当芳香宣通心窍,驱逐秽邪,安宫牛黄丸、至宝丹及苏合香丸系叶氏常用芳香宣窍之方。《临证指南医案·疫》金氏案载:"疠邪竟入膻。王先生(清代名医王子接)方甚妙,愚意兼以芳香宣窍逐秽。"叶氏认为王先生于此,常用至宝丹疗疾,即邪干心包、窍闭神乱之明证,至宝丹芳香宣窍、解毒逐秽,适合治疗湿秽疫毒蒙蔽心包,可以根据患者情况,或单用,或配合前法汤剂佐进。

二、轻扬理上法

　　《临证指南医案·疫》载:"若邪入营中,三焦相溷,热愈结,邪愈深者,理宜咸苦大制之法,仍恐性速直走在下,故用玄参、金银花露、金汁、瓜蒌皮轻扬理上。"有别于"气分轻扬,无取外散,专事内通",针对疫邪初犯、尚在气分的病位特点,叶天士以轻药疗疾,轻扬理上法适用于邪入营中、弥漫三焦、邪深热结者。

　　《临证指南医案·疫》杨案载:"吸入疫疠,三焦皆受,久则血分渐瘀,愈结愈热,当以咸苦之制,仍是轻扬理上,仿古大制小用之意。"此时的病情特点是"三焦皆受"、邪入营血、瘀热互结,里热应苦寒、咸寒直折,但一恐性速直下难以顾及三焦,二恐寒凝气机加重瘀结,故轻扬理上,大制小用。以甘寒西瓜翠衣、金银花露、金汁、玄参之品,轻扬理上。三焦者气化之总司,诸气及水液通行之道路。叶案有云"轻剂清解三焦""轻剂宣通其阳",以轻盈之药、灵动之机、通达之方,清解三焦,恢复三焦气化功能。

　　疫为秽浊之邪,自口鼻入里,循卫气营血之传,而不守其常,每多变化,经膜原达胃腑,或逆干心包膻中。叶天士弟子邹滋九在书中指出:"考是症,惟张景岳、喻嘉言、吴又可论之最详。然宗张、喻二氏,恐有遗邪留患,若宗吴氏,又恐邪去正伤,惟在临症权衡,无盛盛,无虚虚,而遗人夭殃,方不愧为司命矣。"正如邹氏所言,叶天士治疫思路清晰,见解独到,采用清解宣窍逐秽法和轻扬理上法,兼顾逐邪与护正,其虔制数种治法方药,随证施用,方能奏效,对现代临证有极大参考价值。

附　代表方剂

神犀丹

药物组成:乌犀角尖(水牛角可代)、石菖蒲、黄芩各六两,怀生地、金银花(绞汁)各一斤,金汁、连翘各十两,板蓝根九两,玄参七两,香豆豉八两,天花粉、紫草各四两。用法:各生晒研细,以水牛角、地黄汁、金汁捣和,法制为丸,每丸重三克,凉开水化服,日服两丸,小儿减半。该药具有清热开窍、凉血解毒的功效,主治温热暑疫、邪入营血证,如高热昏谵、斑疹色紫、口咽糜烂、目赤烦躁、舌质紫绛等。

神犀丹为叶天士所创"清解宣窍逐秽"法的代表方剂,出自《温热经纬》引叶氏方。明代著名医家喻嘉言在《尚论篇》中指出,疫邪论治"中焦如沤,疏而逐之,兼以解毒",叶氏也受此启发,提出"疫邪不与伤寒同例,法当芳香辟邪,参以解毒,必得不为湿秽蒙蔽,可免痉厥之害"。对于这种情况,叶氏常用的解毒中药主要有金银花、连翘、玄参、金汁、犀角等。

在叶氏所处的时代,曾有疫气流行,故其拟定神犀丹缓解疫毒。关于该方剂的来源,目前有三种说法,一说源于《医效秘传》,相传此为叶氏门人整理的著作;另一记载源于《温热经纬》,为清代医家王孟英的著作,书中明确指出,此方是"引叶天士方"。但是以上两本著作均非最早的记载,最早以文字记载的神犀丹出自清代医家魏之琇收录叶氏临证验案的《续名医类案》。以上三种说法皆从侧面佐证神犀丹确为叶氏所创。

据《续名医类案》记载:"凡人之脾胃虚者,乃应其疠气,邪从口鼻皮毛而入。病从湿化者,发热目黄,胸满,丹疹泄泻,当察其舌色,或淡白,或舌心干焦者,湿邪犹在气分,甘露消毒丹治之。若壮热,旬日不解,神昏谵语,斑疹,当察其舌,绛干光圆硬,津涸液枯,是寒从火化,邪已入营矣,用神犀丹治之。"

神犀丹这个配方体现了叶氏治疫邪重解毒的学术思想,即疫毒秽浊之气,经口鼻而入,分布三焦,容易"入膻中,干心包",还易"迫血妄行"。所以叶氏尤其重视清热解毒药,以解除血分热毒和气分余毒,如金汁、连翘、金银花、黄芩、羚羊角、水牛角、板蓝根、射干、牛蒡子、淡竹叶、山栀子等中药。方中犀角、生地清心凉血,玄参、天花粉养阴生津,金银花、连翘、黄芩清热泻火,紫草、板蓝根、金汁凉血解毒,石菖蒲芳香开窍,豆豉宣泄透邪。诸药合用,共奏清营开窍、凉血解毒之功。

　　总体来讲,神犀丹主要用来治疗温热、暑疫邪气进入营血之证,病机为热毒深重、耗液伤阴,临床常以高热神昏、谵语痉厥、斑疹色紫、舌质紫绛为辨证要点。从叶天士的治疗思路来看,恰当运用清热解毒的中药,对于温病、疫病所致的病症有临床参考价值,不可不知。

第四节　养阴清润法

　　以清代叶天士、郑氏喉科医家、余国珮等为代表的新安医家,从固本培元派"滋阴以扶阳"的考虑出发,由"补水滋阴"到"理脾阴",由治疫治杂证重"养胃阴",到"养阴清肺"治白喉,再到"养阴润燥"治燥疫,形成了系统的新安养阴清润治疗疫病的特色治法。

　　明清温病流行,外感温病热邪耗伤、消灼阴津,而阴津的存亡关系到疾病的转归,新安医家在积极探索温病防治的实践中,更是不断地创新运用"养阴护阴"之治。清代叶天士治温病以保津液为要,他明确指出"热邪不燥胃津,必耗肾液",强调治疫必重养阴、用药"忌刚用柔",宜选生地黄、玄参、芦根、天花粉、阿胶、鸡子黄等清热生津养液之品,透邪以制火。热入营血、斑紫舌绛宜急投地黄等凉血育阴,营阴既伤则养阴生津在所必需,又"夏暑发自阳明,急以甘寒养津而急救胃阴"。热邪炽盛则清泻阳热,邪热尚轻则滋阴养液,余热未清则甘寒彻热,清热养阴并行不悖,救阴于枯竭、存阴于危亡、养阴于虚少。顾护津液、保存胃阴并不局限于外感,叶氏认为胃喜柔润,得阴自安,"非阴柔不肯协和",养胃生津更适用于"杂病虚劳"者,故论治上突出一个"润"

字,主张用濡润养胃法治疗燥热伤阴之证,宜用北沙参、麦冬、石斛、山药、玉竹、甘蔗汁等"甘平或甘凉濡润之品"。如胃液素衰、肝风旋动,治宜用石决明、阿胶等养胃汁以熄风等。在朱丹溪"阴不足论"的启示下,叶氏率先提出胃阴虚之说,明确了清养胃阴、甘凉濡润、扶土抑木、培土生金、育阴止血诸法,系统地创立了养胃阴的治法体系,与吴澄的养脾阴相辅相成,共同弥补了李东垣《脾胃论》之不足。

清代著名医家许豫和,乾隆、嘉庆年间徽州府歙县人,颇擅儿科,所著《小儿诸热辨》指出:"予治小儿热病……汗后热不退,阴气先绝,邪热独留,不急养阴,即成惊搐。"其治热病重在存阴,时时注意顾护津液,常以六味地黄丸加减,壮水之主以镇阳光。

清代自乾隆年间起白喉多次大流行,时医非辛温发散即苦寒降泻,夭枉者不可胜数。郑氏喉科郑梅涧、郑枢扶父子,倡阴亏之说、立养阴之法,认为水虚则金不润而燥,白喉一症乃感受燥邪、耗伤肺肾之阴、热毒熏蒸于咽喉而发作,论治上"总以养阴兼辛凉而散为主",创制养阴清肺汤,并与吹喉药灵活施用,挽救了无数白喉患者的生命。郑氏父子认为,白喉最忌发汗散表及苦寒,耗阴之品不可妄用。为防伤阴耗液,《重楼玉钥》列出"喉间起白所切忌药味"13味,如麻黄、防风、羌活、荆芥等过度发表,"误用则咽哑不可救";如山豆根、黄芩、射干过度苦寒,"妄用则喑哑",此与叶天士温病"忌汗"有异曲同工之妙。

清代后期余国珮著的《医理》一书,提出"燥湿为纲"辨证说,实则侧重于论燥邪致病,治外感"伏邪宁多用救阴",治内伤持"欲作长明灯,须识添油法"之论,重养阴润燥之治,力倡"养液柔肝"之法。他还认为"治风先治血,血行风自灭"当易为"治风先养血,血充风自灭",外感内伤、临床各科多以体软滑润、多汁多油之品为治,创立解燥汤、清金解燥汤、安本解燥汤、助液汤、泽生汤、甘雨汤等方,其《婺源余先生医案》用药不过百余味,其中沙参使用频率高达86%,其次为芦根、麦冬、梨汁等。

余国珮认为,燥从上降,肺位居上,物类相感而为变,遂肺金先伤,肺主一身之气,外合皮毛,通调水道,燥伤肺津,可使肺脏功能失调,故燥邪侵袭多见肺系病症,如干咳胸满、气逆喘促、鼻唇干燥、咽痛嗌干、皮肤皴裂、寒热身痛等。肺燥则不能布散水津,中宫水津不能四布,直注下焦,则见腹痛泄泻,或外溢为肿。另外,余氏强调肺燥甚极,不但气滞,血亦瘀败。《医理·寒与燥同治论》指出:"冬寒大地寒冰,燥火内寄。"外感寒邪,燥气盘结,未化热者,治以温润最妙,如景岳理阴煎、柴胡饮,方中润药佐辛温,润能胜燥,辛可发散表邪,又能行水以润燥。古歌曰"欲作长明灯,须识添油法",如余氏于《婺源余先生医案·燥症》中指出,燥症治宜辛凉清润,药用生石膏、杏仁、薤白、知母、芦根、南沙参、细辛、瓜蒌皮、白芥子、梨皮。其中生石膏体重而润,味甘而微辛,性澄而善降,其色白,象西方白虎,为秋金时令主色,归于肺经,有清金化湿除热之功。余氏善用石膏,推其为"清燥之君药";知母、南沙参、芦根可保肺养津,刚以柔治,参以杏仁、梨皮可助其润肺之力;瓜蒌皮、薤白功可流利气机,且体润而滑,宜解在里之燥,理一切诸痛;方中细辛、白芥子虽属辛温之品,辛可行水润燥,用以为佐,不助燥而能清外感之燥。

余氏在疫病治疗中广泛使用养阴润燥法,并于《医理》一书,提出"燥湿为纲"辨证说,实则侧重论燥邪致病,治外感"伏邪宁多用救阴"。《婺源余先生医案·霍乱转痢》云:"燥必涩,则治之以滑""滋润体滑之物皆能解燥""栝楼、薤白体滑解燥而流利气机最神"。余氏强调燥邪致病既要"治之以滑",亦要"治之以润",治燥多重用甘润之品,临证多喜配伍体润清热之石膏。《医理·烂喉痧》云:"重用甘润,缓其急,济其枯。甘乃湿土之味,湿能治燥,土又能生金也"。余氏认为"燥属干涩之象,治必润滑之品,刚以柔治,微加苦辛之味,苦以胜之,辛以行水润燥,甘味属土,宜以为佐"。甘润之药既可补益脾肺,又可滋润生津,且多用膏子药治之,此乃甘药变润之法,并据此创制了诸多润燥救阴之剂,如解燥汤、泽生汤、甘雨汤、滋苗助液汤、安本解燥汤、清燥卫生汤。如解燥汤方用沙参、知母、甘草保肺养液,薄荷、牛蒡子"微苦微辛能清能散,不助燥且能清外感之燥",诸药合用使燥邪微汗而解。对于燥邪之初,他强调当用细辛、白芥子、姜汁、葱白等温散辛润之品,以祛邪行水润燥;燥症久病,当用当归、熟地、枸杞、肉苁蓉等温润之品。燥邪深陷难解者,他认为"燥邪伤液已极,非草木可以有功,必用血肉有情、肥甘有汁之品,方有所济",其临证采用猪肉汤、鸭汤、蚌水等血肉有情之品治疗。

清末新安医家俞世球认为"古人先天足,今人先天不足,古人阳常有余,今人阴常不足,所以今人之病当以养阴为主",今时温热、暑温时病较多。"春温则切忌发汗以劫其津",强调养阴护津的重要性。

近现代新安医家对温病刻刻顾护阴津治法进行了深入探讨并广泛运用于临床。程门雪十分推崇叶天士"救阴不在血,而在津与汗"的论断,常付诸实践,指导遣方用药,临床能熔经方、时方于一炉,善用复方多法治疗热病和疑难杂症,温病较少单用或重用苦寒药,以免用之不当而劫液伤阴。他对温病常用的黄连等苦寒药进行了分析,认为黄连阿胶汤治疗余热未清,主药不是黄连而是阿胶,重点在于滋补阴液。

王乐匋对温病学深有研究,阐述吴鞠通护阴与化湿之治,强调慎用苦寒之药以免劫阴,并指明柳宝诒治温之精要在于养阴与泄热,赞同王孟英、柳宝诒等温病大家"保阴为第一要义""步步顾其阴液"的思想,他认为阳盛阴虚为伏温发病之机,处理外感病不可忽视顾护阴津阳气,治温则重在护阴,温病处理得当与不当、预后之良恶,常以津液之存亡为准则。同时他认为温病虽然忌汗,却又必须借汗以出路,辛凉透邪之法足以适用。当温邪伤及肝肾之阴时,他以复脉汤为主方,务在急救肝肾之阴。

新安医家由滋阴扶阳出发,从脾阴虚论到胃阴虚论,由肺阴耗伤说到燥邪致病说,尤其以清代叶天士、郑氏喉科医家、余国珮为代表,立论以养阴护津为要务,以顾养阴液为治则,对温病证治做出了较大贡献。养阴润燥也是温病扶正的体现,从养胃阴到养阴清肺再到内外各科均重养阴润燥,有代表性医家、医著,有学说支持,有特色治法用药,俨然形成新安养阴清润派,而与新安固本培元派相辅相成。其中南园、西园郑氏喉科世医一脉传承,至今已历12代,其"养阴清肺说"影响深远,其后相继问世的50余种白喉专著,多宗阴虚肺燥病机说和养阴清肺忌表之治法,养阴清肺汤治疗白喉被奉为圭臬,形成养阴清肺派,亦所谓派中有派也。

附　代表方剂

1. 养阴清肺汤

药物组成：大生地二钱，麦冬一钱二分，玄参一钱半，贝母（去心）八分，牡丹皮八分，炒白芍八分，薄荷五分，生甘草五分。本方具有养阴清肺、解毒利咽之功，主治阴虚燥热之白喉。喉间起白如腐，不易拭去，并逐渐扩展，病变甚速，咽喉肿痛，初起或发热或不发热，鼻干唇燥，或咳或不咳，呼吸有声，似喘非喘，脉数无力或细数。现代该方除用于白喉外、急性扁桃体炎、急性咽喉炎、鼻咽癌、口腔溃疡等属阴虚燥热者亦常用之。

养阴清肺汤为新安医家郑宏纲、郑枢扶、郑既均在《重楼玉钥·卷上·又论喉间发白治法及所忌诸药》中创立的一首治疗白喉的名方，是展现新安医学养阴清润派学术思想的代表方。郑氏认为，喉间起白点，伤燥及感受疫气为致病之因，水虚则金不润而燥。在论治上，最忌发散，又忌苦寒，当以养阴清润兼辛凉而散为主。其创用养阴清肺汤，为治疗白喉开辟了新的途径。

本方所治白喉缘肺肾亏虚，或遇燥气流行，或多食辛热之物，感触而发。方中大生地既可滋养阴液以扶正，又可凉血解毒以祛邪，标本兼治；玄参、麦冬和白芍三药可进一步加强生地的养阴作用，兼以清热解毒；玄参咸寒，滋阴降火，解毒利咽；因咽喉属肺系，白喉为患终与肺相关，而生地、玄参可滋养肾阴，故用麦冬养阴润肺；白芍敛阴和营，牡丹皮辛苦而凉，凉血活血消肿；贝母清热化痰；薄荷辛凉发散，清热利咽；生甘草清热解毒，调和诸药。共奏养阴清肺、利咽解毒之效。

2. 清金解燥汤

药物组成：北沙参，石膏，知母，瓜蒌皮，细辛，薤白，杏仁，桔梗，芦根。本方具有清肺润燥、调顺气机的功效，主治燥邪为患、腹痛下痢、烦渴不食等证。

清金解燥汤是新安医家余国珮在《婺源余先生医案·霍乱转痢》中创制的一首方剂。余国珮议病处方，善于思考，不守陈规，颇多创见，其最为突出之处是在辨证中始终以燥、湿二字为纲。根据燥湿为纲的理论，余国珮创制了治燥、治湿诸方，尤其是治燥方剂，立意新颖，特色明显，应用较多，清金解燥汤即其中之一。

方中石膏辛甘而寒入肺,为清解肺经燥热的佳品;沙参、知母、芦根入肺胃,有清热生津、滋阴润燥之功;瓜蒌、薤白体滑解燥,又能流通气机;杏仁、桔梗宣肃肺气,且润滑而不助燥;细辛辛温,可佐制寒凉,与石膏辛寒相配,以助肺气开宣。全方以滑利之品为主,诸药合用,既可清肺润燥,又能流通气机。

痢疾常从湿热论治,余国珮以燥金立论,实属别开生面。《婺源余先生医案》中记载了一例霍乱转痢的医案:程某,霍乱吐泻,烦渴发热,脉数而沉。令服辟瘀丸三钱,银花麦冬汤下,服后随即吐去。再令用北沙参麦冬汤,服辟瘀丸三钱,遂得吐止。继之红白下痢日夜数十次,暑热化燥,仍用清金解燥汤法。服一剂,痛痢均减。再加麦冬、梨肉,去细辛,服一剂,痛痢遂止,饮食增加,起于床矣。再除石膏、加玉竹调理。余氏认为,痢症多发于秋,人经夏月蒸炎,内液已伤,秋季燥盛,肺与大肠均属燥金,同气相求,故燥邪专走二经。燥与火同性,逼迫津液注大肠则下痢,燥走营分多血,走气分多白,气因燥滞而胀坠难出,腹痛乃肠燥拘挛之象,噤口不食是肺胃液亏、燥热留踞、肠胃不能受纳所致。若按常法用黄连、大黄泻热攻下,木香、槟榔破气消导,岂非燥上加燥?唯清燥救液方为万全之法,故以清金解燥汤治之。此法为临证治痢开拓了思路,值得深究。

3. 安本解燥汤

药物组成:小生地、当归尾、荆芥、南沙参、生牛蒡、知母、甜杏仁、瓜蒌皮、桔梗,引用芦根两许。全方具有滋肾阴、润肺燥之功,主要用于烂喉痧、痘疹等属燥邪的患者。

安本解燥汤亦为新安医家余国珮所创,见于《痘疹辨证·痘症前段治法论》。余氏认为,喉痧由于燥邪上吸,肺气先伤,痘症不外时邪客燥为患,故治以滋肾阴、润肺燥为要旨。安本解燥汤中以生地滋阴补肾,沙参润肺生津,知母滋阴清热,当归尾养血活血;桔梗、瓜蒌皮、杏仁、牛蒡子皆为体润性滑之品,入肺达卫而清燥邪;荆芥辛散芳香,防滋腻而阻滞气机;芦根清燥生津为引。余氏在《痘疹辨证》中分析本方:"以生地滋血补肾壮水之本;当归尾苦辛流利不滞,助生地而润营燥;南沙参轻空上走肺经,外达营卫;知母味苦微辛救肺燥不致邪扰,金水之本自安;桔梗、瓜蒌皮、杏仁、牛蒡体润,味苦微辛入肺达卫而清客燥;荆芥入营为使,芳香而利机关。但荆芥体燥,反佐以和格拒之意。冬月或机关壅盛者,细辛、白芥子为妙。再引芦根,体润色白中空味甘,善清肺胃之燥而利二便之闭,外达肌表而作汗。"

《婺源余先生医案》中载余国珮治一小儿,"咽喉红烂,汤水难进,气喘形衰,病属燥象,因前医误作风邪医治,表剂过度,更加助燥劫阴,以致肺机不利,余想服药难以过喉,先用鸡子清一枚,着患者仰卧,将鸡子清令口含,以润滑之物,自能下流,午前润下,午后自觉机关流通,竟有回春之象,即用辛润法,宜安本解燥汤加减"。此乃燥邪化火生热之喉痧,治以辛润之法,用安本解燥汤加石膏清泄肺热,使燥热去而病痊愈。

另有"黄女,六岁。发热一日,面部隐隐痘粒,腹痛甚剧,烦渴尤甚,无片刻之宁。前医用羌活、防风、荆芥、山楂肉等,一派发散消导不应,更甚于前,且兼腰痛"。余氏言:"今年痘症多腹痛者,因去年天寒而干,冰雪多日,燥与寒郁,春令温气欲升不得,两邪拒格于中,然燥邪为主。治必先理燥邪,肺气一展而于亦化,奈何时之治法,一例解散,或遵建中趁毒无定位之时,早为攻下,以分炎枭之势,殊不解痘属燥邪,妄用苦燥攻下,设以通套三套表里统治,未为毒扰,先受药害矣。此中遗害,建中不得辞其咎也。用安本解燥法加减,外食甜蜜粥和蜜。"余氏善用治燥之法治疗多种时疫,在其医案中比比皆是,为后人从燥论治疫病提供了思路。

第五节　化　湿　法

化湿法,出自清代新安医家余国珮所著《医理》与《婺源余先生医案》中。余氏认为:"万病之源,皆以燥湿为本,化阴化阳为变,若医者能察其变而治之,则内外诸症可尽之。"又言:"盖言医必先明理,明其理而能知治病之法,并可悟却病之方。"故静心钻研,力学笃行,著成《医理》,将易、道、医之理论融会贯通，创造性地提出"燥湿为纲"的思想理论，并将其融于理法方药之中，补前贤所未及。

余氏于《医理》中强调"燥邪为六气之首"，其次又以湿邪为要，故总以"燥""湿"二字统六气。外感六淫，即风、寒、暑、湿、燥、火，然"虽有六气之名，不外燥湿二气所化"。余氏基于《参同契》深入剖析《黄帝内经》中"水流湿""火就燥"理论，认为寒为燥邪所生，寒与燥邪法应同治，而暑为湿与热互酿为害，四气动而化生为风。凡此寒、热、暑、风，皆由燥、湿二气所化。余氏还认为，六气不外分阴阳两端，阳邪以"燥"字为纲，阴邪以"湿"字为领，故六气以燥湿二气为纲领。而人体外感六淫致病，则独归燥湿二因，燥湿二气各主岁半，天地之气刚柔转换，故人之感气受病。余氏进而基于燥湿思想总结出"治湿须用燥，治燥须用湿"的外感治法。湿为阴邪，非温不化；燥为阳邪，非润难平。

就外感病症而言，《素问·太阴阳明论》云："伤于湿者，下先受之。"湿邪下受，渐次升高，布于三焦，亦可由口鼻吸入而致病。湿为阴邪，其性重浊黏滞，阻于经络肌肉，流注关节，或遏郁阳气，或损伤阳气，气血运行不畅，则多出现足痛而冷、腰背酸痛、头重如裹、寒热身痛、水肿、痹痛、痿躄等各种病症；湿邪入里，壅塞气机，则发为痞胀。《黄帝内经》云"开鬼门，洁净府"，强调湿邪在经宜微汗，在里宜利下。

余氏发前人之未发，认为"寒湿宜温中宫脾胃，或宣太阳膀胱；热湿必清肺胃兼厥阴肝"，按湿兼寒热属性不同，分寒湿、热湿两类。寒湿合邪致病，余氏提出"六气之中，寒湿偏于阖"，认为寒湿合邪其性多闭合收敛，治法上以"寒湿宜温中宫脾胃，或宣太阳膀胱"为主，盖脾为湿土，与湿邪同气相求，易损伤中焦脾胃，加之寒邪又伤脾阳，故治宜温中化湿；膀胱为津液之腑，感受寒湿易阻遏阳气，致气化失司，水湿内停，治当宣膀胱气机，以化湿行水。

余氏强调，治湿不可太过，须防化燥伤阴。《医理·湿气论》指出："湿病必用苦辛之品者，以其性味能通能降，可以开湿之壅也。佐淡渗者，以淡味得天地之金也。"临证辨治湿病善用苦辛之药，并常佐淡渗之品。他认为苦辛之性味能通能降，"淡即甘之薄者，淡薄无味，象天寓有清肃之燥气，故能胜湿"。如"湿温初见……舌必有胎。胎白者，邪在气分未化，用半夏、厚朴、苍术、陈皮、白蔻、藿香、杏仁、滑石、通草、瓜蒌皮、芦根、薏苡仁、细辛等药……如渐黄或底白罩黄，邪初化热，必加苦寒，姜汁炒木通最妙"。湿温病初起，邪在气分未化，余氏治以芳香宣化、燥湿运脾，药用半夏、厚朴、苍术、陈皮之类。表邪未清，加羌活、防己之类解表祛湿；邪已化热，治当"前法加苦寒，姜汁炒木通"；如疫病湿证化热化燥伤阴，"必用北沙参、麦冬、玉竹之类，此种药养液而不滞""龟板、鳖甲、牡蛎、石决明，均能养阴去湿"。邪热伤阴，当据证选用北沙参、麦冬、玉竹之类养阴液而不滞，或用龟板、鳖甲、牡蛎等养阴祛湿之类，或用鲜石斛养阴清热。余氏认为"地黄极能壅滞，非湿家所喜"，然对于阴伤较重者亦需用之，发明"开水浸透捣千百余下再入药煎"法，借人力助其流通。

　　余氏治湿，如邪已入里，分三焦究治。对于"胸痞气逆，或神识不清、谵语、咳嗽"上焦诸症，均可用瓜蒌、薤白、半夏、滑石、杏仁、南沙参、知母、姜汁炒木通、黄芩、黄连之类。于"中焦痞满，或胀或痛，舌或焦黄少津，或腻，耳聋口渴"，方以半夏泻心汤最妙，实证承气汤。药以北沙参代人参，姜汁炒芩连代干姜，去甘草、姜、枣加芦根、知母；虚痞不甚热者，依原方亦可。"邪入下焦，小便痛涩，小腹胀满甚者"，调胃用承气汤加养阴法，莫妙于桂苓甘露饮最稳。余氏常用当归尾、滑石、茵陈、木通、猪苓、桂枝、芦根、知母、鲜石斛之类，甚者加寒水石，取其咸寒走血，往往获效。

　　中药药性理论有"四气五味"之说，但"润燥之性"则少有论及。疾病证候表现的"润燥"往往是阴阳寒热证候属性的具体反映，余国珮所创开阖润燥的药性理论和治法经验，可直接用于指导临床用药，并在疫病的治疗中广泛应用，后经清代医家石寿棠《医原》的阐发、推广，对后世医家产生了重要的指导作用。

第六节　救阴扶正解毒法

　　救阴扶正解毒法，源于清代新安医家汪文誉、汪文绮治疫之法。二人均为新安医学固本培元派代表医家。汪文誉认为,引起疫症的外因是"天地之毒,五行疠气",而其内在病变的机制则是"人气之威,病气之毒"。这一看法,与《内经》"邪之所凑,其气必虚"的经义一致。有关该证的预后,汪文誉认为"元气胜毒者轻,毒胜元气者不治",故在治疗上主张"扶正以托邪",即"扶元解毒"的方法,并对李东垣甘温扶正之法倍加赞赏。

汪文绮提出疫症"邪陷三阴"的病机,即正弱邪强、证实脉虚之辈,医者徒拘下法,不知变计,或不究疫病之原,仅以消散之品混治,致疫邪内陷。三阴之经与脏气相近,不察脉辨证而药味杂投,则"元气由邪热而亏,胃气由邪热而耗,脏气由邪热而伤",终见神昏目定、撮空捻指、谵妄舌黑、脉沉细而数等厥逆连脏之恶证。汪文绮在前人的基础上,论述了疫病邪陷三阴的病机,完善了疫病的病机理论,也为其确立救阴解毒的疫病治疗大法奠定了理论基础。

一、救阴扶正法

乾隆壬申年(1752 年),疫病流行,汪文绮治疫颇有独到见解。他认为正旺则脏坚,邪无由而入;阴回则津生,邪不攻自走。疫病虽以逐邪为第一要义,多用辛凉清解、开达膜原、清热解毒、逐邪攻下之法,但在攻逐疫邪的同时,也要重视正气的作用,善用扶正之法不仅可以补足机体的亏损,还对增强机体抵御外邪的能力有更重要的意义。历代医家多将养阴之法运用于疫病误治、阴津亏耗,或疫病后期、邪热耗津之时的某一阶段,但针对体虚之人感受疫邪的治法不甚明确。汪文绮重视辨人体正气之虚实,将祛除疫毒与养阴扶正相结合,针对虚体受邪及疫邪伤阴的病机特点,创立救阴解毒治疫之法,并在张仲景"建中汤"的基础上创制救疫汤。此治疫方剂,寓解热毒之邪于方中,充分体现了汪氏的治疫观点,并为后世所重视。

观汪文绮治疗疫病的临证经验及其所创治疫方剂,可以发现,其在治疗疫病时重视疫毒热邪伤津耗液的特点,强调扶正护阴的治疗原则,且组方遣药遵从方贵专一、药贵用简的原则。其创立的救阴解毒治法及新制救疫汤中的用药也别具特色,多选取性平、甘淡之品。汪氏汲取前人经验,擅用豆类与甘草等清热解毒之品配伍治疗疫病热毒之证,如运用扁鹊三豆饮(《世医得效方》《本草纲目》等均有记载),以绿豆、赤小豆、黑豆配伍甘草疏解热毒,很好地发挥了三豆饮清热解毒、益气血、厚肠胃之效,并根据热邪耗气伤阴的程度,酌加玉竹、当归等扶正养阴之品,将养阴扶正寓于消散热毒之中。纵览全方药味少、剂量轻,每剂不过百克左右,甚至更轻,其处方平和、用药精简、用量轻巧,专以灵验取胜,具有新安医家"平正轻简"的用药风格。

此外,汪氏治疫强调辨证,认为治疗疫病应首辨虚实,在此基础上,善于变通,用药灵动。强调虚者慎用白虎汤、承气汤等寒凉攻下之方,而是先投以救阴解毒之品。若本体素虚而服救阴解毒之品不效者,为疫毒伤阴、阴损及阳之故,宜用八味化裁救阴补阳;若素体脾虚服救阴解毒之品不效者,则宜先补脾救土,改用补中益气汤、异功散之类。汪氏论实者:疫病初起,疫邪游溢诸经而正气不虚者,可用达原散加减,随经用引以助升泄;疫病见脉洪长而数、大热大渴大汗、本体壮实之人,可给予白虎汤;热邪传里、脉实证实者,宜以三承气汤化裁。汪氏论虚者:疫病初起发热、素体正气不足者,宜乾一老人汤解毒扶元;疫病初起、邪热不散而伤阴津或失治误治致邪陷三阴者,可以新制救疫汤化裁。汪氏辨虚实选方治疫,善于圆机活法,可谓"不违乎法而不拘于乎法"。

二、解毒逐疫法

汪文誉在长期治疫实践中,发现道家专书《道藏》所载"乾一老人汤"一方,其组成为金银花四两、黑豆八两、甘草四两、黄泥三两。先生相当推崇此方,认为"乾一老人汤用甘豆、银花解毒扶元,把守少阴门户,诚妙也!"此方以逐疫解毒为第一要义,意从上、中、下三焦同时清解热毒,以金银花升而逐之,兼散上焦之热毒;鲜黄土疏而逐之,兼解中焦之热毒;黑豆决而逐之,兼利下焦之热毒;甘草调和诸药兼以补虚解毒。全方以四味甘寒甘平之品,守少阴之门户,解三焦之热毒,被汪文绮称为"治疫之圣药也"。另汪文绮所著《杂症会心录·温疫论》中载一乾一老人汤,其组成为黑豆五钱、甘草三钱、金银花五钱、鲜黄土五钱。

以温疫一证而论,有湿热疫与暑燥疫之分,亦即明代吴又可所论湿热秽浊之疫与清代余师愚《疫疹一得》所论之暑燥淫热之疫。而汪广期先生述疫,有"初起大约似疟而不分明,后则单发热而传而死"之症,其初起症状与吴又可所述之湿热秽浊阻遏膜原先期所见"憎寒壮热,嗣后但热不寒"有相似之处。在治疗上,针对这种情况,吴氏必待邪至膜原方用达原饮之法,而汪广期先生于该证先期,为清解疫毒或控制疫毒蔓延,即予乾一老人汤法,以把守少阴门户,阻止邪逆传心包。此方此法,诚补先贤治疫症先期所未备。此点见解在研讨疫症证治方面是值得一提的。

此外,汪文誉先生论曰:"疫症热入不退,发表清火皆不效,舌黑神昏,用壮水之剂,多有得生者。"疫病论治不忘救阴,此其经验之谈,与从弟汪文绮治疫思想不谋而合,不可小觑。

汪文誉、汪文绮以救阴扶正结合解疫毒之法治疗疫病,创制特色治疫方剂,主要针对体虚之人染疫、疫病热炽毒盛及疫病阴液耗伤的情况,以救阴、扶正为主,辅以解毒祛邪,意在恢复"正气内存,邪不可干"的状态,这种重视固护人体元气、阴液,同时又兼顾解疫毒的思想,在现代疫病治疗中为治疗体虚和善后调护提供了新的理论指导和临床思路,具有重要的实用价值。

附 代表方剂

新制救疫汤

药物组成:黑豆三钱,绿豆三钱,白扁豆三钱,贝母一钱,甘草一钱,金银花二钱,丹皮一钱,当归三钱,玉竹三钱,老姜三片,大生何首乌五钱,黄泥五钱,赤饭豆三钱。具有补正气、复阴液、解疫毒的功效,主治疫病初起、本体素虚。

新制救疫汤是新安医家汪文绮救阴解毒治疫之法的代表方剂,出自《杂症会心录·疫症》。方中四豆、黄土隐分五方之色;黑豆、绿豆、甘草、金银花、黄土一派甘寒,分解足阳明、足少阴毒邪;当归、丹皮和血凉血;何首乌益阴,直解营分毒邪；扁豆、贝母、玉竹甘养肺胃以生津液；赤饭豆利水道，用老姜一味通阳。全方合用，达"正旺则内脏坚固，邪无由而入，阴回则津液内生，邪不攻而自走"的目的，即张仲景建中汤之意。且方中又有甘草、黑豆、绿豆、金银花等多味清热解毒药，与养阴清润之品配伍，寓解热毒之邪于扶正之中。

《杂症会心录·疫症》有医案载："小女年十四岁，乾隆癸酉七月二十六日，下午忽恶寒发热，天明始退。是日余往歙西，四更方回，因未服药，次早诊其脉，弦数而大，头眩呕吐，舌心焦黑，用何首乌、当归、玉竹、黄泥、甘草、金银花、黑豆之属投之，至夜稍安。二十八日早又大发热而不恶寒，诊脉仍数大，惟舌焦黑全退，头眩呕吐未止，于前方加参须一钱，服一刻热退其半。二十九日再进前药，变疟疾五发而愈。"

此案患者恶寒发热，天明始退，为疫病的典型发热症状。因未得到及时诊治，次日则见头眩呕吐、舌心焦黑、脉弦数而大，此乃邪热弥漫、耗伤津液所致。汪文绮以新制救疫汤化裁，投以清热养阴之品，阴回则津液内生，当夜则病情稍安。天明后大热又起，但舌心焦黑全退，头眩呕吐症状未解，脉象数大，于前方加参须一钱，取其为须尾性专下达，故对于头眩呕吐之症可顺而下行，又有生津止渴、微有养液之用。此案体现了汪文绮察脉辨证之细致，反映其救阴兼以解疫毒的治疫特色和学术思想。

第七节　内外表里分消法

内外表里分消法乃清代新安医家王勋治疗疫病初病之法。王勋认为："疫病时邪，非春温可比……疫病之症，乃天地之疫毒，能传染伤人。"提出疫病之总因贪凉、受寒、停滞触其寒邪。基于这样的病因认识，他认为疫病非伤寒、温病可比，自古至今，无成法可师。王氏行医于三江、两浙之间，留意三十余载，终日澄思渺虑，豁然顿开，始悟得病之源，治疫之理，"夫瘟者，疫气也，治要解其疫毒之气；半表半里者，内外分其邪滞之势也"。

王勋指出，"仲景治春温先表而后里，吴又可治疫病先里而后表。每见用此法者多有传经之变,病致缠绵,皆非妥治",遂于《慈航集·瘟疫论治》明确提出"疫病邪气,人多传染,初治必须解疫邪之毒,表里分消其势,再无传经入里之变"。即对于疫病初起,治以内外表里分消法,具体"用苏豉汤、达原饮去黄芩、知母治之",效果显著,"三十余年,治瘟疫专以此方加减,百无一失"。

吴又可所创达原饮是为疫病秽浊毒邪伏于膜原而设。《重订通俗伤寒论》中曰:"膜者,横膈之膜;原者,空隙之处。外通肌腠,内近胃腑,即三焦之关键,为内外交界之地,实一身之半表半里也。"其《温疫论》则描述了温疫的发病机理:"疫者感天地之疠气……邪从口鼻而入,则其所客,内不在脏腑,外不在经络,舍于伏脊之内,去表不远,附近于胃,乃表里之分界,是为半表半里,即《针经》所谓'横连膜原'者也。"邪从口鼻而入,直中膜原半表半里,邪正相争,故见憎寒壮热;痰湿中阻、热伏于里,导致呕恶、头痛、烦躁、苔白厚如积粉等一派秽浊之候。吴氏认为,此时邪不在表,忌用发汗;热中有湿,不能单纯清热;湿中有热,又忌片面燥湿。当以开达膜原、辟秽化浊为法。可见吴氏认为,疫病半表半里之势,多以清里之药、开达膜原之法治之。而王勋内外表里分消法更加切中病机,对开达膜原法进行了发展,亦重视宣表透邪。

王勋对五运六气的见解颇深,其认为"人能明司天运气,脏腑经络,用药合症,方无错误"。对于疫病结合司天运气,脏腑经络,其言"子午年,盛于卯酉者,少阴君火司天,阳明燥金在泉;卯酉年,阳明燥金司天,少阴君火在泉,子午,心肾、大肠、胃受病;卯酉,胃、大肠、心、肾受病;此脏腑受病之源"。在此基础上,施以内外表里分消法,分别创出子、午年疫病初病主方与卯、酉年疫病初病主方。两方均以苏豉汤合达原饮化裁而成。因达原饮解表力弱,故王勋加以苏豉汤,以紫苏叶、淡豆豉宣发解表,使邪从外而散;疫病未化火伤阴,故减达原饮中白芍、知母,内外表里分消主治疫病初起,重在解疫邪之毒。子、午年时,阳明燥金在泉,脘腹胀满,故留厚朴、去黄芩,燥湿除满;卯、酉年时,少阴君火在泉,头痛发热,不恶寒,周身痛,故留黄芩、去厚朴、加葛根,清泄君火、解肌退热。

王勋治疗疫病,注重四诊合参,坚持辨证论治原则,强调辨证要明虚实寒热,不可偏执一家之言,即"要见症之寒热虚实、有余不足,能明此理,察行观色,诊视对症"。临证治病,病史已详,审证既确,则理法可明,方药随之而出,方能"用药合病,随手而愈"。王氏犀烛明照,审病辨证明确,重视正气在治疗过程中的重要性,他指出:"治疫病者,要明邪正之强弱,邪胜于正者,专固正而不攻邪,正旺而邪自遁矣;正气胜而邪气弱者,乘此强锐之气,一鼓而扫除之。"总之,王勋重视辨证,审明邪正之强弱,重视寒热虚实之不同,依四诊而识证,依辨证而施治,不盲信他医,妄下诊断。王勋旨在告诫我们,临证时应把握辨证论治之奥旨,遵循辨证论治之原则,其从半表半里认识疫病,综合前人治疫经验并有所发展,倡导内外表里分消法,获得良好效果。

附　代表方剂

1. 子、午年疫病初病主方

药物组成:紫苏一钱五分、淡豆豉三钱,枳壳一钱八分(炒),槟榔一钱五分,草蔻仁三钱(研),生甘草六分,厚朴一钱五分(炒)。引药加煨老姜二钱,葱头三个,连须。主治疫病初病,头痛,恶寒发热,一服,盖腰取汗即愈。

子、午年疫病初病主方是王勋内外表里分消法的代表方剂,出自《慈航集》。临证加减:周身酸痛,加独活一钱五分、秦艽一钱五分;如恶心呕吐,加广藿香三钱、灶心土三钱;如作泻,加赤芍五钱、赤苓三钱、车前子三钱;如舌苔滑白,加制半夏二钱、陈皮一钱五分;如舌苔黄,口渴,加知母二钱;如有荤腥停滞,胸口不宽,加炒黑山楂三钱;如面食积,加炒莱菔子三钱;糯米黏食积,加杏仁五钱、炒麦芽三钱;如食牛肉积,加稻草一两,黑豆一两、炒山楂五钱;如热退身凉,三四日不大便,加大黄三钱、当归八钱,下后即去之;如第二日热邪留恋不解,口必苦,此传入阳明、少阳矣,第三日加葛根三钱、炒柴胡五分、炒黄芩一钱五分,一二服即愈。再养阴调理。

2. 卯、酉年疫病初病主方

药物组成:葛根三钱,紫苏一钱五分,淡豆豉三钱,枳壳一钱八分(炒),槟榔一钱五分,草蔻仁三钱(研),生甘草八分,黄芩一钱二分(酒炒)。引药用煨老姜二钱、黑豆五钱。主治疫病初病,头痛发热,不恶寒,周身痛,一服,盖暖取汗即愈。

卯、酉年疫病初病主方亦是王勋内外表里分消法的代表方剂,出自《慈航集》。临症加减:如头痛甚,加川芎八分、白芷八分;如周身疼痛甚,加独活一钱五分、秦艽一钱五分;如咽喉痛,加桔梗三钱、牛蒡子三钱;如心烦,加连翘(去心)一钱;如舌苔白,口不渴,加广藿香三钱;如舌苔黄,口渴,加天花粉二三钱、炒麦芽三钱;如作泻,加赤芍五钱、车前子三钱;如荤腥停滞,胃口不舒,加炒山楂三钱;面食食积,加炒莱菔子三钱;糯米食积,加杏仁五钱、炒麦芽三钱;如咳嗽痰多,加苏子二钱;如肝气不舒,加青皮一钱;如舌苔黄,大便三四日不通,加熟大黄三钱、元明粉二钱。一服即解,热退身凉,调理营卫,正气自复矣。如有传少阳者,照子、午初方加减。

第三章

黄 疸 论 治

　　黄疸既是疾病的一种症状和体征,也是对一种疾病的诊断。新安医家在继承前人的基础上多有发明,积累了丰富的临床经验,对黄疸的认识及诊治已趋于成熟,并有独到的见解。如汪机的"调元治疸"观、程国彭创"寒湿致黄"说、叶天士立"脉络瘀热"论等,无不为中医药治疗黄疸提供了新思路、新方法。

第一节 概 述

　　黄疸是由于血清中胆红素浓度升高,导致巩膜、皮肤、黏膜及其他组织和体液发生黄染的症状和体征。现代西医认为,血清总胆红素正常范围是1.7~17.1 μmol/L,当胆红素超过 34.2 μmol/L 的临界值,则临床可出现黄疸症状。该症状主要出现在西医学的病毒性肝炎、肝硬化、肝癌、溶血性黄疸及钩端螺旋体等疾病。

　　传统医学的黄疸是以其临床特征命名的,许慎《说文解字·广部》曰:"疸,黄病也",即以目黄、身黄、小便黄为主要表现。黄疸病名首见于《黄帝内经》,《素问·平人气象论》云:"目黄者曰黄疸"。又《灵枢·论疾诊尺篇》云:"身痛而色微黄,齿垢黄,爪甲上黄,黄疸也,安卧,小便黄赤",对黄疸的症状进行了详尽的描述,并指出目黄、身黄、小便黄为黄疸病的三大主症。张仲景在《伤寒杂病论》中首提黄疸分类法,并据病机之异,将其分为黄疸、谷疸、酒疸、女劳疸及黑疸五大类。隋代巢元方在《诸病源候论》中首次提出了"阴黄候"病名，并载28种黄病，分别从症状、病因、病机、病性、脏腑及特定人群等角度对黄病进行命名，其分类方法颇丰，各具特色。

唐代《外台秘要》卷四"许仁则疗诸黄方"中提到"又疗黄疸病，此病与前急黄不同……此病不甚杀人，亦有经年累岁不疗而瘥者"，明确了一般黄疸与急性黄疸的区别。此时期虽然新出病名较仲景时代大增，描述更加详细，但缺乏规范，没有很好地与临床相结合。

宋金元时期，各医家对黄疸有了较深入的认识。第一次对黄疸病的阳证、阴证进行系统分析的是宋代医家韩祗和，他在《伤寒微旨论》中立"阴黄证篇"，并首提"阳黄""阴黄"病名，开黄疸证分阴阳之先河。宋代杨士瀛的《仁斋直指附遗方论·五疸论》中曰："湿也，热也，又岂无轻重之别乎？湿气胜则熏黄如晦，热气胜则如橘黄而明"，提出从颜色明晦来辨别疸证湿热之偏重。元代罗天益在《卫生宝鉴·发黄》中进一步强调了疸证分阴阳而治的思想，并将湿从热化为阳黄，湿从寒化为阴黄作为辨证要点，至此将黄疸辨证系统化，为后世所沿袭，应用至今。此后成无己、刘完素、王好古等医家，亦在前人的基础上有所发挥，如提出阳黄病机为热盛，阴黄病机为湿盛等学术观点。

明清时期，随着温病学派的出现及卫气营血辨证的完善，此期医家继承并完善了阴阳黄理论，在明辨阴阳的基础上，更注重辨疸证在气在血。由新安御医吴谦主持编撰的官修医学教科书《医宗金鉴》，亦采纳阴阳为纲辨治黄疸的理论，从而促使其成为一种主流理论而被后人所接受。清代新安医家程国彭所著《医学心悟》中载："然湿热之黄，黄如橘子、柏皮，因火气而光彩，此名阳黄。又有寒湿之黄，黄如熏黄色，暗而不明"，还提出以黄疸色泽明辨阴阳。明代新安医家孙一奎所著《赤水玄珠》中载："疸症之黄，小便不利，血症之黄，小便自利"，意在警惕世人，要明辨疸症发黄与血症发黄，两者所类不通，治法亦不相同。程国彭则明确提出寒湿发阴黄的论断，并据此创制了治阴黄之名方——茵陈术附汤，开辟了黄疸病治疗的新篇章，该方亦沿用至今。清代新安医家叶天士亦言："黄疸……病以湿得之，有阴有阳，在腑在脏。"明代新安医家徐春甫遵先贤黄疸五分法而有所不同,认为黄疸病症有五:"一曰黄疸,二曰黄汗,三曰谷疸,四曰酒疸,五曰女劳疸",并指出其病因与酒食、风湿相关。清代新安医家汪文绮在《杂症会心录》中载:"内伤之阳黄,热湿郁在胃也,而其源本于脾虚;内伤之阴黄,寒湿蓄在胃也,而其源本于肾虚",阐明了阴黄、阳黄的病因病机,阳黄在于湿与热,阴黄在于寒与湿,并强调脾肾两脏在内伤黄疸中的重要作用。汪文绮云:"又有疫病发黄,邪热在阳明,脉数发热,口渴引饮……解疫毒而救脾胃,俾邪从阳明解而出表为顺也。"体现了汪氏重视疫毒导致发黄的重要作用。

从先秦早期的认识阶段,经唐宋经验积累阶段,延续至明清在已有的理论基础上的系统完善阶段可以看出,随着历史的不断发展,各代医家临床经验不断累积,对黄疸的认识是从百家争鸣到逐步统一的过程,也是逐步走向成熟的过程。过去纷繁复杂的分类,逐渐被清晰明确的阴阳分类所取代,且分类更为细致完善,为后世各家所认可,成为中医黄疸论治中的一个重要组成部分,为现代医学提供了宝贵的临床资料和经验。

第二节 病因病机

新安医家认为,黄疸病因病机虽复杂多变,但病因总不离"湿"邪,可夹热、夹寒;病机总不外脾弱,可因先天、后天。若木郁土壅、疫毒外侵亦可致疸症。

一、病因繁杂,湿热为要

新安医家认为,黄疸复杂多变,主要为湿、热、寒、痰、虚、瘀多种病因胶结所致,然总以湿热为主因。正如明代徐春甫所言:"疸证虽有五种,总以湿热不散",强调了湿热蕴结致发黄的病机观。孙一奎所著《赤水玄珠》亦载:"夫疸者,谓湿与热郁蒸于脾,面目肢体为之发黄是也"。孙文胤在《丹台玉案》中指出:"黄疸之症,皆湿热所成……湿得热而益深,热因湿而愈炽",阐述了湿与热互为因果、相辅相成、缠绵难解的病理特点,湿热紧密相关,此与金元刘完素"湿为土气,火热能生土湿"的观点不谋而合。清代叶天士提出:"病从湿得……阳黄之作,湿从火化……熏蒸遏郁,侵于肺,则身目俱黄",认为湿邪从阳化热可致湿热阳黄证。由此可知,疸证以湿热为主的病机观,是被新安医家广泛认可的。

临证诊治时,新安医家却未完全拘泥于湿热之病机以偏概全,正如清代汪文绮《杂症会心录》中所言:"徒知湿之可利,热之可清,攻伐多进,脾元败而肾元亏,中满之症变,虽长沙复起,亦无如之何矣。"如临证五疸之女劳疸,明代余午亭指出,此乃肾精亏虚所致,不可遵朱丹溪以湿热论治,治疗上主张补气养血为主,辅以清利之品,以期标本兼治。明代吴崐更是博览群贤之论,卓有见识,而不陷于一偏之说,揣其是病必求虚实、明辨阴阳,对朱丹溪治黄"不必分五,同是湿热"的论断不予苟同,强调临床论治黄疸必明辨其证,随证治之。

二、脾肾阳虚,寒湿阻遏

新安医家认为,脾肾阳气的强弱可决定黄疸的阴阳分证。正如清代汪文绮所言:"内伤之阳黄,热湿郁在胃也,而其源本于脾虚;内伤之阴黄,寒湿蓄在胃也,而其源本于肾虚……而要不外于脾肾",体现了汪氏强调脾肾阳气在黄疸辨证中的重要作用,认为临证辨疸之阴阳,应以脾肾盈亏为根本。新安医家认为,久食生冷或阳黄过服苦寒清利之品,均可致脾胃阳虚,寒湿内生,且湿为阴邪,更伤阳气,阳气既伤,难以化气行水,则水湿泛溢,以致愈损而愈虚也。清代医家秦景明与新安医家的观点不谋而合,诚如其《症因脉治》中所言:"阴黄之因,或热病后过用寒凉,或真阳素虚,太阴阴寒凝结,脾肾交伤,则阴黄之证成矣。"清代程国彭《医学心悟》有言:"又有寒湿之黄,黄如熏黄色,暗而不明,或手足厥冷,脉沉细,此名阴黄。"

张仲景言"伤寒发汗已,身目为黄……以寒湿在里不解故也",首论寒湿发黄,故知临证不可概言湿热为黄。对此清代新安医家程国彭深以为然,指出："不特湿热发黄，而寒湿亦令人发黄"。他将寒湿发黄辨为阴黄，并提出以黄疸色泽分阴阳。明代新安医家徐春甫认为，过用苦寒是寒湿发黄的一大原因，即"始虽阳证，过用寒凉，始为湿热，终为寒湿"。历代医家多认为，阴黄皆为寒湿所致，然清代新安医家程林尊师不泥古，提出邪热伏于阴分亦可发阴黄的观点，即"此由阳伏于阴，邪气热盛……故谓之阴黄"，程氏的创新性见解为后世治疗黄疸提供了更多思路，颇具临床指导意义。

三、食滞湿阻，中州失运

张仲景首提"谷疸"病名，将饮食水谷伤于脾胃为病者称为"谷疸"。基于《黄帝内经》"夫胃为水谷之海，饮食入胃，游溢精气，上输于脾"及"饮食自倍，肠胃乃伤"的理论，新安医家认为，饮食不节或不洁，或五味偏嗜，均易损伤脾胃。纳食主胃，脾主运化，脾胃既虚，则水谷不消，积滞于中，复感寒湿、湿热之邪则病谷疸。明代徐春甫引《巢氏病源》之论言："黄疸之病，皆由酒食过度，脏腑不和，水谷相并，移于脾胃，复为风湿所搏，瘀结不散，蒸郁而黄。"阐述了嗜酒无度，饮食不节，致脾胃受病，加之复感外湿，诸因相合终致发黄的病理演变。明代孙一奎指出，谷疸是由脾胃素热兼有积滞，复感水湿邪气所致，此观点与其师爷汪机的观点不谋而合，他们皆认为食积阻滞与湿邪搏结，戕害中州为谷疸的基本病机。

新安医家认为，湿邪为患，客随主变，逢阳盛之体则从热化，遇阴盛之躯湿从寒化，然不论寒湿、湿热之邪，与食滞相结，久蕴中州均可致气机不畅，肝胆气郁，胆汁藏泄无度，泛溢肌肤而发黄。明代吴崐基于此论，指出该病多为水谷癖积于中焦，阻碍肝肾气机，抑郁化热所致。明代余午亭强调，中州失运是黄疸发生的根本原因，认为胃气潜衰，脾气屡弱，中州失运，致上焦不行，加之湿热互生，食滞中阻，熏蒸日久而成黄。清代吴谦重视脉诊，尊前贤之论而独具创见，提出中焦脾胃是黄疸为阳或转阴的关键，并依据胃脉之变化判断阴阳、寒热，诚如其在《医宗金鉴》中所载："若胃脉数，是热胜于湿，则从胃阳热化，热则消谷，故能食而谓之阳黄。若胃脉紧，是湿胜于热，则从脾阴寒化，寒则不食,故食即满而谓之阴黄也。阳黄则为热疸、酒疸,阴黄则为女劳疸、谷疸也。"

四、气滞血瘀,木郁土壅

张仲景言:"脾色必黄,瘀热以行"。见"瘀"字可知"黄"皆发于血分,凡气分之热不得称"瘀",且脾主统血,喜燥恶湿,此乃脾湿郁遏加之热陷营血,湿热瘀结而发黄。清代新安医家程国彭法仲景而有所发挥,在《医学心悟》中提出:"瘀血发黄,亦湿热所致,瘀血与积热熏蒸,故见黄色也",认为湿热瘀结于血分可致发黄,且瘀血内阻,有碍新血生化及运行,临证常见其黄晦暗甚则黧黑。新安医家认为,黄疸之瘀,不局限于血瘀或癥瘕积聚,可延展至寒凝、热灼、气郁等,或阳黄病久,湿毒留滞经脉,阻遏气血,致气滞血瘀,均可造成肝疏泄失职,胆汁外溢而发黄。

疸病主要在脾胃肝胆,肝为刚脏,赖血以养,胆汁又为血气所化,二者分别通过肝之血络和胆络,发挥各自的功能。新安医家认为,病疸者多以湿为先导,以瘀血为枢机,湿热瘀杂合而发黄。清代叶天士结合其临床经验,提出"脉络瘀热"发黄的病机观,并言此乃肝木与脾土交伤为病,临证喜用香附、郁金、柴胡等疏肝理气之品,概取"气行则血行""湿化,孤热无存"之意。清代医家李用粹与新安医家持相同观点,认为肝病其气易郁,凡郁不得志之人,常见气滞血瘀,久郁而发黄。正如其《证治汇补》中所载:"不拘外感内伤,怫郁不舒,皆能成疸"。由此可知,黄疸为病,其始在气,继则及血。临证应以阴阳为纲,湿、热、寒、瘀为根,辨病证之寒热虚实、病势之轻重缓急,攻邪为首,扶正为本。

五、疫毒外侵,本虚标实

明清时期,温病学派兴起,从而产生了"瘟黄"这一病名。新安医家对急黄的认识较为全面,指出疫黄有较强的传染性,病发急骤且危重。如清代吴谦在《医宗金鉴》中谈到黄疸的死症时,专门提到"天行疫疠发黄,名曰瘟黄,

死人最暴也"。可见其是用"瘟黄"一词来命名由于天行疫病引起的黄疸,且
这种瘟黄发病急,变化快,死亡率很高,所以才用"死人最暴"来描述。此病机
多为热毒炽盛,损伤津液、累及营血,致使脏腑、阴阳、气血失调,或湿热内蕴、
蒙蔽清窍,故见面黄如金色,烦躁不安,神昏谵语。热入营血、损伤脉络,则有
出血、舌质红绛、脉弦细数或洪大等症。清代程林认为,急黄是脾胃积热及客
气郁热相合,复感热毒所致,不同于其他疸证之处,此病更注重解热毒的
作用。

　　清代新安医家汪文绮在继承前贤思想的同时,又有自己深入的思考,认
为过用清火逐邪之剂,在壮实之体尚可万全,倘为内虚之辈,恐毒邪乘虚内
陷,耗灼血液,衰败元气,而致病情笃危。故治疗时重视辨人体正气之虚实,
针对虚体受邪及疫邪伤阴的病机特点,创立救阴解毒治疫之法。正如其所
言:"又有疫病发黄,邪热在阳明……解疫毒而救脾胃,俾邪从阳明解而出表
为顺也。"不仅强调治疫黄急先解毒,亦明确了调治脾胃以善后的临床诊治
思路。

　　黄疸为病,虽外感内伤皆可致,然机制有别,外感者重在湿、热、毒,内伤
者偏于虚、寒、痰、食、瘀。正如清代新安医家汪燕亭所言:"外伤发黄,邪热入
里,不得发越而发黄,其病皆实。内伤发黄,饮食湿热,积不得解而发黄,其症
多虚。"新安医家在总结前人治病经验的基础上,将疸证病因病机归纳为湿热
蕴结、寒湿阻遏、积聚内阻、肝脾不调、疫毒外侵等,并指出虽有外湿乘侵所致
者,亦以脾胃虚损为先决条件,强调中土不足、浊湿内生的致病机制。脾胃受
病,升降失常,肝胆生发之气受阻,胆汁藏泻失司,泛溢血脉,下注溺道,外溢
于肌肤,故见身目小溲皆黄。

第三节　辨证治疗

　　新安医家论治黄疸既重视病之因,又重视病之果,创三焦分利之法,开固
本培元之流,强调脾胃为后天之本,中州立则四海平,脾胃健则津液运。临床

治疗黄疸重在泻实而不忘顾虚,为治疗黄疸提供了一定的理论支持。现将论治特色做以下分述。

一、清热利湿,明辨表里分三焦

新安医家治疗湿热黄疸,强调因势利导,随湿热所在各得出路,故治法有汗、下之分,补、泻之异,对于隋唐以后的"疸不用分其五,同为湿热"的认识混乱及单一苦寒清利治法,均不予苟同。如清代罗美所著《古今名医汇粹》载:"其湿热之甚于肠胃者,或可攻之,若郁于肌肤之间而不得发越,过用疏利,则湿热反内陷而不出矣。"指出湿热郁表发黄者,仅着眼于渗利,病必不除,反引贼邪内陷,致变证蜂起。治当急解其表,令腠理通则小便利,其邪外散而病自愈。这与清代叶天士治疗"风湿郁表,瘀热为黄"者,选用麻黄连翘赤小豆汤法的诊治思路不谋而合。叶氏指出:"湿在上,以辛散,以风胜……汗后溺白,自宜投补",强调疸证汗后黄退并不意味疾病痊愈,仍需调补以善后,以防残湿余热未尽,乃"恐炉烟虽息,灰中有火"之理。

叶天士认为,黄疸多为湿热所致,但因湿有蒙上流下之性,临床常以中焦为主而三焦皆病为特点,创立了"开上郁,佐中运,利肠间"的三焦分消湿热法。如《叶氏医案存真疏注》中载其治身黄兼左腰胁间痹痛者,药取杏仁、豆卷宣肺化气,白豆蔻化湿畅中,茵陈、通草、猪苓、泽泻清热利湿,诸药相合,宣上、畅中、渗下,分消湿热。近代王仲奇亦强调,黄疸治疗当以宣和为主,药以杏仁、白豆蔻为首。明代孙文胤遵张仲景之旨,总结性地提出黄疸治法,言:"上半身黄甚,则宜发汗;下半身黄甚,则宜利小便",强调临证用药宜明辨湿热所在,治当分消上下,或发散,或渗利。

二、温阳化湿,重在固脾肾本元

新安医家认为,疸证虽分五,其本在脾肾,无论外感内伤所致,皆因元气虚弱,以致湿邪内而发之,外而袭之。历代各家多认为,黄疸皆是湿热所致,用药多取苦寒清利之品,最易败损中焦,耗伤真元。新安医家提出"治疸护正,固本培元"的治疗思路,旨在培补脾肾真元,以调动机体的自愈能力。针对寒湿阴黄,治当温振脾肾阳气以固本元。诚如汪文绮所著《杂症会心录》中所言:"脾元健运,则散精于肺,而肌腠坚固,外湿无由而入也。肾气充实,则阴阳调和,升降有度,内湿何自而生乎?"清代程国彭针对平素脾虚或寒凉过甚所致之阴黄,创制了茵陈术附汤,开创治疗阴黄的法门,其方至今仍在临床上被广泛应用。汪文绮论治黄疸,亦强调培补脾肾元阳,临证治黄必以脾肾为根本,即其所言"治阳黄之症,大补脾阴之中,少加茵陈、山栀子;治阴黄之症,大补肾元之中,重加参、术、炙芪,莫不应手取效",并据此创制了理脾阴煎和培肾元煎良方,方中所用药物皆以培补脾肾为主,辅以利湿退黄。

三、消积化湿,调治中焦助运化

治疗黄疸之所以要重视脾胃,是因为无论是外感、内伤所致疸证,每多以脾胃病变为病理基础。然治黄虽不离脾胃亦绝不限于脾胃,故当重视整体调治,如脾胃病从肝论治者不胜枚举。对于食滞湿阻之疸证,新安医家强调,当健脾使津液得运,和胃使积滞得消,如此脾胃协调则谷疸自愈。同时医家还提出健脾宜温补升阳燥湿、和胃宜清润通降等法则。清代叶天士认为"凡湿伤必在太阴脾,热必在阳明胃",脾胃既虚,复受苦寒攻下则重伤,故变证丛生。他不仅提倡黄疸脾胃分治说,还将湿温病的论治融入黄疸治法之中,指出"湿热气蒸而成,治法必用气分宣通自效"。明代汪机认同朱丹溪、李东垣之说,注重培护脾胃元气,认为"内因之症,多属脾胃虚弱",以人参、黄芪为"补脾胃之圣药",其《石山医案》中载有主以"参芪"甘温助脾治脾瘅之医案。

新安医家善用健脾化湿法,明代徐春甫诊治黄疸立足于脾胃元气,强调"调治脾胃乃医中王道",或直以脾胃论治,或补土复元以善后。他将"诸湿肿满,皆属脾"比喻为"若土之于雨中则为泥矣",临证善用白术、茯苓、人参、黄芪,以健运中州治本为主,兼顾消积化湿,以除发病之因。徐春甫如此,孙一奎亦然,其论治痞满、泄泻、黄疸等证,多将其宗师汪机"参芪并用法"与薛己"温补下元法"有机结合,擅用温阳益气、健脾化湿法,并强调慎用苦寒,以防伤阳而败脾胃。清代吴澄认为,前贤多以参、芪、术、草培补中宫,然虚损之人多阴火,易损脾阴而致虚,则脾气不濡,胃气乃厚,故提出"虚损健脾勿忘脾阴"的观点,药喜用扁豆、山药、莲子肉等平和之属,重在平补为贵,安和中土。

四、行气活血,通木达土退黄疸

明清时期,随着卫气营血辨证的完善,新安医家亦重视调气理血法在黄疸论治中的重要性。无论从其载方用药还是施治原则上,均能佐证湿热瘀结、脉络受阻是黄疸,尤其是阳黄的主要病机。"谨守病机,各司其属",湿热瘀结之疸黄,治当清热祛湿的同时重用行气活血祛瘀之品。明代孙一奎、清代程国彭等均认为,湿热瘀结发黄者,治当祛瘀生新,其黄自退。其用药之妙在大黄一味,攻下之中寓疏通血脉之意,既散血瘀又清血热。明代吴正伦、近现代王任之临证常用郁金、姜黄、虎杖、当归、桃仁之品,行血中之滞,消散血瘀,概取治黄理血、血行黄散之意。

新安医家认为,肝胆脾胃同属中焦,且脾主运化,为气血生化之源,肝藏血并赖血以养。又因肝胆内寄相火,肝病其气易郁,化生内热,横逆侮中(脾胃),致肝脾同病。病则肝不藏血,脾不摄血,血无所归而成瘀败之血,故调理气血当以调和肝脾为本。如清代许豫和论治黄疸证,见面色青黄、小便自利者,谓之木胜于土,治当培土抑木,法仿逍遥散、小柴胡之旨,以求木通土达之意。并强调法当以和为贵,不可过用温燥及攻下之品。清代叶天士治脉络瘀热一案,方选小柴胡汤合金铃子散加减,肝脾同调,重振中焦以周流气血,祛瘀通络使胆汁溢泻有度,则黄疸渐消。疸证日久,湿热留恋,加之汗、下、清、消诸法易耗阴血而伤正,故临证治疗时应酌配补法,以健运脾胃、匡扶正气,以期散瘀不伤正。清代郑重光所著《素圃医案》中载数案,症见寒热似疟、汗出热退、身目俱黄者。郑氏明察病机所在,方选逍遥散加减,药证相合,数剂后其黄即退。

五、补虚泻实,外散内攻除疫毒

外感疫毒与湿浊蕴结,常波及营血,引发急黄,起病急骤且危重。本着

ЕСЛИный

"邪之所凑,其气必虚"及"客邪贵乎早逐"之旨,新安医家提出治当速解疫毒兼顾扶正之大法。疫黄扶正亦重在脾肾,如清代许豫和指出,阳黄当以燥湿运脾为补,脾运则健则有制湿之能。阴黄当以扶脾益肾为补,肾藏元阳,阳足则阴寒始化。清代汪文绮亦强调,外感疫毒者当先解疫毒而后救脾胃,此即邪实者先祛邪,后必以培补之味善后。他认为对于单纯外感疫毒者,宣散表邪,则毒解黄自除。若毒邪与宿食、瘀血相搏结,常致气机阻滞而热毒更甚,以致营阴耗竭,此当急下通腑挽救真阴。清代罗美认为,内结邪实之急黄,应仿伤寒釜底抽薪之法,方选大黄硝石汤、大承气之例。明代程从周所著《程茂先医案》中载有疫毒与宿食结聚所致急黄者,症见"身目俱黄如柏,遍身紫斑点如蚊迹之状,目无所见,耳无所闻,呼亦不应"。程氏用大承气倍硝黄,急下通腑解疫毒,病者大下之后,神志渐清,调治月余而愈。新安医家论治急黄虽重解毒,但常取"衰其大半而止"之意,认为清热解毒药多苦寒伤正,故临证用药多加黄芪、白术、当归、茯苓之品,以健脾助正祛邪,并防苦寒败胃,全面地展示了新安医家解毒不忘扶正的治黄特色。

新安医家认为,脾胃虚损是疸证的先决条件,是病机迁延、转化的病理基础,也是痰浊、瘀血、脾肾两虚及气血衰败的前提。但随着病情的发展及病变机制转化,其论治方法亦当有所不同。故新安医家强调临证治黄,当须明辨证候之虚实、夹杂、转化等不同。正如清代罗美所著《古今名医汇粹》中所言:"而今此每遇此症,不辨虚实、表里,概用寒凉通利。讵知脾胃虚者不宜寒,寒之则中气愈败矣;脾胃弱者不宜降,降之则下多亡阴矣。"故而提出健脾、祛湿、清热、补虚治黄四法,兼以疏肝、理血、通腑等。

综上可知,新安医家论治黄疸的特色可归纳为:祛湿明辨表里三焦,清热不唯苦寒败胃,健脾不忘理脾护阴,补虚尤重脾肾本元,疏肝理脾以调气血,解毒祛邪兼顾扶正等。

第四节　方药选介

新安医家治疗黄疸用药之广、创方之多,形成了独特的用药特色。泻实以给邪以出路为主,如以山栀子-大黄令湿从小便而出;补虚以健脾固肾为主,如以白术-人参健运中州,以附子-干姜温补肾阳;补虚泻实,常以白术-茯苓、附子-茵陈为药对。现将新安医家特色用药及治疗黄疸所创之方做以下论述。

一、新安医家特色用药

1. 人参、黄芪、白术

新安医家言人身之虚,万有不齐,然概况而言不外乎气血两端,疸证之虚亦然。诚如明代罗周彦所言:"疸证多因血虚不能荣养而发黄,脾虚不能运化而成疸,故用参术草补脾,芪归补血。"明代汪机认为,黄芪、人参、白术诸药相合,气血阴阳并补,健脾以益气血生化之源,体现了汪氏"补气调血,固本培元"学术特色的具体运用。清代许豫和认为,参芪秉天地冲和之气,入胃则与元气相合,以成补益之功。明代陈嘉谟所著《本草蒙筌》中载:"但人参惟补元气调中,黄芪兼补卫气实表",论述了参芪虽俱为甘温补中之品,然补亦有表里之偏。汪机所著《本草汇编》中有云:"脾恶湿,湿胜则气不得施化,津液何由生?用白术以除其湿,则气得周流。"

新安医家认为,参芪术效用极为广泛,其关键在于配伍。如明代孙文胤在《丹台玉案》中论治体弱血虚之五疸者,创制养荣丸一方,药用熟地、当归、五味子养阴液,人参、黄芪益气补脾,茯苓、白术健脾祛湿,佐以肉桂心、陈皮、远志等,诸药相合,共奏补气生血、扶正祛黄之效。明代吴洋在《论医汇粹》中亦指出:"虚人中焦虚弱,又加作热,若用芩连寒清苦燥,必重伤胃气,用参芪术以固本,再加芩连于内则无虞也。"清代汪文绮云:"余尝治阴黄之症,大补肾元之中,重加参、术、炙芪,莫不应手取效。"

2. 山栀子、大黄

山栀子,味苦、性寒,苦能燥湿,寒能清热,既清肝胆湿热而退黄,又清膀胱湿热而利小便,故尤宜于肝胆湿热郁蒸所致的黄疸、发热、小便短赤诸症,新安医家于此多有阐述。明代吴崐所著《医方考》中言:"栀子泻火,屈曲而下，能疗小便之赤涩。"明代陈嘉谟所著《本草蒙筌》中载："栀子，因轻浮象肺，色赤象火，故清泻肺中之火也……肺气清而化，则小便从此气化而出。"

大黄，苦寒沉降，归脾、胃、大肠、肝、心包诸经，新安医家在论治黄疸时广泛应用大黄，要旨终不离大黄泻下攻积、清热泻火、利湿退黄、凉血解毒、逐瘀通经的功效范围。清代汪昂所著《本草备要》云："大黄，治伤寒时疾，发热谵语……黄疸水肿。"

新安医家认为，栀子、大黄两者相伍，利湿与清热并进，通利二便，前后分消，其黄自退。吴崐将此二者与枳实、淡豆豉合用，创方名为栀子大黄汤，仿伤寒之法，清解于上兼下夺。方中栀子、淡豆豉清解郁热除懊憹，大黄、枳实攻下消解胃家之实而减腹痛，故以此方主治酒疸欲吐、谷疸腹痛。然须知，此治酒疸皆非吐之可愈，故以栀子大黄汤下之。亦如治疗黄疸的清利汤、茵陈散、茵陈将军汤、大黄硝石汤、栀子滑石汤等，方中均取栀子利小溲，用大黄攻秘结，二便均畅则湿热两泄，其黄自无存矣。虽言新安各家推崇固本培元法，然临证必审其寒热虚实之异，有是证即用是药，未尝执于一法之偏也。

3. 茵陈、附子、干姜

茵陈，味辛、苦，性微寒，归脾、胃、肝、胆经，尤善清利肝胆湿热，被誉为治黄之要药，新安医家多有发挥。清代汪绂所著《医林纂要探源》认为，茵陈因"得土之生气"，故"能坚肾燥脾湿，去郁解热"，故专治黄疸。清代汪昂在《医方集解》中言："发汗利水，以泄太阴阳明之湿热，大抵治以茵陈为主，各随寒热用药。"

附子，辛甘大热，归脾、肾两经，辛能行能散，热能温暖诸经，散其寒，其性温燥走窜，为祛风湿、散阴寒之佳品。

干姜，味辛、性热，归脾、胃经，善温补脾胃之阳，散中焦阴寒邪气，常与附子配伍，可增其疗效，减其毒性。

新安医家遵先贤"诸病黄家，但利小便"之治疗大法，同时提出黄疸治疗中应用温阳药的必要性，因小便的通利有赖于肾阳的蒸腾气化。如清代叶天士在《临证指南医案》中云："今阴黄一证，外不因于六淫，内不伤于嗜欲，惟寒惟湿……疗以辛热无疑矣。"附子、干姜与茵陈相伍,共奏温肾助阳、利湿退黄之效,恰合阴黄证之基本病机。清代程国彭基于阴黄病机,创制了新安医家治阴黄名方——茵陈术附汤。方中茵陈、附子为君,温肾利湿退黄;肉桂益火培土固其本;干姜、白术温中健脾而除湿退黄。汪文绮认为,肾虚寒湿内蓄于胃则发阴黄,并据此创制了培肾元煎方,是方以熟地、当归、枸杞补肾益精血,干姜、附子温壮元阳,火能生土,使中州健运,则寒湿不生。明代徐春甫认为,治疗阴黄,当以附子、干姜散寒祛黄为主,辅以轻浮苦寒之茵陈,可去皮膜间之寒湿,临证常获良效。

4. 白术、茯苓、泽泻

"治湿不利小便,非其治也",新安医家指出,无论是寒湿阴黄,还是湿热阳黄,均应把利水渗湿药列为首位,药以白术、茯苓、泽泻等为多。

白术,甘温苦燥,归脾胃,善补脾气,燥湿化水,颇合脾喜燥恶湿之性,对于脾虚湿盛、水湿内停者尤宜。清代署名叶天士所著的《本草经解》一书记载:"疸者,湿乘脾土,肌肉发黄也,皆脾胃湿证。术性甘燥,所以主之。"

茯苓,淡渗甘补,药性平和,归心、脾、肾经,既可渗利水湿邪气,又可健脾益气扶正气,兼具利水而不伤正的特点,适用于水湿为患所致诸疾。清代汪昂在《本草备要》中言:"茯苓,甘温益脾助阳,淡渗利窍除湿。"

泽泻,味甘淡、性寒,入肾、膀胱经,功擅淡渗利湿。明代陈嘉谟所著《本草蒙筌》云:"泽泻,君五苓散中,乃因其功长于行湿,去阴汗大利小便,泻伏水微养新水也。"

白术甘温健脾,脾健则水液得运;茯苓甘淡渗湿,利水则湿邪得下;泽泻,功专利水。三者相伍,既彰培土制水之效,又奏疏利留饮之功,标本兼治。明代孙一奎在《赤水玄珠》中载,自用加减五苓散治疗饮食伏暑,郁发为疸者,即是此意。

5. 杏仁、白豆蔻

杏仁,味苦、性温,归肺经,主降泄肺气,兼有宣利之功。白豆蔻,味辛、性温,归脾、胃及太阴肺经,气味芳香,宣化中上焦之湿邪,功擅行气化湿。新安医家对二药之理解有独到之处。清代署名叶天士所著的《本草经解》载："杏仁味苦制肺,制则生化,则肺金下行,所以下气"。清代汪昂的《本草备要》云："白豆蔻,辛、热,流行三焦,温暖脾胃而为肺家本药。散滞气,消酒积,除寒燥湿。"黄疸以"湿邪"为主要病因,湿为阴邪,其性黏滞,易阻气机。新安医家认为,肺主宣发肃降,通调水道,统率一身之气。故治湿宣肺,有利气机而奏行湿化湿之能。若平素嗜酒喜饮,久则湿热酒毒蕴蒸熏肺,子病及母,可致脾土受损而发黄,又肺主皮毛,故见身黄。

新安医家提出,对于黄疸证在脾肺,尤重在肺时,可用宣肺利湿解毒之法,常获良效。此类治法选方用药,常取芳化宣肺之藿香、葛花、杏仁、白豆蔻之类,辅以淡渗利水之品。如《叶氏医案存真疏注》《临证指南医案》中,均载药用杏仁、桔梗、白豆蔻、茵陈等,宣上、畅中,治中上焦湿热,佐以茯苓、泽泻之属,淡渗利湿于热下,以此法治疗湿热疸证,多获奇效。如叶天士治疗张某之"夏秋疸病",言其乃湿热气蒸而成,治法取气分宣通,临证必效。近代王仲奇治疗食滞酿湿生热所致疸证,亦取此法,药用杏仁、白豆蔻、通草,加佩兰、藿香、神曲等,切中病机,屡试不爽。

二、新安医家创方

1. 叶氏治身黄兼左腰胁间痹痛方
【出处】清代叶天士《叶氏医案存真》。
【组成】豆卷、白豆蔻、通草、茵陈、薏苡仁、杏仁、猪苓、泽泻。
【服法】水煎服。
【功用】宣肺利尿,化湿和中。
【主治】身黄兼左腰胁间痹痛。

2. 必效散
【出处】明代徐春甫《古今医统大全》。
【组成】葶苈子(隔纸炒)、草龙胆、山栀子、茵陈、枳实、甘草、姜。
【服法】水煎,食前服。

【功用】清泻肝胆,利湿退黄。

【主治】黄疸通用。

3. 柴苓栀子汤

【出处】明代徐春甫《古今医统大全》。

【组成】柴胡、黄芩、人参、半夏、陈皮、炙甘草、白术、茯苓、猪苓、泽泻、山栀子。姜3片,枣1枚。

【服法】水煎,食远服。

【功用】利湿退黄,和解少阳。

【主治】黄疸。

4. 茵陈瓜蒌散

【出处】明代徐春甫《古今医统大全》。

【组成】茵陈、木通、山栀子、大黄、石膏、瓜蒌壳。姜3片,葱1茎。

【服法】水煎,食前温服。

【功用】清热,利湿,退黄。

【主治】黄疸。

5. 栀子滑石汤

【出处】明代徐春甫《古今医统大全》。

【组成】大黄、黄柏、山栀子、滑石。

【服法】水6升,煮至4升,去渣澄清,更取1升,顿服。

【功用】泻热退黄。

【主治】黄疸腹满,小便不利,面赤自汗。

6. 谷芽枳实小柴胡汤

【出处】明代徐春甫《古今医统大全》。

【组成】谷芽、枳实、厚朴、山栀子、大黄、柴胡、黄芩、陈皮、半夏、人参、炙甘草。姜3片,枣1枚。

【服法】水2盏,水煎,不拘时服。

【功用】消食通滞,和解退黄。

【主治】谷疸，食已即饥而目眩。心中郁怫不安，饥饱所致，蒸熏而黄。

7. 山茵陈汤

【出处】明代孙一奎《赤水玄珠》。

【组成】茵陈、山栀子、赤茯苓、枳实、葶苈子、甘草、姜。

【服法】水煎服。

【功用】清热解毒，利湿退黄。

【主治】疸症发热，大小便秘涩。

8. 白术汤

【出处】明代孙一奎《赤水玄珠》。

【组成】白术、肉桂心、枳实、淡豆豉、葛根、杏仁（炒，去皮尖）、甘草（炙）。

【服法】水煎服。

【功用】温阳健脾，行气利水。

【主治】酒疸误下后变为黑疸。

9. 犀角散

【出处】明代孙一奎《赤水玄珠》。

【组成】犀角屑、黄芩、栀子仁、升麻、茵陈、朴硝，每五钱。竹叶 7 片。

【服法】水煎服。

【功用】清心除烦，利湿退黄。

【主治】发黄，心膈烦躁，面赤痛。

10. 葛根豆豉汤

【出处】明代孙一奎《赤水玄珠》。

【组成】葛根、山栀仁、枳实（麸炒）、淡豆豉、炙甘草。

【服法】水煎服。

【功用】清热利湿，分消退黄。

【主治】酒疸。

11. 黄芪汤

【出处】明代孙一奎《赤水玄珠》。

【组成】黄芪(蜜炙)、赤芍、茵陈、石膏、麦门冬、淡豆豉、甘草(炙)、竹叶、姜。

【服法】水煎服。

【功用】益气养阴,清热退黄。

【主治】黄汗身体肿,发热不渴。

12. 退金丸

【出处】清代余淙、余士冕《诸证析疑》。

【组成】苍术、白术、甘草、厚朴、陈皮、神曲、麦芽、针砂、香附。

【服法】研为末,曲糊为丸。

【功用】健脾化湿,消食化积。

【主治】食滞湿阻所致发黄。

13. 茯苓渗湿汤

【出处】明代汪机《医学原理》。

【组成】白术、苍术、青皮、橘红、枳实、黄芩、黄连、山栀子、赤茯苓、猪苓、泽泻、茵陈。

【服法】水煎,温服。

【功用】清热利湿,燥湿健脾。

【主治】湿热壅成黄疸,小便不利,不思饮食。

14. 程正通治谷疸方

【出处】清代程正通《程正通医案》。

【组成】绵茵陈、生薏苡仁、北秦艽、淡豆豉、山楂肉、豆蔻仁末(分冲),鸡内金3个。

【服法】清水煎服。

【功用】清热退黄,消食化积。

【主治】湿食酿黄之谷疸。

15. 拟类黄疸汤

【出处】清代方肇权《方氏脉症正宗》。

【组成】茵陈、吴茱萸、香附、川芎、苍术、白术、木通、猪苓。

【服法】水煎服。

【功用】疏肝行气,利湿退黄。

【主治】脾胃肝胆亏虚之湿热黄疸。

16. 拟类分利汤

【出处】清代方肇权《方氏脉症正宗》。

【组成】白术、苍术、防己、滑石、青皮、赤茯苓、木通、官桂。

【服法】水煎服。

【功用】除湿分利,温中退黄。

【主治】黄疸后期(黄肿病)。

17. 理脾阴煎

【出处】清代汪文绮《杂症会心录》。

【组成】南沙参、白术、土炒茯苓、山药、白扁豆、炒陈皮、甘草、茵陈、山栀子、炒白芍、薏苡仁、谷芽(炒)。

【服法】水煎服。

【功用】清热利湿,补气健脾。

【主治】阳黄证。

18. 培肾元煎

【出处】清代汪文绮《杂症会心录》。

【组成】熟地、当归、山药、枸杞、附子、白术、茯苓、炙甘草、炮姜、黄芪、人参。

【服法】水煎服。

【功用】温肾益精,补气健脾。

【主治】阴黄证。

19. 唐茂修治黄疸方

【出处】清代唐茂修《舟山医案》。

【组成】生茅术、西茵陈、木通、赤茯苓、制川朴、泽泻、车前子、生薏苡仁、薄荷、小青皮、引荷梗。

【服法】水煎服。

【功用】清热,利湿,退黄。

【主治】湿热黄疸。

20. 加味枳术汤

【出处】清代程国彭《医学心悟》。

【组成】白术、枳实、陈皮、麦芽、山楂、茯苓、连翘、茵陈、荷叶、泽泻。兼伤酒加葛根;便闭去白术,加莱菔子、黄芩。

【服法】水煎服。

【功用】健脾消滞,利湿退黄。

【主治】伤食停滞,致生谷疸,胸膈满闷,嗳腐吞酸。

21. 茵陈术附汤

【出处】清代程国彭《医学心悟》。

【组成】茵陈、白术、附子、干姜、甘草、肉桂。

【服法】水煎服。

【功用】温阳利湿。

【主治】阴黄,身冷,脉沉细,小便自利。

22. 牛黄散

【出处】明代孙文胤《丹台玉案》。

【组成】黑牵牛、大黄、槟榔、甘草。

【服法】上为细末,每服 5 钱。五更时面东,以井水调服,服后不动,朝太阳吸气三口,即愈。

【功用】泻下攻积,行气利水。

【主治】酒疸、谷疸及水气蛊症。

23. 秦艽饮子

【出处】明代孙文胤《丹台玉案》。

【组成】白术、茯苓、秦艽、薄桂、橘红。

【服法】水煎服。

【功用】祛风散寒,健脾化湿。

【主治】黄疸,口淡咽干,恶寒发热。

24. 茵陈清湿汤

【出处】明代孙文胤《丹台玉案》。

【组成】茯苓、茵陈、麦芽、山栀、苍术、白术、黄芩、黄连、枳实、猪苓、陈皮、防己,灯心草 30 茎。

【服法】水煎,食前服。

【功用】清热利湿,燥湿健脾。

【主治】湿热黄疸,湿热伤脾,四肢困倦,身体麻木,饮食不化,小便不利。

25. 调元渗湿汤

【出处】明代孙文胤《丹台玉案》。

【组成】羌活、白术、防风、独活、升麻、苍术、猪苓、柴胡、茯苓、泽泻、干葛根、甘草、人参、黄柏、神曲。

【服法】水煎,空心服。

【功用】祛风胜湿,补元益气。

【主治】肾疸,目与浑身金色,小便赤涩。

26. 泻湿汤

【出处】明代孙文胤《丹台玉案》。

【组成】黄柏、黄连、猪苓、泽泻、青皮、茵陈、山栀、龙胆草。

【服法】水煎服。

【功用】清热祛湿,利胆退黄。

【主治】酒疸作渴者。

27. 参桂通湿汤

【出处】明代孙文胤《丹台玉案》。

【组成】白术、人参、猪苓、茵陈、泽泻、木通、山栀、桂枝,灯心草 30 茎。

【服法】水煎,空心服。

【功用】清利湿热,益气退黄。

【主治】疸症,脉虚便赤。

28. 清利汤

【出处】明代孙文胤《丹台玉案》。

【组成】大黄、芒硝、山栀仁、黄柏。

【服法】水煎,不拘时服。

【功用】攻下通腑,清热退黄。

【主治】黄疸腹胀,小便不利,表和里实。

29. 黄连饮

【出处】明代孙文胤《丹台玉案》。

【组成】大黄、黄连、芒硝、山栀子。加灯心 30 茎。

【服法】不拘时服。

【功用】攻下通腑,分消二便。

【主治】疸症,大小便秘涩壅热。

30. 除湿汤

【出处】明代孙文胤《丹台玉案》。

【组成】茯苓、泽泻、茵陈、猪苓、白术、苍术、青皮、陈皮、知母、天花粉、黄芩、黄连、防己。

【服法】水煎,空心服。

【功用】渗利湿热,养阴护胃。

【主治】黄疸内热,呕吐而渴,欲饮冷水,身体面目俱黄,小便不利。

31. 孙文胤治黄疸秘方

【出处】明代孙文胤《丹台玉案》。

【组成】山楂、厚朴、阿魏、麦芽、神曲、青皮、枳实、茵陈、莱菔子。灯心 30 茎。

【服法】水煎,食前服。

【功用】消食化积,利湿退黄。

【主治】伤食成疸。

32. 孙文胤治黄疸效验方

【出处】明代孙文胤《丹台玉案》。

【组成】茵陈、红枣。

【服法】水一碗半。煎八分,空心食枣并饮汤。

【功用】益气健脾,利湿退黄。

【主治】黄疸久不愈者。

33. 养荣丸

【出处】明代孙文胤《丹台玉案》。

【组成】黄芪、当归、肉桂心、甘草、陈皮、白术、人参、白芍、生地、五味子、茯苓、远志。

【服法】水煎服。

【功用】益气温阳,宁心安神。

【主治】五疸,体弱血虚,口淡耳响,微寒发热,小便白浊。

34. 神效丸

【出处】明代孙文胤《丹台玉案》。

【组成】使君子肉、胆南星、槟榔。好吃生米,加麦芽 1 斤;好吃茶叶,加茶叶 1 斤;好吃黄土,加壁土 1 斤,随其所好加入。

【服法】共为末,炼蜜为丸,每五六十丸,空心砂糖汤下。

【功用】杀虫,化痰,消积。

【主治】好食诸物,停积成黄疸者。

35. 秘传退金丸

【出处】明代程玠《松崖医径》。

【组成】苍术、白术、甘草、厚朴、陈皮、神曲、麦芽、针砂、香附。

【服法】上为细末,面糊为丸,如梧桐子大。每服五六十丸,姜盐汤下。

【功用】燥湿健脾,行气消积。

【主治】黄肿绝妙之剂,须煎胃苓汤送下。

36. 秘传茵陈散

【出处】明代程玠《松厓医径》。

【组成】大田螺、山栀子、韭菜根、茵陈。

【服法】捣烂,以滚白酒大盏投之,搅匀。去渣顿服,其黄立退。

【功用】清热,利湿,退黄。

【主治】黄疸(通用)。

37. 胃疸汤

【出处】清代吴谦《医宗金鉴》。

【组成】茵陈、苍术、陈皮、白术、茯苓、猪苓、泽泻、黄连、山栀子、防己、葛根、秦艽。

【服法】水煎服。

【功用】健脾消积,利湿退黄。

【主治】谷疸虚证。

38. 肾疸汤

【出处】清代吴谦《医宗金鉴》。

【组成】升麻、苍术、防风、独活、柴胡、羌活、葛根、人参、甘草、黄芩、黄柏、神曲、白术、茯苓、猪苓、泽泻(即升阳散火汤去芍药)。

【服法】水煎服。

【功用】益气升阳,利湿退黄。

【主治】女劳疸虚者。

39. 茵陈解酲汤

【出处】清代吴谦《医宗金鉴》。

【组成】茵陈、白豆蔻仁、缩砂仁、葛花、干生姜、神曲、泽泻、白术、橘皮、猪苓、人参、白茯苓、木香、莲花、青皮。

【服法】水煎服。

【功用】温中健脾,利湿退黄。

【主治】酒疸虚者。

第五节　名 医 验 案

　　医案反映了医家临床经验及用药特色。新安医家医案著作丰富,如明代程仑《程原仲医案》,清代叶天士《临证指南医案》,程文囿《程杏轩医案》,此外我国历史上第一部总结历代医案的书籍——《名医类案》即由明代新安医家江瓘所撰。现选取八则黄疸医案做如下浅析。

一、程原仲医案——脾弱湿热内蕴证案

　　【原文】 安序家侄,商寓淮扬二十余年,日苦心计,夜过饮酒,辛未秋患疸,小便短小,目黄。诸医因其劳心,意为血虚,虽用五苓、导赤诸药,必佐以补血补肾之品……病转剧。及谢事归来,予为诊其脉,右寸数而两关弦,重按无力,两尺濡弱……时壬申六月初三日也。遂用人参五分、白术(土炒)、白茯苓各一钱,白芍药、白扁豆各八分,猪苓、泽泻各六分,山栀仁五分。初六日,加茵陈七分,陈皮五分。初十日,因胃中多火,再加炒黄连四分,小便利而目黄渐减。十三日,减茵陈二分。因胃中有痰,欲加半夏……十九日,目黄尽退,除茵陈。因脾胃弱而多肺火,脾弱加山药八分,肺火欲加黄芩,恐前方有山栀,同用则太凉,乃加麦门冬七分以清之。如此调养,未及一月而愈。

　　　　　　　　　　　　　　　　　　　　　　　　(明代程仑《程原仲医案》)

　　按:此案系脾失运化、湿热内蕴所致黄疸。病者长期操劳过度,思则气结,尤伤脾脏,脾虚运化不及,湿易停聚;又夜过饮酒,酒本湿热之属,内外相合,为同气相求。诊其脉数为热,无力为虚,而两关反弦,此必因土虚木乘所见,濡弱正是湿之病脉。治当以健脾祛湿为本、清热利湿为辅。程原仲言:"又非女劳疸症,曷为用补? 若一用补血补肾以混淆,则湿反不能去,何望有瘳?"即此案全为土虚木克,脾运失司,酿湿生热所致,未涉营血及他脏。若听病者劳心,见其脉虚,而妄用补益之品,势必助湿生热,变证丛生。程氏拟四

君之意,以培土制水;然参术甘温,于湿热之证,用之尤慎;兼辅以茯苓、泽泻、山栀之属,清热利湿,助茵陈退黄,其后变证,随证治之,服药月余,即收良效。

二、郑重光医案——脾虚寒湿阴黄证案

【原文】 程于官兄,首春自场来扬就医,而目皆黄,胸腹饱胀,腹痛便溏,脉沉面紧。此太阴脾藏之阴黄,色黄而黯,非胃府之阳黄,色如橘皮也。言场服茵陈、栀子、四苓清热之药,病将一月而不效。此证本中寒,误作湿热,岂不益甚乎? 面病者素畏热药,今病患中寒,不得不温。先以苍术、炮姜、二陈、砂仁、茵陈、泽泻投之,胸虽稍宽,脉沉不起,紧亦不退。遂加附子,易干姜,十数剂黄退腹消。即前方苍术换白术,去茵陈,加甘草,调理而愈。此瘅病正治,亦须辨阴阳寒热也。

(清代郑重光《素圃医案》)

按:此案系阴黄的辨证论治。黄疸有阴黄、阳黄之分,阴黄颜色晦暗如烟熏,系脾胃虚弱、寒湿内蕴而致;阳黄颜色鲜明如橘子,系湿热内蕴、熏蒸肝胆所致。此患者面目皆黄而色黯,当属阴黄。又见胸腹饱胀、腹痛便溏,实乃脾胃虚弱、运化不利、中焦气机壅滞所致。其脉沉而紧,乃内有寒湿之象。故治疗不可依阳黄之法,用茵陈、栀子等苦寒清利之品,否则更伤脾胃,必无安宁之日,宜投甘温补脾之味,如苍术、炮姜、附子、干姜等,复脾阳,建中州,令脾有制湿之能,运化水液,输津四布,辅以茵陈、泽泻、砂仁,分利湿热,如此则脾运复健,湿去热清,诸症可愈。

三、许豫和医案——湿热黄疸兼疟痢案

【原文】 梅口江氏子,七岁,先因湿热伤脾,浮肿肚胀,目发黄疸,数日而疟作,又数日而下痢红白,一身而见四症。予曰:病虽迭见,皆湿热所生,药可兼治。方用柴胡、黄芩、苍术、厚朴、陈皮、神曲、槟榔、大腹、赤芍、茵陈、山栀、木通、甘草,出入加减,先止疟,次止痢,目黄腹胀旬日而退。

(清代许豫和《怡堂散记》)

按：此案系湿热内蕴所致的黄疸，兼见疟疾、痢疾。湿热伤脾，脾失运化，水液内停，则见水肿肚胀；湿热熏蒸肝胆，伏于半表半里之间，正邪一进一退，疟疾即起；热伤血络，下注胃肠，则见下痢红白。此案黄疸、疟疾及痢疾相杂为病，临证多端，然探本求源，其本总不离湿热。许氏选方，君以柴胡、黄芩以解少阳之邪，佐以苍术、厚朴、陈皮、神曲、槟榔、大腹皮燥湿健脾，行气和中，脾健则能制湿，气行则湿化；再辅以赤芍清热凉血；茵陈、山栀、木通清热利湿退黄，令湿从小便而出。如此则湿热可退，诸症皆除，实法"异病同治"之理。

四、王任之医案——急性黄疸型肝炎恢复期案

【原文】 王某，学生，女，23 岁，1965 年 6 月 13 日。今年 3 月在上海市某人民医院实习时染患急性黄疸型肝炎，当时身、目、溺俱黄，厌食呕恶，脘痛剧烈，曾以胆囊炎、胆石症收住外科，经查肝功能发现麝浊度、锌浊度增高，黄疸指数 75 单位，谷丙转氨酶 395 单位。转入传染科治疗后，黄疸稍退，脘痛见弭，呕恶告止，然纳谷不馨，大便溏薄，肝区胀痛不舒，午后即有低热。肝功能尚未正常，谷丙转氨酶 275 单位，白、球蛋白比例接近 1∶1。舌质红、苔根黄而稍腻，脉濡弦。病延迄今已有三月余，湿恋正虚，肝郁脾弱，用疏肝和脾，气阴两调，仿一贯煎出入为治。甘枸杞 10 克，北沙参 12 克，干地黄 12 克，煨川楝子 6 克，当归须 12 克，淮山药 12 克，扁豆衣 10 克，炙鸡内金 10 克，砂仁 10 克，全栝楼 10 克，红花 3 克，老君须 10 克，连翘 10 克，六月雪 10 克，橘络 6 克。

上方连服 20 剂后复查肝功能，麝浊度、锌浊度正常，白、球蛋白比例接近正常，黄疸指数 6 单位以下，谷丙转氨酶 80 单位，尔后经守原方稍事变化，制膏二料，调理而愈。

（近现代王任之《王任之医案》）

按：此案系急性黄疸的预后调治。学生王某，3 月患急性黄疸型肝炎，转入传染科治疗后，诸症好转。6 月来诊，已然进入急性黄疸型肝炎的恢复期。来时黄疸之症仍在，故知湿邪盘踞未退。湿热之邪在中焦脾胃，势必影响脾

的运化功能,故出现纳谷不馨,大便溏薄。脾五行属土,肝五行属木,土虚则木乘;又湿热熏蒸肝胆,肝失调达,其气不疏,故肝区胀痛不舒。湿热久稽,伤气耗阴,午后可见低热。舌红、苔根黄而稍腻、脉濡弦,皆是肝郁脾虚、湿热留恋之象。治用一贯煎加减,方中干地黄、枸杞滋养肝肾,涵养肝木;北沙参养肺阴以清金制木;川楝子、当归疏肝泄热,理气止痛,兼能养血柔肝,两者相合,补肝体、适肝用。山药、扁豆衣、鸡内金、砂仁、橘络行气健脾,以杜生湿之源。全栝楼、连翘、老君须、六月雪清肝热、利湿热,使湿热之邪从小便而解。少入红花活血化瘀,以利气血之行。方中所用老君须,原名毛白前,为萝摩科植物竹灵消的根或地上部分,具清热解毒、凉血利胆之功效。

五、王仲奇医案——谷疸证案

【原文】 范童徐家汇一诊:三月十五日,食滞酿湿生热,热退后目珠微黄、咳嗽、腹痛、脉弦、苔中腻,治以宣和。佩兰三钱,藿香一钱,洗腹皮二钱,陈枳壳(炒)钱半,陈六神曲(炒)三钱,法半夏钱半,橘红衣一钱,茯苓三钱,杏仁(去皮尖、杵)三钱,白豆蔻一钱,通草一钱,陈大麦(炒)三钱。

二诊:三月十八日,目珠黄已渐退,腹痛已愈,咳嗽未辍,小溲仍黄。脉濡滑而弦,舌苔中腻已化。仍以宣和。佩兰三钱,杏仁(去皮尖、杵)三钱,陈枳壳(炒)钱半,陈六神曲(炒)三钱,通草一钱,洗腹皮二钱,蒲公英二钱,白豆蔻一钱,广皮钱半,白前钱半,生苡仁三钱,陈大麦(炒)三钱。

三诊:三月廿三日,目黄已退,腹痛见瘥,小溲已清,咳嗽获止,唯形瘦体弱,脉濡弦。再以和中可也。生白于术二钱,茯苓三钱,生薏苡仁三钱,橘红衣一钱,佩兰三钱,蒲公英三钱,六神曲(炒)三钱,鸡内金(炙)二钱,杏仁(去皮尖、杵)三钱,陈枳壳(炒)钱半,使君子肉钱半,陈大麦(炒)三钱。

(近代王仲奇《王仲奇医案》)

按:此案系黄疸病之谷疸证的论治。谷疸多因脾胃有热,大饥过食,有伤胃气而致也。脾胃为气机升降之枢纽,湿热食积阻于中焦,则中焦气机不利,清气在下,浊气在上,上下不能交泰,故腹痛、脉弦、苔腻;土为金之母,今土虚不能生金,故咳嗽。其治疗当宣利肺气,化湿和中。以杏仁、橘红宣利肺气,理气化痰;佩兰、藿香、半夏、白豆蔻、神曲、大麦燥湿运脾,芳香化湿,令湿去则脾健,脾健则能制湿;盖气行则湿化,又辅以枳壳、大腹皮理气和中;佐以茯苓、通草清热利湿以退黄。

二诊,目黄渐退,腹痛止而咳嗽未愈,小溲仍黄,乃湿邪渐化,热邪尚未撤退。其治法如前,只减燥湿、行气之药,略加清热、利肺之品。

三诊,目黄退,咳嗽止,唯形瘦体弱,脉濡弦,乃中焦气弱、运化不利所致,随证治之即愈。

六、程杏轩医案——温补误治发黄证案

【原文】 友人张汝功兄来,言洪梅翁病剧,述其症状,起初少腹痛、呕吐,医谓寒凝厥阴,投以暖肝煎,痛呕益甚。又谓肾气上冲,更用理阴煎合六君子汤,每剂俱用人参,服之愈剧。脘痞畏食,昼夜呻吟,面目色黄,医称体亏病重,补之不应,虑其虚脱,举室忧惶。复有指为疸症,欲进茵陈蒿汤者。嘱邀予诊以决之。诊毕笑谓翁曰:病可无妨,但药只须数文一剂,毋大费主人物料。方疏加味逍遥散加郁金、陈皮、谷芽、兰叶。乃弟竝锋翁曰:家兄年将花甲,病经多日,痛呕不食,胃气空虚,轻淡之品,恐不济事。予曰:此非虚证,药不中病,致益剧耳。初服各症均减,服至四剂,不痛不呕,黄色尽退。共服药十二剂,眠食如常。

（清代程文圃《程杏轩医案》）

按:此案系肝郁犯胃,见腹痛而呕,经温补误治变发黄之证。古人之言黄疸,皆责之由脾胃湿热而成。不知疸证不独于脾胃,亦因于肝胆。湿为阴邪,五行属土,然肝郁化火,火热亦可生土湿也,湿热互为因果,故作疸也。盖肝性喜条达,恶抑郁而善怒,其气下行则郁,郁则火动诸病丛生。足厥阴肝经"过阴器,抵小腹,夹胃、属肝、络胆",肝郁气滞则循经之少腹作痛;误用温补太过,则木郁化火,夹胃上冲而为呕;肝木为病易传脾土,木郁不达致脾虚不运,故脘痞而食不入也;至于面目色黄,亦肝郁之所使然。经曰:木郁达之,遂

其曲直之性，故用逍遥散一方，治木郁而诸症皆愈。是方以柴胡为厥阴之报使，疏肝散郁；当归、白芍养血柔肝缓其急；茯苓、白术、甘草，培土益生化之源以升肝木；合陈皮、郁金之属，以增强疏肝散郁、行气止痛之效；加谷芽，以健脾和胃消谷食。诸药配伍，使肝郁得疏，脾弱得复，肝脾同调，立法周全。

七、程茂先医案——黄疸实证案

【原文】周郁吾，江右疡医也，得时疫热症。原兼停滞而起。因新娶，即寄居秦氏叔岳家，就近延医，渐致沉重，身目俱黄如柏，遍身紫斑点如蚊迹之状，目无所见，耳无所闻，呼亦不应，乃叔岳已代备衣棺。闻予医愈其乡人何云从之弟，乃迎余过诊一决。见其舌上黄苔，问之数日未更衣，而脉已散乱。问还可救否？余曰：论脉无起色，但伤寒有凭症不凭脉者。今用背水一阵，或侥幸于万一，如再迟延，非余所知也。乃以大承气汤倍加硝、黄灌下，一时许，腹中作响，缘昏沉不能起来，因而秽污满床，大行数次，便开目能认人，调治月余而愈。

（明代程从周《程茂先医案》）

按：此案系湿热与停滞相互搏结所致的黄疸实证。夫湿热内蕴，伤脾及胃，熏蒸肝胆，使肝失谋虑，胆腑亦不能自主，胆中汁水受污邪干杂，自渗经络之中，洋溢皮肤，症见身目俱黄如黄柏色。加之素有秽浊停滞，与湿热搏结于肠道，则腑气不通，湿热秽浊之邪上蒙心神，故而出现目不能见、耳不能闻、呼之不应诸症，此乃浊邪害清也。治当急下热结秽浊，使不上扰。故程氏以大承气汤而倍硝黄急下通腑，大便数下，气机则通，神志渐复，后随证调治而愈。方中大黄苦寒泻下，攻积通便，芒硝咸寒，润燥软坚，二者加倍合用，则泻热之力增，软坚之力强；又加厚朴行气消胀，枳实下气开痞散结，二者与芒硝、大黄同用，泻热破气，推荡积滞，以成速泻热结之效，可救治其标。

八、吴楚医案——疸证案

【原文】甲子秋月，潜口汪树人兄患疸证。目珠及面上、通身皆发黄，胸膈不宽,饮食不进,背恶寒,两关脉弦细。余曰:此虽疸证,乃阴疸也,不可照寻常治疸用清热利湿之药。余用附子理中汤加肉桂、茯苓、泽泻、茵陈、木香、陈皮。服二剂,胸膈宽,能饮食,黄色退其半。再照前方,去木香,服三四剂而痊愈。

（清代吴楚《吴氏医验录》）

按:此案系黄疸之阴黄的辨证论治。清代另一位新安医家程国彭在《医学心悟》中明确提出:"然不特湿热发黄,而寒湿亦令人发黄"。吴楚审证明辨此为阴疸,可知其黄必色黯如烟熏。病诉胸膈不宽,乃气机不利所致也。脾胃为气机升降之枢纽,脾宜升则健,胃宜降则顺,脾气不升,加之湿邪阻遏气机,故胸中之气不通。脾胃不实,则湿邪内而生之,外而袭之。经云:"邪之所凑,其气必虚",脾失健运,故饮食难消,不欲饮食。加之脾虚气血生化乏源,则营卫不和,其背恶寒。两关脉弦细,实为土虚木乘之征。阴黄之证,必不可徒进清利之品,以防重伤脾胃。治当温阳散寒,健脾化湿,自无黄疸之虞。药用附子理中汤温运脾阳为主,辅以健脾利湿之属,则寒湿化,黄疸自除。

第六节　医　论　医　话

明清时期有关黄疸的论述及其理论已渐渐成熟,新安医家在汲取前贤经验的基础上,逐渐完善黄疸理论体系,并提出了自己的见解,现对以下五个观点做浅要分析。

一、黄疸非专于脾胃亦因于肝胆

【原文】　古人之言黄疸,皆责之脾胃中湿热而成也。历诊黄疸之脉,皆是迟而无力,则知黄疸之前已受风寒,伏于脏腑之中,致脾胃寒冷,运化少差,日饮浆水,污湿渐积,盒久为热,且胆藏于肝,处幽深之室,性本清净,内藏黄绿汁水,不容尘埃之侵,司谋虑之决断,有刚强之道焉。缘寒湿久留,盒郁腐坏而为热也。亦因肝胆之气弱于先,则腐坏之污邪乘之,使胆不能自主而更伤矣,则胆中汁水受污邪之干杂,自然渗漏经络,洋溢皮肤。且目乃肝胆之窍,病黄疸者,眼目周身皆黄,不易之理也。

(清代方肇权《方氏脉症正宗》)

按:世人辨黄疸均以脾胃湿热为要,新安医家方肇权认为,肝为刚脏,谋虑之官,胆附于肝,清净之腑,若肝胆之气先虚,不能自主,加受秽浊邪气乘袭,乘虚秽染清净之腑,使肝胆各失其职,木病乘克以致脾虚液积而成湿,湿热熏蒸肝胆,则胆汁渗漏经络,见遍身俱黄,内熏肝胆之窍,染目成黄。此当先治胜克之邪。新安医家认为,脾不病则无湿,肝不病则无黄,而"脾以燥为补,肝以散为补",故诊治时当各随其性。如叶天士治疗脉络瘀热之疸证,以少阳经为主线,药用金铃子散疏肝泄热、行气活血、条达肝气,再合谷芽枳实小柴胡汤,既解少阳肝胆之邪,兼顾脾胃中州之地。

二、黄疸不独因寒热亦在乎瘀血

【原文】 湿热俱盛,则发身黄,伤寒至于发黄,为病亦甚矣。热而兼湿,如盦曲相似,日久则变为黄也。然不特湿热发黄,而寒湿亦令人发黄。但寒湿之黄,身如熏黄,色暗而不明。湿热之黄,黄如橘色,出染着衣,正如黄柏也。又如瘀血发黄,亦湿热所致,瘀血与积热熏蒸,故见黄色也,去瘀生新,而黄自退矣。

(清代程国彭《医学心悟》)

按:新安医家认为,阳黄迁延日久,湿毒瘀血滞留经脉,阻遏气血运行,可致肝失条达,胆汁失其藏泻,胆汁外溢则身黄。又肝藏血,脾统血,肝脾为寒湿所困,病久多影响血液运行,且气血喜温而恶寒,"寒则泣而不行",故寒湿日久,血易成瘀而发黄。诚如张仲景所云"脾色必黄,瘀热以行"(瘀血发黄之论始于《伤寒论》),并以桃核承气汤、抵挡汤主之。程国彭遵先贤之旨,言瘀血发黄乃瘀血与湿热内结,阻碍气血运行的病理产物。湿热内蕴,日久阻滞气机,有碍血行,终致瘀血阻结脉络,肝胆疏泄失常,胆汁不循常道,外溢肌肤而发黄。其治疗需在清热利湿的基础上辅以活血化瘀之品,使瘀去新生。

三、临证勿拘于湿热当细察虚实

【原文】　发黄一症,有内伤阴阳之不同,外感伤寒时疫之各别,伤寒期十八日而始痊,时疫待阳明解而热退。内伤之阳黄,热湿郁在胃也,而其源本于脾虚;内伤之阴黄,寒湿蓄在胃也,而其源本于肾虚……纵实体而受湿热,虽进清利之品在先,亦必培土之味在后,而始收功也……不然,徒知湿之可利,热之可清,攻伐多进,脾元败而肾元亏,中满之症变,虽长沙复起,亦无如之何矣……若其人平日脾肾素虚,虽邪热在阳明,而脉细无力,人倦少神,冷汗自出,大便不实,小便黄赤,急宜参、术、归、地,脾肾两救,庶不致内传厥、少,而有虚脱之险也。倘黄未退而瘀血先下,此阴络已伤,土气已坏,虽重进参术,万无生理者矣。盖外感之黄,热解而黄自消;内伤之黄,元回而黄始退。且外发体实者,投清凉可愈;内发元亏者,非补益不痊……虚热者,救脾阴为急,虚寒者,救胃阳为先,庶不致有胀满之患矣。

(清代汪文绮《杂症会心录》)

按:汪文绮认为,黄疸不外外感、内伤两端。外感之黄疸,又有伤寒与时疫之别,其病情全依外感而定,外感愈则黄疸退;内伤之黄疸,又分阳黄、阴黄,但总归于脾肾两脏。脾气旺则能运化水液,肾气壮则能温运脾土,故治疗或佐以培土之品,或辅以温肾之类,一则使祛邪而不伤正,一则增扶正御邪之功。汪氏认为对“肝脾肾亏虚,内挟瘀血作痛”而发黄者,乃血蓄于中,元气不运,脾之真色尽现于外,治用扶脾养元、益血救肾之品。不然,徒用苦寒清热、渗利祛湿之品,大有伤脾败肾之虞,变生下利、腹胀中满之症。故临证治疗黄疸时,要细察病者脾肾盛衰,正气盈亏。若其人脾肾素亏,当急救脾肾以御邪内传,则黄疸可治;若因外感发黄体实者,使其热解则黄疸之症自退。

四、治疸勿专于脾胃可旁敲侧击

【原文】　张三二述初病似疟,乃夏暑先伏,秋凉继受,因不慎食物,胃脘气滞生热,内蒸变现黄疸,乃五疸中之谷疸也。溺黄便秘,当宣腑湿热,但不宜下,恐犯太阴变胀。绵茵陈、茯苓皮、白蔻仁、枳实皮、杏仁、桔梗、花粉。

（清代叶天士《临证指南医案》）

按:此系叶氏治疗伏暑内蕴、脾胃先损,加之饮食不节,而生湿蕴热之夏秋疸病之论述。夫暑多夹湿,湿易归土,积久化热,侵犯中焦,脾胃失职,湿热熏蒸肝胆,导致胆汁外溢,故出现黄疸兼溺黄便秘之症。此病先因暑湿内侵,脾胃先损兼内蕴水谷不化,故叶天士提出宣腑湿热为权宜之计,而不宜用苦寒、渗利之药下之,否则更伤脾胃正气,犯虚虚实实之戒。宣腑,即宣畅肺气,盖肺主一身之气,主宣发肃降,通调水道,故用杏仁、桔梗、天花粉以行肺气,气行则湿化;以绵茵陈、茯苓皮清热利湿退黄,其中茵陈为利湿退黄之要药;再辅以白蔻仁、枳实,芳香化湿、畅中焦气滞,如此则热可退、湿可利,脾胃得护,黄疸之症自除。

五、尊师勿拘泥于古当质问难疑

【原文】丹溪云:疸证不必分五,同是湿热。疸,病黄之名也。五疸者,黄汗、黄疸、酒疸、谷疸、女劳疸也。疸分五证,始于仲景之《金匮要略》,此先圣示人以博也。不必分五,同是湿热,此后贤示人以略也。虽然丹溪翁之言不能无弊,使后之学者宗其言,至于举一而废百,宜乎视仲景之堂,若登天也。故古方治疸有吐者,有汗者,有下者,有寒者,有温者,有润者,有燥者,有软坚者,有消导者,有逐血者。今日不必分五,则仲景之门犹不入,奈何而窥百家之奥乎?

（明代吴崐《医方考》）

按:吴崐博览群贤之论,具有卓识,而不陷于一偏之说,揣其病必探本求源,知其病必辨阴阳、寒热、虚实,疸证亦当如此。虽言疸证多因湿热蕴脾所致,然亦有寒湿发黄、瘀血发黄之说,固不可偏于清热利湿退黄之法。若每遇此证,不辨其孰实孰虚,在表在里,概用寒凉通利,讵知脾胃虚者不宜寒,寒之则中气愈败矣;脾胃弱者不宜降,降之则下多亡阴矣。盖脾畏木而喜风燥,制水而恶寒湿。其或攻或补,或升或降,唯随时变通。如外感之黄,可解热以散黄;内伤之黄,补元而黄疸始退;实体病黄,投清凉可愈;元亏发黄,非补益不痊矣。如仅依据丹溪"不必分五,同是湿热"之言,从而执其方以疗之,则药与证不正好相反了吗?

第四章

霍 乱 论 治

　　霍乱是因摄入的食物或水受到霍乱弧菌污染而引起的一种急性腹泻性传染病。2015 年全球霍乱流行疾病负担研究显示，在世界范围内霍乱每年有 130 万～400 万例病例，其中 2.1 万～14.3 万例死亡。霍乱的发病高峰期在夏季，发病急，可在数小时内造成腹泻脱水，甚至死亡。中医药治疗霍乱具有悠久的历史，理论内涵丰富，而新安医学作为中医学一支颇具特色的医学流派，在霍乱的治疗上也有其独特魅力，对霍乱的病因、临床症状及证候分类、诊断、治疗等方面的认识完备。其中清代叶天士的"胃阴学说"和余国珮的"燥湿为纲"思想，在本病治疗中均发挥了重要作用。

第一节　概　　述

　　霍乱是一种由霍乱弧菌引起的烈性肠道传染病，临床表现以起病急骤、剧烈呕吐、排泄"米泔水"样便、脱水、肌痉挛和尿闭为特征，严重者可因休克、尿毒症或酸中毒而死亡。

　　中医早在《黄帝内经》时期就有对霍乱的举例描述，但我国长久以来持"旧有霍乱"大多为"食物中毒之急性胃肠炎"的观念。近代余云岫在《流行性霍乱与中国旧医学》中指出"自古以来，至清代中叶，言霍乱者，未有杀人如麻及大流行之记载，此最可注目之点，所以与现今之流行性霍乱不同者也"，认为传统霍乱主要代指以上吐下泻为症状的肠胃疾病。清代中叶，随着人们对温病研究的深入，对霍乱的认识也逐渐完善。现代中医对霍乱的定义为感受时行疫疠邪气，经口入胃肠，引起以急性、频繁剧烈吐泻为特征的病证，可伴有发热、腹痛或不痛等症状。新安医家对此有比较清醒的认知，正如清代程国彭所著《医学心悟》中所载"病人呕吐而利，或头痛腹痛，恶寒发热者，霍乱也"。

在中医学中，霍乱是以临床特征命名的病证，霍有霍（忽）然、倏忽快速之意，指发病急骤、迅速；乱有变乱之意。霍乱患者因频繁吐泻，反复不宁，而呈现"挥霍撩乱"之貌，即如清代新安医家汪汝麟所著《证因方论集要》中所言："霍乱一证，上吐下泻而挥霍撩乱"。而追溯历史，早在宋代新安医家张杲所著《医说》也描述了本病病情严重、进展迅速的特点："其挥霍之间便致撩乱"。本病为时行病，具有季节性，虽一年四季均可发生，但总以夏秋季为多。本病为感受疫疠之邪所致，具有很强的传染性。按照病因、证候特点、传染性等因素不同，本病在新安医著中尚有湿霍乱、干霍乱、转筋霍乱、绞肠痧、乌痧胀、痧胀、麻脚瘟等之称。

《黄帝内经》最早记载了关于霍乱的内容。《素问·气交变大论》中言："岁土不及，风乃大行，化气不令……民病飧泄霍乱"，认为霍乱的病因为运气反常，"岁土不及"。《灵枢·五乱》篇谓："清气在阴，浊气在阳，营气顺脉，卫气逆行。清浊相干……乱于肠胃，则为霍乱"，认为霍乱发病是清浊相干、脾胃的升降功能发生紊乱所致。《黄帝内经》的论述，为阐释霍乱的病机奠定了理论基础。

汉代张仲景首开设专篇论述霍乱之先河，《伤寒论·辨霍乱病脉证并治》谓："呕吐而利名为霍乱""霍乱，头痛、发热、身疼痛、热多欲饮水者，五苓散主之。寒多不用水者，理中丸主之"等，描述了霍乱病的基本特征，指出霍乱的证型有寒多、热多、亡阳证、"阳虚格阳"阴损证，分别用理中丸、五苓散、四逆加人参汤，通脉四逆加猪胆汁汤救治，开霍乱辨证论治和急救方法论述的先河。此外《金匮要略·禽兽鱼虫禁忌并治》谓："驴马肉合猪肉食之成霍乱""兔肉著干姜食之成霍乱"，第一次指出了饮食因素可以引起霍乱。

晋唐时期对霍乱的认识发展迅速，隋代《诸病源候论·霍乱病诸候》指出霍乱的病因是"温凉不调",发病与"因遇饮食而变发""饮酒食肉、腥脍、生冷过度,因居处不节"等因素有关,病机则是"阴阳清浊二气有相干乱之时,其乱在于肠胃之间",临床上"其先有心痛者则先吐,先腹痛者则先利,心腹并痛者,则吐利俱发"。《诸病源候论》还首先提出了"腹痛烦乱""不吐利"的"干霍乱"之名。唐代《备急千金要方·霍乱》明确指出"霍乱之为病也,皆因食饮,非关鬼神",还观察到了"霍乱吐多者必转……下多者,霍乱而惊悸"。到了宋代,《三因极一病证方论》对霍乱转筋的病机认识进一步深化,认为"转筋者,以阳明养宗筋,属胃与大肠,今暴下暴吐,津液顿亡……宗筋失养,必致挛缩",指出转筋是吐泻,大量津液流失,筋脉失于濡养所致。

晋唐是新安医学的肇启时期,此期新安医籍多已失传,对于霍乱的认识与治疗难以考证。宋元是新安医学的形成时期,新安医家张杲所著的《医说》是现存最早记载霍乱的新安医籍,书中指出"夫霍乱之起,皆由起居之失宜,饮食之不节,露卧湿地,或当风取快,温凉不调,清浊相犯,风冷之气归于三焦,传于脾胃,真邪相干,水谷不化,便致撩乱"。

明清时期是新安医学的鼎盛时期,多数新安医家认为霍乱的形成以中焦受损为基本,暑湿相兼为多,除了对霍乱的基本证型干霍乱、湿霍乱、中暑霍乱等的病因病机、治法方药进行总结,还提出燥湿互结型霍乱及挟热自利型霍乱两种新的证型。明代程伊在《程氏释方》中对霍乱病机的认识较为丰富,指出胃气不正、阴阳乖隔、七情所伤均可导致霍乱的发生,在治法上主张健胃理气、除热生津,还提出热因热用的特殊治法——"以姜桂之辛热,治伏暑霍乱。热因热用,从治之法也"。明代汪机《医学原理》总结了霍乱的论、脉、治法、方药等,对朱丹溪治疗霍乱的经验高度赞扬,遵循丹溪治疗之原则"如有寒,腹满而痛,四肢拘急,转筋下利者,宜理中加附子、官桂。如中暑霍乱,烦躁大渴,心腹撮痛,四肢冷汗,脚转筋,宜藿香正气散,或理中汤加石膏……女子以手牵两乳近两傍"。并且在《医读·卷二·杂病生死脉》中指出了霍乱的生死脉象"霍乱吐泻,浮洪者生,微迟者死"。明代陈嘉谟在《本草蒙筌》中载有治疗霍乱的药物约 30 味,其中在论述人参功效时强调了"人参-黄芪"配伍的意义,这是新安医家善用参芪的体现。明代江瓘所著《名医类案·卷四·霍乱》记载了名医治疗霍乱典型医案四则,是第一部总结和研究历代霍乱医案的著作。明代徐春甫在《古今医统大全》中集前人治疗霍乱经验之大成,对霍乱的病因、病机、证候、治法与方药进行了详尽的归纳总结。

清代汪昂的《素问灵枢类纂约注》有云:"霍乱不和,中宫不和",他还提出"暑必兼湿"学说,其中暑邪对霍乱的影响尤为重大,"暑热皆阳邪,在表则发热,在里则泻痢、霍乱、发疟,在上则烦渴,在下则便秘或热泻",强调"治暑必兼利湿"的治疗原则。清代程国彭在《医学心悟》中与汪氏的观点一致,"暑天受湿,呕吐泻利,发为霍乱"。清代余国珮创立"燥湿为纲"说,认为霍乱的发生是燥热互结所致,并创制了清金解燥汤、银花麦冬汤、甘雨汤等多首助液填虚之妙方。清代方肇权在《方氏脉症正宗》中指出,霍乱发病复杂,除《内经》"天地之气运,非人之所及知也"外,还与其他因素相关,但其总的治疗思路明确,主要以除湿健脾为主。此外,方氏提出挟热自利型霍乱并总结出相应的治法,言"又有热吐泻者,上吐无非哕,下泄无非必带热,名曰挟热自利,其脉必数而有力,治宜养血、清热、分利之法"。

从宋元的认识阶段,到明清的完善与创新阶段,可以看出新安医家对于霍乱的认识逐渐清晰。同时随着对前人理论基础的传承和临床经验的积累与创新,新安医学霍乱理论不断深化和完善,并逐渐趋于系统化,体系完备、分类细致、治法得当,并为各家所认可,成为中医霍乱论治中的一个组成部分。总之,明清时期是新安医家对霍乱相关内容进行总结归纳与创新的黄金时期。

西医学认为,霍乱的发生是由于霍乱弧菌经口进入体内,而是否发病取决于机体的免疫力及弧菌的致病性。正常胃酸可以杀灭霍乱弧菌,当一次食入大量霍乱弧菌(如超过 $10^8 \sim 10^9$ 个)时才会发病。霍乱弧菌到达肠道后,穿过肠黏膜表面的黏液层,黏附于小肠上段黏膜上皮细胞刷状缘并大量繁殖,在局部产生大量霍乱肠毒素导致发病。霍乱肠毒素有 A、B 两个亚单位,A 亚单位具有毒素活性,而 B 亚单位可与肠黏膜上皮细胞刷状缘细胞膜的受体

（神经节苷脂，GM_1）结合，介导 A 亚单位进入细胞内，激活腺苷酸环化酶，促使三磷酸腺苷（ATP）变成环磷酸腺苷（cAMP）。大量的环磷酸腺苷积聚在肠黏膜上皮细胞内，刺激隐窝细胞过度分泌水、氯化物和碳酸盐等，同时抑制绒毛细胞对氯和钠等离子的吸收。由于肠黏膜分泌黏液增多，吸收减少，大量肠液聚集在肠腔内，导致霍乱特征性的剧烈水样腹泻。霍乱肠毒素还能促使肠黏膜杯状细胞分泌黏液增加，使腹泻的水样便中含有大量黏液。腹泻导致的失水使胆汁分泌减少，所以腹泻物呈"米泔水"样。

西医学中的霍乱是一种烈性肠道传染病，其范围包含于中医霍乱之内，因此根据霍乱发病季节和临床表现，西医学中的霍乱、副霍乱等真霍乱及急性胃肠炎、食物中毒等类霍乱，均可参考本病辨证论治。此外，其他各科的消化系统疾病，也可参考本病相关证候进行辨证治疗。

第二节　病　因　病　机

新安医家指出，霍乱多发生于夏秋季节，患者常有外感时邪、贪凉及饮食不节的病史，故认为霍乱主要是由感受暑湿、寒湿等秽浊之气及饮食不节的因素，导致脾胃受伤、运化失常、气机不利、升降失司、清浊相干、乱于肠胃、上吐下泻而成。正如清代程国彭在《医学心悟》中所言："暑天受湿，呕吐泻利，发为霍乱，此停食伏饮所致"，也如明代徐春甫在《古今医统大全》中所云："温凉不调，阴阳混淆，二气相干，致脾胃之间，变而为霍乱。"

一、外感邪气，暑湿为多

大多新安医家认为，霍乱多发生于夏秋时节，此时暑湿较重，充斥上下，若调摄失慎，极易感受暑湿秽浊疠邪气；或因贪凉露宿，以致寒湿秽浊之气侵犯中焦，均可导致脾胃受伤、运化失常、气机逆乱、升降失司、清浊相干、乱于肠胃，而成上吐下泻之霍乱。清代程国彭认为，霍乱的发生是外感暑湿，停食伏饮所致，正如《医学心悟》所言："其有霍乱吐泻而转筋者，则又因暑而停食伏饮以致之也。然停食伏饮,湿气也,或身重体痛,腹满胀闷,泄利无度,皆湿也。"清代叶天士认为,霍乱是在脾胃气虚及暑热之际饮食不节,食物停积于胃腑的前提下,因外来邪气而发为霍乱,即"暑必兼湿",叶氏强调在外感方面有"天之暑热一动,地之湿浊自腾,人在蒸淫热迫之中",尤其是江南地区夏季闷热潮湿,容易中暑湿之邪,进而传变为霍乱。清代汪汝麟也认为"暑必兼湿",并提出治暑必先去湿的治疗原则。

此外,新安医家在前人的基础上,不断丰富对霍乱机制的认识,并指出外感风、寒、热、痰等均可导致霍乱的发生。明代徐春甫在《古今医统大全》中强调,霍乱的内因为脾胃元气内伤,而外因虽以伤暑邪为主,但也有风寒湿热之别,并提出"霍乱吐下又属于热""霍乱吐下又属于湿""霍乱吐泻邪在中焦""霍乱病源伤暑致多"的观点。清代吴玉楷、吴迈认为,霍乱的病因病机首当分寒热,其区别在于渴与不渴。渴而多饮为热与暑;不渴不饮,冬月感寒及夏月多食瓜果生冷为寒。另有内伤挟外感、憎寒壮热者及痰裹食者。清代余国珮指出,霍乱的发生多由燥热引起,燥湿盘踞,损耗津液,应以"救液"为治疗的核心。

二、饮食所伤,脾胃亏损

新安医家指出,霍乱的产生多为外感时疫、饮食不节所致,内伤饮食损伤脾胃,导致运化失司,清浊相干,乱于肠胃。正如清代江进、江兰在《集古良方·霍乱吐泻门》中所言:"内有所积,外有所感,致成吐泻……作吐以提其气,此非鬼神,皆属饮食。"患者大多脾胃虚弱,于夏月贪凉喜饮,加之外感疫疠,合而为之,其中以脾胃内伤为本。明代徐春甫在《古今医统大全·老老余编·饮食编》中载:"饮食当令节俭,若贪味伤多,老人肠胃皮薄,多则不消,膨胀短气必致霍乱。"清代程林在《圣济总录纂要》中指出,脾胃内伤是霍乱的根本,外客风冷邪气为诱因,强调内因必须有外在诱因才可致病。清代汪汝麟所著《证因方论集要》认为,素体阳虚,脾不健运,贪凉饮冷者,则病易寒化,而发展成为寒霍乱。"霍乱一证,上吐下泻而挥霍撩乱,此寒邪伤脏之病也,或内伤饮食，或寒湿伤脾，或旱潦误中沙毒之气。邪在中焦，上出为吐，下出为泻，治此者，必宜以和胃健脾为主"，并列出多首健脾除湿之方剂，如平胃散、缩脾饮、六和汤等。宋代张杲在《医说》中曰："夫霍乱之起，皆由起居之失宜，饮食之不节……风冷之气归于三焦，传于脾胃，真邪相干，水谷不化便致吐利，皆名霍乱。"

此外，食停中焦也是霍乱发病的重要原因之一。明代新安医家徐春甫指出，霍乱吐泻是因邪在中焦，"霍乱者，脾胃极损，不能传化""皆因温凉不调，阴阳混淆，二气相干，致脾胃之间变为霍乱""饮酒食肉，腥脍生冷过度……传于脾胃，脾胃得冷，水谷不消，皆成霍乱"。孙一奎提出，气郁痰饮阻滞不通、饱食酒积损伤脾胃，认为湿霍乱是热胜痰郁则闷乱，湿胜饮郁则利下，"阴阳反戾，清浊相干……阴阳痞膈，上下奔逆"。清代吴玉楷、吴迈在《方症会要》中指出，食物积滞于肠胃，浊气内停，下不得泄，胃气虚衰，上不得吐，阴阳乖隔，营卫不通；此外，病势危重，"干霍乱者死"。

三、风木乘土，转筋厥逆

《黄帝内经》云："岁土不及，风木大行，民病霍乱飧泄"，一些新安医家认为该描述与霍乱转筋相符。如清代吴楚即指出"此言风木胜土而为霍乱也，今转筋则兼风木矣"，其在《脉症治方》中言"吐利转筋，胁下痛，脉弦者，木克土也"，论述了风木克土引起吐利转筋的病机。霍乱表现为上吐下泻，若病势危急，则传变为转筋证。清代汪昂在《本草备要》中强调了肝木对此证发生、发展的影响，言"脾虚寒客中焦为霍乱，寒客下焦肝肾为转筋"，又言"夏月暑湿，邪伤脾胃。阳不升，阴不降，则挥霍撩乱，上吐下泻，甚则肝木乘脾，而筋为之转也"。由此可见，肝木乘脾为霍乱转筋之重要病机。明代汪机也认为，霍乱为木乘土位所致，正如《医读》中所载："吐者暍也，其邪在上，泻者湿也，其邪在下，既吐且泻，其邪在中，转筋风也，木乘土位，又以阳明，宗筋所主，吐泻既作，津液暴去，宗筋失养，乃致搐戾。"明代孙文胤则从土虚的角度，描述了霍乱转筋的病机："缘筋属肝水，脾胃暴败，则血与气暴截，无所接济，故筋急而转缩矣",亦反映了肝木异常对发生转筋的影响。

四、燥热相结,伤津耗液

这一病因病机是由清代新安医家余国珮首次提出的。余氏主张"燥湿为纲"说,遵从刘河间"热深厥亦深"之理,认为厥冷脉伏之象,大多由于"温热化燥、化风""阴液不充之体,或辛苦劳碌之辈,感邪内陷,迫其津液上吐下泻"所致。他痛斥当时有医家治疗霍乱时不仔细辨别阴阳,乱用藿香正气丸之燥烈,"无不立时告毙",又有医家大肆使用理中丸等回阳益气,不知阴津耗损之多,不适宜再使用刚热之品助火耗液。余氏指出:"际此燎原之势,惟滋水清热为要"。其他新安医家也有类似的观点,如清代程林认为,霍乱转筋多为风冷伤于阳明太阳两经,吐利过度,致使津液亏虚而致筋脉失养。清代叶天士提出"胃阴虚说",认为胃为阳土,喜柔润而恶干燥,脾为阴土,喜燥而恶湿。叶氏认为霍乱经久不愈,伤津耗液,故在治疗时常用清养甘润之品。清代吴谦亦重视本病阴伤的病机,指出"霍乱之为病,即吐且利,津液内亡"。明代徐春甫也注意到,霍乱易见烦渴,并会引起"阴阳反戾,清浊相干,水与谷并,小便秘涩,既走津液,肾必枯燥",津伤液亏者往往需"引水自救",存在"肾必枯燥"的病机。

五、阴阳不和,内闭外脱

阴阳不和、内闭外脱也是新安医家特别重视的霍乱病因病机。清代程林的《伤寒抉疑》在论述霍乱时,认为邪干阳络则心痛呕吐,下搏于阴经则腹痛泻利,可见其分部位、重脾胃的特点,如其所言:"然邪气上干于阳络,则心痛而呕吐;下搏于阴经,则腹痛而泻利。"清代叶天士也认为,霍乱诸症的产生与人体阴阳不和、内闭外脱有关,正如其《临证指南医案》所说:"痧胀、干霍乱、痞胀痉厥、脏腑窒塞之类,是内闭外脱也。阳脱于上,阴脱于下,即人死而魂升魄降之谓也"。清代汪昂在《本草备要》中也指出:"阴阳不和而交争,故上吐下泻而霍乱"。明代吴正伦《脉症治方》认为,霍乱是"阴阳反戾,清浊相干,阳气暴升,阴气顿绝"。明代程伊《程氏释方》载:"外有所感,内有所积,阴阳不升降,乖隔而成霍乱""霍乱之后,阴阳不交,二气乖戾,犹未济也",并指出病情危重时,若仍有一丝胃气,便可"起死回生"。明代汪机《医读》言:"邪正相干,清浊否塞,阴阳乖隔,升降不得,吐泻转筋,心腹痛极,是曰霍乱,急暴之疾"。清代汪汝麟认为,霍乱脉伏烦躁者,多为阴阳乖隔,治用冷香饮子。清代洪正立在《医学入门万病衡要》中指出,湿霍乱的发生与上中焦相关,其病易治,将所伤之物除去便可痊愈,而"干霍乱者,欲吐不得吐,欲泻不得泻,心腹疼痛,所伤之物不得出,壅闷正气,乖隔阴阳,其死甚速,急用吐法救之"。霍乱常发生于上中二焦,病情较轻,病势轻浅,一般易治,但若阴阳不和,内闭外脱,则病情危重,难以速愈。

上述诸致病因素,临床上常兼夹为病,唯有孰多孰少、相兼邪气之不同矣。一言以蔽之,霍乱之病因,不外外感邪气与内伤脾胃两端,病机总以脾胃内伤为主导,使得脾胃健运失常,升降乖戾,上吐下泻而成霍乱。

此外,部分新安医家指出,七情不和、血热燥扰等均可能是霍乱的致病因素。如明代程伊《程氏释方》有言:"七情之气不和,而成霍乱也",清代洪正立《医学入门万病衡要》有言:"转筋属血热,四物加酒芩、红花、苍术、木瓜、南星,若转筋入腹,及遍身转筋者,不治。上吐下利,躁扰烦乱者,方可谓之霍乱。"

第三节 辨 证 治 疗

霍乱的证型虽有寒霍乱、热霍乱、干霍乱、霍乱转筋、暑霍乱等多种,但新安医家论治霍乱常从脾胃入手,指出霍乱发病常暑湿相兼,湿属脾土,治疗当利湿健脾。霍乱吐泻剧烈,伤及脾胃,又或患者平素脾胃亏虚,治疗当以理中和胃为法;肝木旺盛常犯及脾土,导致霍乱之上吐下泻,治疗当平肝益脾;霍乱频繁剧烈吐泻,伤及胃阴,当以滋阴救液为要法。

一、暑湿兼挟,辛香温散并利湿

清代汪汝麟认为,霍乱多为暑湿兼挟,暑必兼湿而湿属脾土,暑湿合邪,脾胃病矣,治暑必先去湿。他指出:"胃为水土之脏,长生于申。水谷之入于胃也,分为三隧,其糟粕一隧,下入小肠传于大肠,全赖燥火二气变化传送,若火不温而金不燥,失其长生之气,上虽有心阳以扶土,而下焦川渎失利,则胃中泛滥而成卑湿之土,为湿满,为濡泻。"故治疗时常用砂仁、草果辛香温散,利气快脾,消酒食而散湿;苍术辛温,助胃行湿,升发谷气;香薷辛温香散,入脾肺气分发越阳气,以散皮肤之蒸热;厚朴辛温,除湿散满,以解心腹之凝结;葛根能升胃中清阳而生津、乌梅清热解渴。明代汪机《医读》所载治疗霍乱的中药多为辛温之品,如藿香辛温,归脾肺经,能发表解暑,芳香化浊,和中止呕,为治湿浊中阻、脘痞呕吐之霍乱的良药;葱白辛温,归肺胃经,能发汗解表,散寒通阳,是治疗阴寒内盛、格阳于外之厥逆霍乱之妙药;香薷辛温,入肺胃经,能发汗解表,化湿和中,利水消肿,适用于湿盛累脾之霍乱;"生姜辛温,开胃益脾,温经散邪,呕吐专之"。明代孙一奎亦指出,治霍乱宜用辛温之法,对于伤暑霍乱不宜先用寒凉之剂,宜先以温药开之;治湿霍乱宜辛温宣散,散结除湿。

二、脾胃亏虚,理中健脾以和胃

明代徐春甫认为,发生霍乱时脾胃极度亏虚,需要用理中汤、五苓散之辈温中和胃,"惟以正气理中为上",对于峻热之品,如干姜、附子之类,须慎重使用。明代吴正伦认为,霍乱属阳明证,治疗时宜以温中和胃为主,方药中以生姜理中汤最妙。明代余午亭认为,寒中太阴霍乱,不止外感寒气,凡是吞寒饮冷,皆可中于太阴脾脏,致使上下二焦之阳气不得宣发,"凡吞寒饮冷,皆是寒气塞于中宫……而霍乱也",还指出"凡津道之逆顺,皆一气之通塞为之也",治疗时应注重和中降逆。清代洪正立认为,霍乱与宿食停积、脾胃虚衰有关,"食停甚多,浊气载食,下不得泻,胃气虚衰,上不得吐,阴阳乖隔,荣卫不通,须臾危矣"。治疗多使用理中汤、治中汤、平胃散之类,常使用人参、甘草、干姜、白术、青皮、陈皮、厚朴、苍术之类健脾祛湿,脾胃健运则可消膈通滞,使邪有出路。清代叶天士指出,治疗霍乱,法以和胃健脾为主,如叶氏所言"故治霍乱者，必宜以和胃健脾为主"。清代程林遵循先贤治法，认为霍乱的治疗以清中焦为本，"治此者，当清中焦为本，而吐利止矣"，强调霍乱初起表证轻微时可先急用吐法，去除暑热食物积滞。若外邪重者，吐法又在禁列。吐泻之后肾气未清者，也不可使用温热药。

三、阴阳错杂，分理阴阳重标本

大多新安医家认为，在脾胃亏虚的基础上可出现风木胜土型霍乱，正如明代汪机所言"土病则金衰而木盛"，故治疗时常在健脾胃的基础上平肝泻木，"用酸温以收脾肺之耗散，而借其走筋以平肝邪，乃土中泻木以助金也"。清代汪绂认为，风木胜土的产生基础是饮食生冷过多，脾胃被寒邪所遏，导致热下遗脾，脾受邪而木乘之，从而出现"其脉弦或则双弦"的脉象，治疗应清肝健脾、和胃利湿，可用柴苓汤。清代吴楚认为，霍乱以脾胃亏虚为基础，若出现转筋之象，则病机为风木胜土，此时宜使用桂苓白术散。此外，吴楚指出，霍乱转筋的变证，若误伤生冷、厥冷唇青，属于寒证，又宜使用吴萸四逆等汤。清代程杏轩指出："夫湿多热少，则风入土中而霍乱；热多湿少，则风乘三焦而痉厥。厥而不反者死……"，认为霍乱为风入土中所致，需与风乘三焦之痉厥相鉴别，他还指出治疗霍乱应当泻木补土助金。

此外，亦有不少新安医家认为，木瓜是泻木助金、治疗霍乱的要药。如明代陈嘉谟《本草蒙筌》认为，霍乱转筋肝之筋血失于濡养，而木瓜得木之正，"故入肝益筋与血"；又如明代徐春甫指出，霍乱转筋吐利，若伴有胁下痛、脉弦，则为木克土，治疗时应用平胃散加木瓜五钱，或建中汤加柴胡、木瓜。需注意的是，木瓜虽是风木胜土之霍乱转筋证的常用药，但清代吴楚特别强调，若出现寒证则不宜使用木瓜。

四、津液亏损，滋阴救液以润燥

霍乱发病常与暑湿相关，外感暑湿，耗伤阴液，且发病急，吐泻最易耗液亡阴，滋阴救液可为治疗要法，新安医家于此尤有创新和发挥。

　　清代余国珮认为,霍乱的发生不外燥热相兼,提出此病不外金水两败,临床治疗可以燥湿为纲,指出"燥湿之气可寒可热,医者再能因燥湿之偏分其寒热之变,一任病情万状,总以燥湿为把柄,治之自无贻误"。治疗唯育阴留阳法,以"救液为第一良法",他指出"前后但能清燥保阴,自可获效",并自制清金解燥汤,纯用滑利之品,"燥必涩,则治之以滑",常用北沙参、金银花、六一散、知母、麦冬、芦根、玉竹、梨汁、蔗浆、生地之类,加当归、肉苁蓉、枸杞、柏子仁温润以收肺肾善后之奇功。胃虚则加入山药、扁豆、薏苡仁、谷芽之类。此外,余氏强调霍乱证阴夺于内,阳无所附,若临床"未审阳极似阴之理、阴涸阳离之意",仍用藿香正气散之类,则"无不立时告毙";或用理中回阳益气,"不知几微之阴,不耐刚热之品,适足助火耗液,何能气旺生阴?"

　　清代叶天士基于"胃阴虚说"的思想,提出"治疫必重养阴"说,认为针对温病火热伤阴、消耗阴液之证,必重养阴,并指出急救胃阴是霍乱治疗的重心。《临证指南医案》中,叶氏治疗霍乱多用养胃阴之法,以甘养濡润之法用治燥热伤阴之证,常用人参、知母、麦冬、木瓜、地黄之类。清代程杏轩结合李东垣补脾气的思想与叶天士养胃阴的学说,认为霍乱为气阴两伤之证,治疗既要用人参、白术健脾补气,又常配地黄、麦冬养胃阴。对于霍乱的转归与预后,清代程林认为,霍乱吐利过度亦可致使津液亏虚而筋脉失养;近现代王乐匋认为,津液存亡为霍乱治疗得当与否、预后良恶的关键。

五、分理阴阳,标本兼治扶正气

　　霍乱的发病往往标本兼有,内外合病,病情较为复杂,治疗时应当分理阴阳,重视标本关系,新安医家对此有清醒的认知。

　　明代徐春甫指出,霍乱证的发生是阴阳交错、水火相干所致,往往邪正不分,难以辨别,故治疗霍乱首先当分理阴阳,初病时需用五苓散分利,若辨证为干霍乱,则需要用姜盐汤或吴茱萸汤温服探吐,吐中寓发散之意。徐氏重视对霍乱的辨证论治,指责部分医家在治疗霍乱时不仔细辨证,见吐泻便认为是虚证,即用热药接济,害人不浅。此外,徐氏在用药方面更为灵活,若出现四肢拘急,脉沉而迟,用四君子加干姜、附子、厚朴;若出现四肢厥冷,脉微缓,用建中汤加当归、附子。明代汪机认为,治霍乱的治则是分利阴阳,升清降浊,法当以补中气为主,理外邪为标,虚者可加人参、白术、黄芪补之,主张标本兼顾,强调扶助正气,"分利阴阳,散风性湿降火,引清气上升,使浊气下降"。清代郑重光对于阴阳的辨证尤为重视,指出"夫人身命之所系,阴与阳而已。阴阳和而生意遂焉,偏胜则害,汤液所以救其偏而和之也",认为"阴曰平,则不欲过盛可知""阳曰秘,则当宝护可知",应重视阳气。故在霍乱的治疗中他也重视阳气,认为久病霍乱多损耗阳气,常用参附回阳救逆。

上述诸治法,临床上常相兼合用,相辅相成。需要注意的是,新安医家论治霍乱多从整体出发,审证求因,虽常以健脾和胃为法,但不囿于温补,敢用辛散、苦泄之品,利气快脾,注重整体平衡,遵循《黄帝内经》"寒者热之""热者寒之""坚者削之""客者除之""留者攻之""燥者濡之"等原则,标本兼施,阴平阳秘,霍乱自除。

第四节　方 药 选 介

方从法出,法随方立,处方用药作为理、法、方、药的基本内容,是中医诊疗思维过程中的最终环节。中医临证实践本身就是一个动态的过程,新安医家强调因时、因地、因人制宜,大忌"执死方以医活人"。新安医家在治疗霍乱方面师前人之法而不泥其方,汲取前人总结的法度规矩、组方理论和宝贵临床经验,又结合具体情况加减,形成了一套独特的方药体系。

一、新安医家特色用药

1. 香薷、厚朴、藿香

香薷辛温香散,能入脾肺气分,发越阳气,以散皮肤之蒸热;厚朴苦温,除湿散满,以解心腹之凝结;藿香既以其辛温之性而解在表之风寒,又取其芳香之气而化在里之湿浊,且可辟秽和中而止呕,为治霍乱吐泻之要药。

　　清代汪昂《本草备要》中记载:藿香"辛、甘,微温。入手足太阴。快气和中,开胃止呕,去恶气。治霍乱吐泻,心腹绞痛,肺虚有寒,上焦壅热。"清代汪汝麟的《证因方论集要》认为,厚朴辛温,"除湿散满,以解心腹之凝结""中气不正,和以藿香"。《本草备要》中言:香薷"辛散皮肤之蒸热,温解心腹之凝结。属金水而主肺,为清暑之主药……治水肿、呕逆、口气、脚气。单煮服之,治霍乱转筋"。书中还指出,若用香薷治疗霍乱,"是重虚其表,而济之热矣",强调香薷是夏月解表之药,如冬月之用麻黄,但气虚者不宜多服。

　　三药配伍,芳香化浊,清解暑湿,醒脾开胃,和胃止呕。清代程国彭创立的治霍乱方四味香薷饮,组成为香薷、厚朴、扁豆、炙甘草。程氏重视香薷的使用,他认为:"凡闭暑不能发越者,非香薷不可。"治疗霍乱常用方六和汤就包含香薷、厚朴、藿香。清代洪正立认为,六和汤和藿香正气散是霍乱治疗的通用方,其中香薷饮、六和汤可治夏月饮食后六腑不和,霍乱转筋。清代叶天士也认为,小儿霍乱"若是不正秽气触入,或口食寒冷",可直接化用正气散、六和汤、五积散之类治疗。

2. 人参、黄芪、白术、茯苓

　　人参甘温,大补元气,扶元固本;黄芪甘温,补气健脾,升阳益卫;白术甘温而燥,甘则入脾,燥则胜湿;茯苓甘温而淡,温则益脾,淡则渗湿,四者合用健脾燥湿止泻,以治霍乱。

　　明代陈嘉谟《本草蒙筌》中言:"人参可使"肠胃积冷温平,霍乱吐泻止息"。清代汪必昌《聊复集》中云:"参补里之力胜,芪补表之功多",人参补元气调中,黄芪补卫气实表,合用可加强补中益气、扶正固表的功效。《本草蒙筌·草部》记载,白术"除湿益燥,缓脾生津。驱胃脘食积痰涎,消脐腹水肿胀满。止呕逆霍乱,补劳倦内伤"。清代汪昂《本草备要》认为,茯苓可治"咳逆呕哕,膈中痰水,水肿淋沥,泄泻"。

　　新安医家基于人参、黄芪、白术、茯苓"补阳益阴""燥湿生津"之功效,创立了"参芪双补说"和"白术补阴说"。清代吴楚言曰:"白术补脾,湿去则脾旺而燥矣,非白术之性燥也。且今人动云补阴,绝不知真补阴之法,用白术正所以补阴也。脾乃太阴,补脾之太阴,独非补阴乎?"古今亦常用人参、黄芪、白术、茯苓治脾虚湿滞、暑湿津伤等证,脾胃健旺则津液得生,霍乱可止。此外,新安医家指出,对于霍乱患者元气虚脱、气血亏耗,参芪有奇功。吴洋所著《论医汇粹》中载有以大剂量参芪治愈一例霍乱误治三次的患者,他认为"须防元气虚脱,宜用大补元气之剂,而急甚者可加附子,以行参芪之功,使气易于复原",提出"泄泻者多主虚寒,急宜温补"的方法治疗霍乱。清代叶天士指出"暑必兼湿",霍乱的发病离不开暑湿相兼,治疗霍乱常用白术、茯苓运脾胃,除湿邪,以平霍乱。目前临床常用于治疗霍乱的方剂桂苓甘露饮,就包含人参、黄芪、白术、茯苓四药。

3. 吴茱萸、木瓜

吴茱萸味辛、苦,性热,归肝、脾、胃、肾经,为足厥阴肝经之要药,可顺折肝木之性,治吞吐酸水如神,可止吐泻,除霍乱;木瓜味酸,性温,归肝、脾经,得木之正,"故入肝益筋与血"。清代汪昂认为,"吴萸辛热,故性上。气味俱浓,故善降。利大肠壅气……止呕",吴茱萸辛苦大热,不但能温中散寒、降逆止呕,且能疏肝解郁、行气止痛。宣木瓜是四大皖药之一,新安医家素来重视木瓜的临床运用,尤其在霍乱的治疗上,以木瓜为要药。《本草备要》指出:"木瓜补,和脾,舒筋,涩……治霍乱转筋",认为"夏月暑湿,邪伤脾胃,阳不升,阴不降,则挥霍撩乱,上吐下泻,甚则肝木乘脾,而筋为之转也"。

二药并行,属相使之用,散敛相佐,用吴茱萸之辛热以温肝解郁,借木瓜之酸温走筋以平肝,共收散寒疏肝之功效,为治疗霍乱转筋之妙剂。吴茱萸与木瓜配伍而成的木瓜汤、活命散、华佗危病方广泛用于霍乱的治疗。例如华佗危病方,其组成为吴茱萸、木瓜、食盐,明代吴崑认为,"夏月过用水果,填塞至阴,抑遏肝气,霍乱转筋者,此方主之。水果得食盐,则收敛而不为患;肝部得茱萸,则疏利而不为抑;转筋得木瓜,则筋舒而不复痛"。清代方肇权所著《方氏脉症正宗》中,也有关于木瓜、吴茱萸治疗霍乱的记载,并编成歌诀,即"霍乱转筋肢逆冷,木瓜盐炒吴茱萸"。

4. 沙参、麦冬、生地黄

沙参味甘、性微寒,归肺、胃经,具有养阴清热、润肺化痰、益胃生津的作用;麦冬味甘、性微寒,归心、肺、肾经,有养阴生津、润肺止咳的作用;生地黄味甘、性寒,归心、肝、肾经,有清热凉血、养阴生津的作用。清代汪昂的《本草备要》认为,沙参"味淡体轻,专补肺气,因而益脾与肾";麦冬可"生津行水,治呕吐",对于胃气上冲所致的呕吐尤为适宜。清代叶天士喜用生地黄,据统计《临证指南医案》214 例温病病案中,生地黄的使用次数高达 57 次。叶氏认为,生地黄除清热凉血之效外,亦能育养五脏之阴,尤其养胃阴。胃中阴液得充,饮食渐进,则人体阴液有源,热邪得制,所谓"滋水制热"之意,属扶正祛邪法。在"上吐下泻"的霍乱疾病中,他也以地黄为主药来培补中焦。

三者相互配伍,同类共济,清热滋阴,润燥生津,金水相生,畅利三焦。清代余国珮倡导"燥湿为纲"说,临床喜用沙参、麦冬、生地等滋阴救液药,余氏治霍乱自创方银花麦冬汤中就有沙参与麦冬的配伍,而其《婺源余先生医案》记载的霍乱医案,半数以上使用沙参与麦冬,余氏认为"霍乱症,救液为第一良法",而沙参、麦冬为"妙剂"。清代程杏轩临床治疗各种暑病常用沙参、麦冬、生地,他认为暑病初治甚易,但若"医不如法,热久伤阴,元气被伐,犹辛肝风未动,急宜养阴,保金生水,尚有生机",故临床常用沙参、麦冬、生地等甘寒濡润之品,以滋养阴津、生津益气。

5. 附子、干姜、肉桂

霍乱极期往往会出现亡阳虚脱,此时医家常用附子、干姜、肉桂回阳救逆。附子味辛、性热,有小毒,归心、肾、脾经,具补火回阳、温中止痛、散寒除湿之功;干姜味辛性热,温中散寒,回阳通脉,温肺化饮;肉桂味辛、甘、性热,可补火助阳,引火归原,散寒止痛,活血通经。

三药合用,属相须相使之用,务在温中回阳,止泻固脱,标本兼顾,共奏温补脾阳、散寒除湿之功,新安医家于此尤为娴熟。清代吴谦的《医宗金鉴》载:"干姜、附子,鼓动肾阳温中寒,有水中暖土之功。"清代汪必昌《聊复集》云:"附子大辛大热,气厚味薄,大补阳气,其性走而不守,得肉桂引之归命门,则大补元阳。"明代程伊认为,阴阳乖隔之霍乱可用热因热用的方法治疗,"以姜桂之辛热,治伏暑霍乱。热因热用,从治之法也"。清代郑重光的《素圃医案》

治疗伤暑而吐泻汗出亡阳,常常先以大顺散用热水冷调服下,再用消暑丸开膈上痰饮而止呕,继用附子理中汤温中消暑,四逆汤和济阴阳。郑氏喜用人参、附子,重视阳气,认为所谓阴平阳秘,平"则不欲过盛可知",秘"则当宝护可知"。无论是霍乱,还是伤寒、暑证、疟疾、痢疾、中风、男病、女病,郑氏以干姜、附子热药投之居多。但需注意的是,郑氏使用姜附之类是在准确辨证的前提下进行的,绝不能拘泥于此。明代孙一奎创立人参散,其组成为人参、白芍、川当归、高良姜、附子、陈皮、肉桂心、白术,当霍乱危证,服用四顺散无效时,须紧急服用人参散以回阳救逆,温中健脾。

二、新安医家创方

1. 清金解燥汤
【出处】清代余国珮《婺源余先生医案·霍乱转痢》。
【组成】北沙参、石膏、知母、瓜蒌皮、细辛、薤白、杏仁、桔梗、芦根。
【服法】水煎服。
【功用】清肺润燥,调顺气机。
【主治】燥邪为患,腹痛下痢、烦渴不食,临床多用于霍乱转痢、痛经兼痢等病证。

2. 四味香薷饮
【出处】清代程国彭《医学心悟·卷三》。
【组成】香薷、扁豆、姜厚朴、炙甘草。
【服法】水煎服。
【功用】祛暑解表,化湿和中。
【主治】风寒闭暑之证,头痛发热,烦心口渴,或呕吐泄泻,发为霍乱,或两足转筋。

3. 苏合丸
【出处】清代程国彭《医学心悟·卷三》。
【组成】白术、青木香、犀角、香附、朱砂、诃黎勒、檀香、安息香(以酒熬膏)、沉香、麝香、丁香、荜茇、龙脑、熏陆香、苏合香。

【服法】上为细末,研药匀,用安息香膏,并苏合香油,炼蜜和剂,丸如弹子大。以蜡匮固,绯绢当心带之,一切邪祟不敢近。

【功用】开窍解表,豁痰化湿。

【主治】劳瘵骨蒸,痊忤心痛,霍乱吐利,时气鬼魅,瘴疟疫疠,瘀血月闭,疠癖疔肿,惊痫中风,中气痰厥,昏迷等证。

4. 甘雨汤

【出处】清代余国珮《婺源余先生医案》。

【组成】生地、龟板、北条参、鳖甲、麦冬、知母、枸杞、玉竹、梨皮、蔗浆。

【服法】水煎服。

【功用】救阴保肺,增液润肠。

【主治】肺肾大亏,肠燥挛急,亡阴化燥之象。

5. 银花麦冬汤

【出处】清代余国珮《婺源余先生医案》。

【组成】北沙参、银花、六一散、白芥子、知母、肥玉竹、麦冬、姜木通、细辛、芦根。

【服法】水煎服。

【功用】滋阴保肺,增液化燥。

【主治】津液既伤,筋失液养,霍乱转筋、亡阴泄脱之象。

6. 四君加味汤

【出处】清代汪汝麟《证因方论集要》。

【组成】人参、茯苓、白术、甘草、炮姜、附子、厚朴。

【服法】水煎服。

【功用】和胃健脾,温撤寒邪。

【主治】内伤饮食,寒湿伤脾之霍乱。

7. 小清热汤

【出处】清代方肇权《方氏脉症正宗》。

【组成】当归、白芍、木通、猪苓、柴胡、瓜蒌、干葛根、山栀子。

【服法】水煎服。

【功用】清热利湿,疏肝敛阴。

【主治】干霍乱。

8. 大清热汤

【出处】清代方肇权《方氏脉症正宗》。

【组成】生地、当归、丹皮、黄芩、山栀子、黄连、滑石、木通。

【服法】水煎服。

【功用】清热解暑,利湿散结。

【主治】干霍乱。

9. 小下汤

【出处】清代方肇权《方氏脉症正宗》。

【组成】生地、当归、白芍、丹皮、山栀子、大黄、木通、车前子。

【服法】水煎服。

【功用】清热解暑,利湿散结。

【主治】脾胃微结之霍乱。

10. 流气汤

【出处】清代方肇权《方氏脉症正宗》。

【组成】香附、青皮、川芎、柴胡、厚朴、乌药、官桂、枳壳。

【服法】水煎服。

【功用】疏肝理气。

【主治】肝木旺盛之霍乱。

11. 新定黄连香薷饮

【出处】清代许豫和《怡堂散记》。

【组成】香薷、黄连、厚朴、麦芽、生扁豆、木瓜、陈皮、半夏、茯苓、甘草。

【服法】水煎服。

【功用】清热祛暑,健脾除湿。

【主治】暑湿霍乱,痛泻交作,暑月吐泻初起者。

12. 吴正伦治霍乱方

【出处】明代吴正伦《脉症治方》。

【组成】厚朴、苍术、陈皮、甘草、白术、半夏曲、黄连、吴茱萸、木香、砂仁。

【服法】水煎服。

【功用】理气健脾,消积除满。

【主治】男、妇脾胃不和,心腹胁肋胀满刺痛,口苦无味,胸满气短,呕恶吞酸,面黄体重,怠惰嗜卧,骨节烦疼,自利,完谷不化,易饱易饥,五噎八痞,反胃膈气之霍乱。

13. 吴正伦治霍乱转筋方

【出处】明代吴正伦《脉症治方》。

【组成】柴胡、黄芩、白芷、白术、白茯苓、厚朴、苍术、陈皮、半夏、桔梗、川芎、藿香、甘草、人参、枳壳、木瓜、扁豆、砂仁、干姜、泽泻、青皮。

【服法】水煎服。

【功用】祛暑解表,疏肝理气,健脾利湿。

【主治】霍乱转筋,两脚冷,汗出,上吐下泻,日间感热,夜间感冷,邪气正气,两不分者。

14. 人参散

【出处】明代孙一奎《赤水玄珠》。

【组成】人参、白芍、川当归、高良姜、附子、陈皮、肉桂心、白术。

【服法】每3钱,加红枣3枚,水煎服。

【功用】回阳救逆,温中健脾。

【主治】霍乱体痛,四肢逆冷,服理中四顺不效者。

15. 胡椒汤

【出处】明代徐春甫《古今医统大全》。

【组成】胡椒、陈皮、高良姜、肉桂心、麦门冬、干木瓜。

【服法】水煎服。

【功用】温寒健脾,解郁生津。

【主治】霍乱,烦闷欲死。

16. 速验饮

【出处】明代孙文胤《丹台玉案》。

【组成】艾叶、香薷、藿香、黄连。

【服法】水煎服。

【功用】解表温寒,健脾止泻。

【主治】治寒暑相搏,霍乱转筋,烦渴闷乱。

17. 溉济汤

【出处】明代孙文胤《丹台玉案》。

【组成】人参、甘草、竹茹、麦门冬、半夏、粳米、生姜。

【服法】水煎服。

【功用】滋阴,清热,健脾。

【主治】霍乱,虚烦不得眠。

18. 辰砂益元散

【出处】清代吴谦《医宗金鉴》。

【组成】辰砂、滑石、甘草、姜、灯心汤、抱龙丸。

【服法】水煎服。

【功用】清热益气回厥。

【主治】暑厥之霍乱。

第五节　名 医 验 案

医案是医生治疗疾病时辨证、立法、处方用药的连续记录,是医生诊治疾病的学术特色最直接的表现方式,新安医学博大精深,内容丰富,正是通过丰富生动的医案形式得以展示和体现。以下通过八位新安医家对不同证型霍乱诊治的医案,展现新安医家辨治霍乱的理法方药特色和风格。

一、王仲奇医案——误伤生冷、搅肠绞痛案

【原文】一诊：程，闸北，六月十四日。咽冰激凌，啖西瓜，又饮冷水，有一于此亦足为病，况接二连三乎？而所食荤腻乱于肠胃，为腹绞痛，下利色黑，欲解不爽，上亦欲呕不出，腨腓之筋强硬欲转，虽经六日，而舌苔仍然厚黄而糙，腹中绞痛不减，颇有难支之势。急以通泄、降胃舒肠，俾秽浊下行则吉。槟榔二钱，厚朴花钱半，枳实皮（炒）钱半，贯众（炒）二钱，法半夏钱半，广皮钱半，青皮（炒）钱半，川黄连（泡吴茱萸六分同杵）三分，宣木瓜一钱二分，鲜佩兰三钱，雄黄（打水煎药）钱半。

二诊：六月十九日。病势虽见缓和，肠胃留邪未化，舌后半截仍有黄糙积苔，腹乍痛，胸闷气抑欲呕，昨日肌肤复发赤瘰疙瘩，脉弦。仍以宣化通降，病重切忌反复，须自慎也。鲜佩兰三钱，鲜菖蒲六分，法半夏钱半，藿香一钱，秦艽钱半，陈枳壳（炒）钱半，厚朴花一钱二分，茯苓三钱，槟榔二钱，前胡钱半，连翘三钱，西茵陈二钱。

三诊：六月廿五日。搅肠痧挥霍变乱，业经治愈，苔已淡薄，余邪亦将净尽，惟肠回稍有拘急，未尽舒畅，少腹仍觉难过，足肢不良于行。再以舒肠通腑和之。鲜佩兰三钱，槟榔钱半，陈枳壳（炒）钱半，茯苓三钱，宣木瓜一钱，新会皮钱半，杏仁（去皮尖）三钱，青皮（炒）一钱二分，红花六分，白豆蔻六分，麦芽（炒）三钱，陈六神曲（炒）三钱。

（近代王仲奇《王仲奇医案》）

按：本案系误食生冷、乱于肠胃所致。患者过食生冷，又多食荤腻，生冷厚味乱于肠胃，症见欲呕不出，腹部绞痛，下利色黑，大便不爽，足腹部出现转筋。舌苔厚黄而糙，为湿浊食积，阻于胃肠之象，王仲奇急以通泄、降胃舒肠，俾秽浊下行之法。二诊患者病势虽见缓和，但舌后半截仍有黄糙积苔，腹痛，胸闷气抑欲呕，且肌肤又复发赤瘰疙瘩，脉弦，乃肠胃留邪未化，故王氏仍以宣化通降之法治之。三诊之际搅肠痧已经治愈，余邪将尽，但肠回稍有拘急感，未尽舒畅，少腹仍觉难过，足肢不良于行，气机仍失于通畅，故仍以舒肠通

腑和之,用化湿、理气、活血、消积之品。在本案中,王氏紧抓主症,以通泻秽浊为主导,以槟榔、厚朴、枳壳等消滞化积药为主,佐以芳香化湿、理气燥湿药,最终脾胃升清降浊的功能恢复,吐泻得止。

二、程仑医案——外感暑湿、酒毒内扰案

【原文】 通政闵公讳廷甲,蕲水人,壬子岁仲夏,因酒后吐泻成霍乱,躁扰不安。医以脉乱为嫌,予曰:此霍乱证也,不必论脉。用六和汤,吐泻渐止。后起时下部脚膝较弱,不能步履。予曰:公大虚也。再诊,脉亦虚弱,劝用十全大补汤,加杜仲、牛膝、木瓜、山茱萸,多服而愈。

(明代程仑《程原仲医案》)

按:本案系外感暑湿、酒毒内扰所致。患者于仲夏时期,饮酒过量,出现以吐泻、躁扰为主要表现的霍乱证,其脉乱为阴阳失续之象。治以六和汤化湿健脾,升清降浊,燮理阴阳。六和汤由砂仁、藿香、厚朴、杏仁、半夏、扁豆、木瓜、人参、白术、赤茯苓、甘草、生姜、大枣组成,藿香、砂仁、杏仁、厚朴香能舒脾,辛能行气,砂仁、厚朴兼能化食;木瓜酸能平肝舒筋;扁豆、赤茯苓能渗湿清热,扁豆又能散暑和脾;半夏辛温,降逆而止呕;参术甘温益气,补正以助祛邪;甘草补中,协和诸药;姜枣顾护中州,调和荣卫,合用可治夏月饮食不调,外伤暑气,内伤酒食之霍乱吐泻证。服后患者脉亦虚弱,且下肢力弱,行走困难,为肾气亏虚之象,故程氏用十全大补汤,加杜仲、牛膝、木瓜、山茱萸,合用以温补气血,治肾养肝。

三、郑重光医案——过食寒凉、亡阳厥逆案

【原文】 程兰颖太学尊闻,年将五十,平常茹素,时当酷暑伤气,因食瓜果寒中,遂大吐泻,证属霍乱。因本体自虚,吐泻汗出,遂致亡阳,烦躁乱走,复不能走,用两妇挟之而行。余急往视,竟不避亲疏,亦不自知何以至此。诊其脉,散大而数,面赤戴阳,欲食冷水。余曰:病急矣,不急救,一寒战即脱。先以大顺散,用熟水冷调服下,面赤渐淡,欲扶进房。余曰:得之

矣。时令叔馨九兄,在座主持,即取人参五钱,附子、炮姜、甘草各二钱,煎成冷饮,然后躁定,方扶上床,闭目片刻,脉始收小。计一夜服人参二两,姜附各两许。次日兰兄真州回扬,已大定矣。温补半月,方得起床。若其时用药不力,何能挽垂脱之真阳乎?次日延请外境名家,只用归芍六君子汤,加人参一钱,抑何轻视前证耶。

(清代郑重光《素圃医案》)

按:本案是过食寒凉、亡阳厥逆所致。患者平日茹素,体质虚弱;酷暑伤气之余,复食瓜果,寒气直中。症见吐泻汗出,烦躁,复不能走,欲食冷水,面赤戴阳,其脉散大而数,为阴盛格阳、阳气欲脱之征象。郑重光先以大顺散救急,并以热药冷服,以冷调为使,引热药入阴盛格阳之体,以避"拒药"现象出现,此处有仿通脉四逆散加猪胆汁汤之意。尔后,取用人参、附子、炮姜、甘草等物,继续热药冷服,见躁定、面赤渐淡,表明里寒格阳之力渐减,转用温补之药调护。最后用归芍六君子汤补益气血,兼以理气,并指出不可轻视前证,如茹素造成的虚弱体质。此案郑氏辨证准确,用药得当,其善后之法体现其对既往病史及善后调护的重视。

四、吴楚医案——风木胜土、厥逆转筋案

【原文】 许老师之二公郎在三世兄,于甲子秋月在省应试,时天气炎热异常,忽患霍乱。一夜至天明,吐泻数百次,饮水一口,反吐出碗余,大便竟不论遍数,不时直流。口内作干,舌纯白色,四肢冷,口唇青,脉则浮微数乱,按之无根,脚又转筋,痛不能忍。余思:昔人云转筋入腹者死,观此光景,心甚虑之。又思及见知于许老师,倘治之不效,日后何颜相见!不胜惶惧。复定心静志,细一思索,忆《黄帝内经》之言霍乱者不一,其中有一条云:岁土不及,风木大行,民病霍乱飧泄。此言风木胜土而为霍乱也,今转筋则兼风木矣。风木之证,宜服桂苓白术散,然又厥冷唇青,乃属寒证,想必误伤生冷以致此也,此又宜吴萸四逆等汤。因参会而用之,为定方,用人参、白术各一钱五分,肉桂、干姜各八分,茯苓一钱,陈皮六分,炙甘草四分,

半夏八分,丁香、吴萸各五分,泽泻七分。因是寒证,并木瓜亦不用。服一剂,吐泻俱止,下午仍令照前再服一剂。次日往候之,已饮啖行动如常矣,不觉快甚。

(清代吴楚《吴氏医验录》)

按:本案是风木胜土、厥逆转筋所致。患者于秋月天气炎热之际,可能因过食生冷或饮食不节,忽患霍乱。症见吐泻不止,四肢厥冷,口干,口唇青紫,腿部转筋,疼痛难忍,舌纯白色,脉浮微数乱,按之无根。吴楚根据《黄帝内经》霍乱"风木大行"的病因,结合患者的临床症状,辨证为霍乱转筋兼风木胜土,指出若为单纯的风木之证,宜服桂苓白术散,但患者症见厥冷唇青等寒象,吴氏推测患者误伤生冷,故参入吴萸四逆汤等。人参、白术、茯苓、炙甘草、泽泻相配伍,甘温之性缓中补脾养气,苦温之性燥湿温中健脾,淡渗之性利水渗湿止泻;丁香、吴茱萸、肉桂、干姜辛散、性温热,可温里祛寒、散寒止痛、降逆止呕、助阳止泻;陈皮与半夏配伍,苦温之性燥湿温中健脾,相互促进,散降有序,使脾气运而痰自化,气机畅则痞自除,胃和降则呕自止,诸药合用共治寒证之霍乱。

五、孙一奎医案——邪恶污秽、气郁胸腹案

【原文】 沈继庵先生内人,患发热头痛,遍身痛,干呕口渴,胸膈胀闷,坐卧不安。医与以参苏饮,干呕愈甚,又加烦躁。予诊之,右手洪大倍于左,左浮数。予曰:干霍乱症也。与以藿香正气散,减去白术、桔梗,加白扁豆、香薷。一帖吐止食进,遍身痛除,惟口渴、额痛未除,小水不利。以石膏、香薷、滑石各五钱,橘红、藿香、葛根各二钱,槟榔、木瓜各一钱,甘草五分,姜三片,一帖而愈。

(明代孙一奎《孙文垣医案》)

按:本案系邪恶污秽之气郁于胸腹,湿滞气郁,中气拂乱所致。症见发热头痛、遍身痛、干呕口渴、胸膈胀闷、坐卧不安,医者误诊为气虚表证,使用参

苏饮治疗,导致干呕愈甚,烦躁又加。孙一奎通过脉诊发现,患者应为内伤湿滞之实证,故先用藿香正气散除肠胃之湿滞,去除白术、桔梗,加白扁豆、香薷以健脾利湿,而不致温燥伤阴。服一帖后唯口渴、额痛未除,小水不利,此时石膏清阳明余热、滑石清热利湿;藿香、香薷二者相伍为用,其化湿和胃醒脾之功效更著,葛根升津止渴,三者均能以其辛味宣散气机;更有槟榔、木瓜、橘红配伍消积降气,与辛散升清之药相配,有助恢复脾胃之升降;生姜、甘草和胃止呕,且甘草可缓和诸药药性。诸药合用,以化湿为第一要务,以升清降浊、恢复脾胃升降功能为最终目的。

六、余国珮医案——肺胃液亏、霍乱转痢案

【原文】 程,霍乱吐泻,烦渴发热,脉数而沉。令服辟痧丸三钱,银花麦冬汤下,服后随即吐去。再令用北沙参麦冬汤,服辟痧丸三钱,遂得吐止。继之红白下痢日夜数十次,暑热化燥,仍用清金解燥汤法。

北沙参、石膏、知母、蒌皮、细辛、薤白、杏仁、桔梗、芦根。服一剂,痛痢均减。再加麦冬、梨肉,去细辛,服一剂,痛痢遂止,食加而起于床矣。再除石膏,加玉竹调理。

（清代余国珮《婺源余先生医案》）

按:此案病因为肺胃液亏、燥热留踞之霍乱转痢证。患者病初霍乱吐泻,后又进一步发展为痢疾。医案中直言"暑热化燥",表明该病机可能与出血有关。热毒内炽,灼伤肠腑血肉;"热之所过,血为之凝滞,蓄结痈脓",故而下痢红白。治疗一则苦寒、辛寒清热解毒、釜底抽薪,二则辛温宣散壅滞之气血,三则甘寒濡润,滋阴清养以扶正。症见霍乱吐泻、烦渴发热、脉数而沉等,一派阴液亏虚之征,治当清燥救液,调顺气机,方用清金解燥汤。余国珮解释:"石膏同细辛配合,辛凉清燥妙品;瓜蒌、薤白体滑解燥,而流利气机最神。杏仁、桔梗宣利气壅,且皆体润而不助燥;沙参、知母、芦根救液清燥。"本方纯用滑利之品,诸药合用,寓"通因通用"之妙。一二剂后,脉症已松,去石膏、细辛,渐加补液育阴之品麦冬、梨肉;若胃气虚,可加入山药、扁豆、薏苡仁、谷芽

之类以健脾固本。

七、程从周医案——客寒犯胃、霍乱吐泻案

【原文】 方叔年尊堂时学孺人，年六十三岁，素屡弱清癯，气血两虚。平时六脉极微细，即感风寒而脉亦不甚鼓大。今年六月初旬，缘稍食瓜桃，其夜遂成霍乱吐泻十余度，腹中作痛，乃用加味六和汤一剂，吐泻止，而遂成滞下红白相兼，昼夜百余次，恶心干哕，势甚危急。脉之两手俱洪大而右更甚，固知有滞，而行药非干呕吐症所宜。况平素气血两虚者，更为掣肘。且痢脉又忌洪大。于是姑用调胃化滞之品，一二日间哕稍止，乃进木香化滞丸一服，腹中作响，下燥粪两段，而痛仍未止。渐觉羸惫不饮食者八日，因思吃菜汤，即菜叶亦不能过喉，莲子汤稍稠便不过膈，人皆以为噤口矣！侍御诸婢手皆肿溃，其毒气可知。孺人执叔年手曰：吾之屡弱如此，而病势又如此，绝无起色，盍为我亟治后事，免我暑月之忧。叔年含泣而不忍对。

余又以养胃和中之剂，调理一二日，而积滞尚未尽除，且察其有可下之机。遂用酒大黄三钱，木香、槟榔、山楂、芩、连之类一剂，而又下积秽若干，其痛稍减，一昼夜仍有数十度，胸膈不宽。随用参、术、芩、连、槟榔、木香、归、芍、茯苓、扁豆、甘草之类出入加减。孺人知用人参，便疑胸膈不宽乃补塞所致。因而连日人参加至一钱五分，竟不与知，服后胸膈顿宽，滞下顿减。一日孺人谓叔年曰：此数日来，膈中方快，再勿用参。叔年唯唯应命，然而私与不侫加参无异往日。其时长君无奇，四君湘衡，皆客吴中，乃命仆兼程速归。使者至，无奇即询问用药之人，使人以不侫对。无奇曰：可无忧矣！及至而病果回，调理三月方得痊愈。虽然病极危而复生者，叔年功居其半。

（清代程从周《程茂先医案》）

按：此案患者平素气血两虚，再加上多食瓜果，内外合邪，以致客寒犯胃，食留不化，遂成霍乱。其夜即见霍乱吐泻十余度，腹中作痛，服一剂加味六和汤健脾化湿，除烦止痛。服后吐泻止，但滞下红白相兼，昼夜百余次，恶心干哕，病势危重，医者根据患者的脉象左右俱洪大，右甚，固知有滞，结合患者气

血两虚,故用调胃化滞之品,当哕稍止时,又用一剂木香化滞丸导滞。患者服后虽下燥粪两段,但疼痛仍未止,又难以饮食,继续采用养胃和中之法,调理一二日,待正气恢复,继用下法排出积滞。后用人参、白术、黄芩、黄连、槟榔、木香、当归、芍药、茯苓、扁豆、甘草之类,仿芍药汤调气血以治痢,更增益气之品以扶正。其中木香、槟榔合用,行气止痛、消积导滞之力增强;人参、白术、茯苓、扁豆、甘草合用,取参苓白术散之义,以健脾化湿;黄芩、黄连以清热燥湿,厚肠止痢;当归、白芍合用增强行血和血、养血止痛作用。本案较为复杂,但"其法捷,其治明,其用药也,增损随宜,而补泻自贯,攻守合理,而虚实自分",最为精妙之处在于程氏精确辨证,使用大剂量的人参大补元气,而收宽胸理气之功,"回春阳于就木之际"。

八、叶天士医案——热入阴伤、胃虚津亏案

　　【原文】　谢,始而热入阴伤,少腹痛,溺不爽,秋暑再伤,霍乱继起。今不饥不食,全是胃病,况怀妊五月,胎气正吸脾胃真气,津液重伤,致令咳逆。胃虚咳逆。人参、知母、炒麦冬、木瓜、莲子肉、茯神。

　　　　　　　　　　　　　　　　　　　(清代叶天士《临证指南医案》)

　　按:本案是热入阴伤、胃虚津亏所致。患者本就热入阴伤且怀妊五月,阴伤极重,又于秋暑之际伤阴更甚,继发霍乱。症见不饥不食,津液重伤,致令咳逆,叶氏辨为胃虚咳逆,方用人参大补元气,补脾益肺生津;知母清热泻火,生津润燥;炒麦冬养阴生津,润胃清心;木瓜酸甘化阴,治胃运木;莲子肉补脾阴,镇逆止呕;茯神健脾胃、化阴血,可宁心安神。诸药合用,共奏滋养胃阴、清热镇逆之功。叶天士的"胃阴虚说"认为,胃为阳土,喜柔润而恶干燥,脾为阴土喜燥而恶湿。脾主升,胃主降,胃阴虚则不饥不食,应以清养甘润之品治之,与本案的思路一致。

第六节　医　论　医　话

　　新安医学博大精深,内容丰富,其众多的学术观点、地方特色、临床指导

原则,正是通过丰富生动的医论医话形式得以展示和体现。医论医话多是医家对临床实践的体会和心得,以下 5 则医论医话展示了新安医家在治疗霍乱方面的特色论述。

一、霍乱常为暑湿兼夹当须防患

【原文】 天之暑热一动,地之湿浊自腾,人在蒸淫热迫之中,若正气设或有隙,则邪从口鼻吸入,气分先阻,上焦清肃不行,输化之机,失于常度,水谷之精微,亦蕴结而为湿也。人身一小天地,内外相应,故暑病必夹湿者即此义耳。前人有因动因静之分,或伤或中之候,以及入心入肝,为疟为痢,中痧霍乱,暴厥卒死,种种传变之原,各有精义可参,兹不重悉。想大江以南地卑气薄,湿胜热蒸,当此时候,更须防患于先。

(清代叶天士《临证指南医案》)

按:暑与湿均为六气之一,《黄帝内经》已认识到夏与长夏时令相继、暑湿二气相连、病性相关的特性。叶天士认为,"人在蒸淫热迫之中,邪易从口鼻吸入,此时气分先阻,上焦清肃不行,输化之机,失于常度,易蕴结为湿,传变则可为霍乱"。叶氏倡言"暑必夹湿"说,由于江南地区存在夏季闷热潮湿、人易中暑的客观性,因此他告诫百姓要防患未然。叶氏的言论具有很强的科学性,陈述了我国大陆性季风气候夏季闷热潮湿(尤其是江南地区)的客观实际,说明了湿热气候条件下人体通过蒸汗散热的能力下降而易于中暑的客观事实,突出了暑季体内湿热内蕴、体液代谢紊乱的客观病机,也反映了暑季包括病毒细菌在内的微生物易于滋生繁衍、湿热酿毒而容易感染传病的客观病因。

二、治霍乱非重岁运须重视脾土

【原文】 古人之言霍乱者,有岁运、有热、有湿、有暑,有内伤、外感之殊。言岁运者,岁土不及,是脾土主湿也。然风乃大行,是肝司也。但风能胜湿,而飧泄本于湿,与风何涉? 所以天地之气运,非人之所及知也。

(清代方肇权《方氏脉症正宗》)

按:《素问·气交变大论》中言:"岁土不及,风乃大行,化气不令……民病飧泄霍乱",古人认为霍乱的发生与天地气运、肝胜脾虚相关。但方肇权认为,霍乱本为脾湿内蕴,与肝司之风无关,正如清代医家沈金鳌在《杂病源流犀浊·泄泻源流》中所说:"湿热则飧泄,乃独由于湿耳。不知风寒热虚,虽皆能为病,苟脾强无湿,四者均不得而干之,何自成泄?"方氏同沈氏的观点一致,更为强调湿邪在霍乱的产生中所占据的重要地位,他认为天地之气运较为复杂多变,难以准确把握,医者应当着重于朴素的治疗中。

三、霍乱转筋热极似寒勿作寒治

【原文】 今人见外感辄曰风寒,皆未明风之为变无定也。或曰:四时之风吹面皆凉,虽在夏月扇动风亦觉凉爽,岂非风皆属寒乎? 殊不知风之气虽凉,而性实主阳,无体之体皆阳也。阳合阴,象巽卦,二阳居一阴之上,实乾坤之奇偶所化,外阳而内阴,但阳倍于阴耳。夏令之热风一经感冒,立时热症叠见,甚至热极似寒。如今时之霍乱转筋症,吐泻交作,肢冷脉厥,误以寒治者,往往立毙,由未明热极似寒之理。

（清代余国珮《医理》）

按:余国珮无奈于今人见外感之病不加以鉴别诊断便判断其为风寒,殊不知风善行数变而不定体,也是燥湿二气所动。余国珮指出,"风之气虽凉,而性实主阳,无体之体皆阳也",将风定性为阳,认为霍乱等证吐泻交作,肢冷脉厥,易被误诊为寒证,往往立毙,是医家不懂得热极似寒之理。余国珮临床重视燥湿二气,他认为风邪是燥湿二气之所动,其性当属阳,外感病也应从燥湿辨证,正如《婺源余先生医案》所言:"外感认得燥湿二气,其或兼寒兼热。治法燥邪治以润,湿邪治以燥,兼寒者温之,兼热者清之,治外感之证已无余意矣"。

四、霍乱伤津耗液治以救液为良

【原文】 霍乱转筋,俗称麻脚瘟。辛巳年大灾,伤人无算,迩来此症不脱,人见其厥冷痛泻呕吐,脉沉或伏,皆谓寒湿之象,投古法正气散不应,进理中四逆等法立危,此皆未究河间热深厥亦深之理。体厥则冷,脉厥则伏,大都由于温热化燥、化风,阴液不充之体,或辛苦劳碌之辈,感邪内陷,迫其津液上吐下泻。津液既伤,肠枯则缩而痛。筋失液养,故转筋拘挛。肌肉夺液,故立时目陷肉销,肤黑。阴夺于内,则阳无所附,遂致外脱而殆。未审阳极似阴之理、阴涸阳离之意,仍投藿香正气之燥烈,无不立时告毙。或用理中回阳益气,不知几微之阴,不耐刚热之品,适足助火耗液,何能气旺生阴?际此燎原之势,惟滋水清热为要。白虎肃肺救焚,故当急取。余之辟痧丸,君以石膏清热,佐元参、知母救液,其余辛香外达,通络以开内闭,渗利下行,逐水以宣上壅,故其应如响。液之耗极者,仍当大剂救阴保肺,甘雨汤亦可用。此病不外金水两败,惟育阴留阳法,无不获效。今之霍乱症,救液为第一良法也。

(清代余国珮《婺源余先生医案》)

按:燥与湿均为六气之一,刘河间、喻嘉言、黄元御等医家均重视燥湿致病,黄元御在《四圣心源》中提出"医家识燥湿之消长,则仲景之堂奥可阶而升"之论,几乎将燥湿之辨提高到纲领的地位。而新安医家余国珮更是重视燥湿之邪致病的危害,并把燥湿作为纲领,创立了"燥湿为纲"说,他认为霍乱的产生也多为燥湿盘踞、阴液亏虚所致,斥责部分医家"未究河间热深厥亦深之理",乱用藿香正气散、理中四逆汤等法,使得患者病情加重。针对霍乱,余氏指出"救液为第一良法"的治疗总纲,发明了余氏辟痧丸、甘雨汤、清金解燥汤等多首方剂。

五、霍乱本为寒湿伤脾非火所致

【原文】 霍乱者,以其上吐下泻,反复不定,而挥霍撩乱,故名。此寒邪伤脏之病也。尽有外受风寒,寒气入脏而病者;有不慎口腹,内伤食饮而病者;有伤饥失饱而病者;有水土气令寒湿伤脾而病者;有旱潦豪雨,清浊相混,误中沙气阴毒而病者,总皆寒湿伤脾之证。邪在脾胃,则中焦不能容受,故从上而出则为吐,从下而出则为泻。且凡邪之易受者,以其脾气本柔,既吐既泻,则脾气更虚。故凡治此证者,必以和胃健脾为主。若寒少滞多,则但以温平调之;若滞因于寒,则非温热之剂不能调也。而诸家有言为火者,谓霍乱多在夏秋之间,岂得为寒? 不知夏秋之交,正多脏寒之病。盖一以盛暑将杀,新凉初起,天人易气,寒之由也。一以酷燥当令,生冷不节,疾病因时,寒之动也。人以夏秋之外热易见,而脏腑之内寒难窥,故但知用热远热,而不知用寒远寒,多致误也。

(清代程杏轩《医述》)

按:与大多医家认为霍乱之发生系感受暑热之邪不同,程杏轩认为,霍乱皆为邪在脾胃,其中以寒湿伤脾为多。他认为脾气本柔,既吐既泻,则脾气更虚,治疗必以和胃健脾为主。程氏认为,夏秋交界之时,暑热之气逐渐减少,而寒凉之邪初起,此时易感外来之寒邪,脏寒之病多发。此时天气酷燥,若饮食生冷不节,也可发为寒湿伤脾,故可见外感、内伤均可导致寒湿伤脾。程氏谴责医家只知道霍乱为暑热,用热远热,却不知霍乱寒湿伤脾为多,治疗时常常误治。

第五章

疟 疾 论 治

　　新安医学以历史悠久著称于世,历代新安医家在继承和创新前人理论基础上,不断积累临床经验,对疟疾的相关认识逐步加深,使新安医学疟疾理论体系逐步深化和完善,最终成为中医学疟疾论治中的一个重要组成部分,并对后世疟疾辨证产生了深远影响。

第一节　概　　述

　　疟疾是指由感受疟邪引起的,以寒战、壮热、头痛、汗出及休作定时为主要特征的急性外感热病。疟疾的病因为感受疟邪,邪气伏藏于内,复感暑热、寒湿、瘴毒等外邪,两相搏结,发为疟疾。此外,亦可为饮食、劳倦、情志问题所诱发。本病一年四季均可发病,但以夏秋季节为多见。疟疾病位以少阳半表半里为主,发作与所受疟邪的强弱、部位深浅及感邪时人体正气盛衰等有关。若机体正气不足,疟邪则出入营卫之间,从而产生寒热定时而发的症状。疟邪与正气交争则恶寒,继而全身阳气亢奋而发为高热,若正气与疟邪相争,邪势暂退,则大汗出而热解。故疟疾的典型症状为依次出现寒战、高热、汗出、热退身凉,并呈周期性发作,休作定时,或每日一发,或间日一发,或三日一发。

　　"疟"字最早出现在殷商时代的甲骨文中,本意为一种按时发冷发热的急性传染病。疟疾之名首见于春秋战国时期的《春秋·左氏传》。《黄帝内经》

称之为"疟",并设《疟论》《刺疟》等专篇论述。《素问·疟论篇第三十五》中言:"阴阳上下交争,虚实更作……三阳俱虚,则阴气胜,阴气胜则骨寒而痛;寒生于内,故中外皆寒",指出疟疾的发生是由于阴阳之气交争所作,并对其病因、病机、证型、诊断和治疗方法进行了专论。《素问·疟论》云:"夫疟气者,并于阳则阳胜,并于阴则阴胜,阴胜则寒,阳胜则热。"指出疟疾的病因是感受"疟气"。该篇还对疟疾发作的典型症状做了详细描述:"疟之始发也,先起于毫毛,伸欠乃作,寒栗鼓颔,腰脊俱痛,寒去则内外皆热,头痛如破,渴欲冷饮。"此外,在治疗时机选择上,《素问·刺疟》提出:"凡治疟,先发如食顷,乃可以治,过之则失时也。"《黄帝内经》对于疟疾做了较为系统的论述,为后世进行疟疾研究奠定了理论基础。

汉代张仲景的《金匮要略》在《黄帝内经》论疟的基础上,对疟病的脉象和基本治法有"疟脉自弦,弦数者多热,弦迟者多寒,弦小紧者下之,弦迟者可温之,弦紧者可发汗、针灸也。浮大者可吐之瘥,弦数者风发也,以饮食消息止之"的记载,提出脉弦是疟疾的主脉。张仲景将疟病分为疟母、瘅疟、温疟、牝疟,并对不同类型的疟疾加以辨证论治。他还提出疟久不愈,可以形成痞块,称为"疟母",并列有鳖甲煎丸治疗疟母,至今仍为临床习用。

晋唐时期,关于疟疾研究的理论体系得到迅速发展。晋代葛洪在《肘后备急方·治寒热诸疟》中首先提出瘴疟的名称,指出其病因为感受山岚瘴毒之气,并明确提出青蒿为治疟要药。隋代巢元方在《诸病源候论》中提出间日疟和劳疟病名。唐代孙思邈所著《备急千金要方》除记载以常山、蜀漆为主药的截疟诸方外,还用马鞭草治疟。

宋金元时期是新安医学的形成时期,歙县名医张扩侄孙张杲,著有新安医学现存第一部著作《医说》,对温疟、瘅疟、牝疟、疟母进行了论述,"疟之病候,经论载之详矣。先寒后热,名曰寒疟;先热后寒,名曰温疟;但热无寒,名曰瘅疟;但寒无热,名曰牝疟……又有挟诸溪毒、岚瘴、鬼邪之气,亦寒热羸瘦,延引岁月,休作有时,久不已,变成劳疟,或结为癥瘕者,名曰疟母。至于五脏三阳三阴疟者,皆因脏气偏虚,故邪气乘而舍之,其治法合随其经络灸刺,及所用药各不同",是现存最早记载疟疾的新安医著。另有南宋陈无择《三因极一病证方论》认为,疟有三因,提出"夫疟备三因,外则感四气,内则动七情,饮食、饥饱、房室、劳逸皆能致之",并指明了疫疟的特点为"一岁之间,长幼相若,或染时行,变成寒热,名曰疫疟"。

明清时期是新安医学的鼎盛时期,明代徐春甫著《古今医统大全》,书中进一步肯定陈无择"疟有三因"的观点:"外所因证,有寒疟,有温疟,有瘅疟并同……有劳疟者,经年不瘥,前后复发,微劳不任,亦有数年不瘥,结成瘕癖在腹胁,名曰老疟,亦曰疟母。以上证各有方以治之。"并根据病因对疟疾做了系统的分类和详细的论治。明代汪机《医学原理》云:"疟因夏伤于暑,故汗大泄。元气内虚,腠理疏豁,或复入寒泉澡浴,或伏于阴地取凉,以致肤闭密,暑伏于内,不得外泄。"对疟疾的发生进行了论述,并于书中对疟疾基础理论、脉法、治法进行了详细论述,收录记载了常山截疟饮、清脾饮、久疟斧等诸多治疟方剂。清代罗美在《古今名医汇粹》中指出,疟疾宜分脏腑、手足六经辨证施治:"若足太阳见症,其人腰痛、头痛、头重、寒从背起,先寒后热,熇熇喝喝然,热止汗出难已,或遍身骨痛,小便赤,宜羌活、广皮、黄芩、前胡、甘草、猪苓、知母……足少阴见症,寒热俱甚,腰痛脊强,口渴,寒从下起,小便短赤,宜先服人参白虎汤加桂枝,以祛暑邪,后用鳖甲、牛膝。"

清代吴谦在《医宗金鉴》中根据疟疾发病的不同病程,将疟疾分为日作间作、疟昼夜作、疟早晏作,提出"疟初气实汗吐下,衰里俱清用解方,清解不愈方可截,久疟形虚补自当"的治疗原则,并对久疟、虚疟、劳疟、痎疟、疟母进行辨证论治。清代程国彭所著的《医学心悟》对疟疾之名做出了解释,认为"疟者,暴疟之状,因形而得名也",并对疟疾治疗进行了论述:"疟证初起,香苏散散之,随用加减小柴胡汤和之。二三发后,止疟丹截之。久疟脾虚,六君子汤加柴胡补之。中气下陷,补中益气汤举之,元气即回,疟证自止。"清代王勋在《慈航集》中对疟疾的脉象做了详细论述:"夫疟脉弦。弦而数者,多热;弦而迟者,多寒;弦而有力者,属实;弦而无力者,属虚;弦而滑大者,上焦有痰滞,宜吐之;弦而迟者,宜温之,弦而数者,宜清之;弦而浮者,宜和表;弦而弱者,真阴不足,宜补下元;弦而小者,气分虚弱,宜补中益气,固本和解;脉濡弱者,属脾虚,宜四君子、六君子调理脾胃。疟脉,寒则迟,伏热则脉数,不可以寒热来时论之,要在疟未至时诊之为准。"

新安医学从宋、金、元的形成阶段到明、清的鼎盛阶段,可以看出新安医家对疟疾相关认识的逐步完善。在继承和创新前人理论基础上不断积累临床经验,新安医学疟疾理论体系逐步深化和完善,成为中医学疟疾论治中的一个重要组成部分,并对后世疟疾辨治产生深远影响。

本病包括西医学中的各类疟疾,如间日疟、三日疟、恶性疟疾、脑型疟疾、慢性疟疾等。西医学疟疾是指由人类疟原虫感染引起的寄生虫病,主要由雌性按蚊叮咬传播。临床可分为间日疟、卵形疟、三日疟和恶性疟四类。间日疟间歇期约为 48 小时,是最主要的疾病类型。其典型症状为寒战、高热和大量出汗,病愈后的 3~6 个月可有复发现象。卵形疟相对少见,临床症状相对不严重,病愈后可有复发现象。三日疟间歇期约为 72 小时,相对少见,其贫血和其他临床症状都较轻,无复发现象。恶性疟临床症状较重,病情凶险,可于短时间内出现大量血红蛋白尿导致肾损害,甚至引起急性肾衰竭,无复发现象。

迄今疟疾在全球范围内的流行仍很严重,世界人口约有 40% 生活在疟疾流行区域。疟疾仍是非洲大陆上最严重的疾病。疟疾受地域因素影响较大,生活或者工作在疟疾流行的地区可大大增加患病概率,如在撒哈拉沙漠以南的非洲国家、东南亚、东地中海、西太平洋地区和美洲地区等。个人因素对疟疾患病率影响亦不小,免疫力低下的幼儿、婴儿和老年人,孕妇及胎儿,都可增加患疟疾的风险。贫困、低教育水平以及卫生保健不完善,未正确服用预防药物、未采取防蚊虫叮咬保护措施,也可使疟疾感染风险增加。其他如回归热、黑热病等表现出寒热往来症状的疾病,以及由疟疾引起的肝脾大,均可参考本节辨治,并结合辨病治疗。

第二节　病因病机

新安医家认为,疟疾一年四季均可发生,尤其多发于夏秋季节。疟疾病因与感受"疟邪"有关,多因暑湿、风寒之邪及饮食劳倦等触发,病机为邪气伏藏于少阳半表半里,邪正相争。

一、暑热内蕴,遇寒乃发

新安医家认为,夏季暑热之邪旺盛,自然界阳盛阴衰,此时若过多感受暑热邪气致其内郁,或因长夏时节吹风、饮冷无度致中气内虚,邪伏于里,待到秋季为凉肃之气所诱发,则易发为暑疟。正如明代徐春甫在《古今医统大全》中所言:"暑疟,为暑胜热多得之……阴气独微,阳气独发,但热不寒,里实不泄,烦渴且呕,肌肉消烁。"明代吴崑所著《医方考》亦云:"独热无寒之疟,责其因于暑也。"表明暑疟是暑热之邪所致。徐春甫的观点可能与其先师汪机有关,汪机就认为疟疾多因夏季感受暑热邪气过多,致腠理开泄汗出过多,中气亏虚,暑邪内郁,复遇秋时寒凉之气,腠理郁闭,邪正相争发为疟疾,正如其《医学原理》所言:"因夏伤于暑,故汗大泄。元气内虚,腠理疏豁,或复入寒泉澡浴,或伏于阴地取凉,以致肤腠闭密,暑伏于内,不得外泄。质厚之人,伤之浅者,感而即发,以为四时感冒之症;伤之深者,伏而不动,至秋天气收敛,时令寒凉,肤腠凝密,邪郁愈炽,不得散越,邪正交争,出入表里,而寒热往来之症作焉。"疟疾病因诸多,以暑疟最为多见。清代叶天士在《三时伏气外感篇》中言:"长夏湿令,暑必兼湿",暑湿之邪由内外二因产生,常兼夹致病,故暑疟又指湿热疟,别名"湿疟"。

二、寒湿内伏,风邪诱之

诸多新安医家都认为,寒疟为感受寒邪所致。明代徐春甫在《古今医统大全》中言:"夫寒疟,自感寒而得,无汗恶寒,挛痛面惨,转而为疟。寒,阴气也,故先寒后热。"清代王勋所著《慈航集》载:"寒疟,因暑月贪凉、洗浴,感寒而得。"清代郑重光《素圃医案》中亦载有:"吴静含河员,初秋患疟,乃因热求凉,过餐生冷,寒疟也。"寒疟的发生多因夏季感受暑热邪气,汗出过多、腠理开泄,兼以寒凉水湿之邪,留藏于皮肤腠理之间,致寒湿内伏,或素体阳虚,待到秋季凉肃之时节,复加风寒之邪,则发为疟疾。正如清代吴谦在《医宗金鉴》中所言:"先伤于寒,后伤于风,先寒后热,寒多热少无汗,谓之寒疟。"寒湿为阴邪,风为阳邪,先为寒邪所伤伏于体内,后为风阳之邪所伤,故有先发热后恶寒之表现。清代方肇权在《方氏脉症正宗》中亦提出,寒疟为先伤于寒,遇秋季复伤于风邪而发,且寒疟病深难解,发时寒多热微。

三、久受阴湿,阴盛阳虚

疟疾之多寒又有"牝疟"之称,新安医家对牝疟多有研究。明代吴崐认为"牝,阴也,无阳之名",牝疟为疟疾之多寒者,湿为阴邪,湿性阴冷且黏滞难去,久留难免致机体阴盛,损伤阳气,故临床表现出但寒不热之证。正如明代徐春甫《古今医统大全》所云:"牝疟,为久受阴湿,阴盛阳虚不能制阴,所以寒多不热。气虚而泄,凄怆振振。"长期感受阴湿之邪,致阴盛阳虚,阳不制其阴,卫阳被郁不能透发,故表现出寒多热少之证,发为疟疾。而徐春甫先师汪机在《医学原理》中亦早有言在先:"牝疟者,其状寒多不热,惨怛憀憀,震栗,病以时作,此乃多感阴湿,以致阳不胜阴。"由此再追溯到宋代,新安医家张杲所著《医说》对牝疟亦有论述:"但寒无热,名曰牝疟。是皆发作有时,若邪气中于风府,则间日而作;邪气客于头项,则频日而作。气有虚实,邪中异所,故有早晚之异……以瘅疟之气实而不泄,且不及于阴,则知牝疟乃气虚而泄,且不及于阳矣。是皆不出于阴阳上下交争,虚实更作也。"清代汪必昌在《聊复集》中亦指出,牝疟在临床上具有但寒不热之证:"牝疟,但寒不热,无汗,寒栗头痛,病属太阳。"

四、饮食无节,中脘生痰

食疟为脾胃痰湿感邪而发,新安医家对此亦多有论述。明代徐春甫认为,夏季阳气浮越于外、阴气伏藏于内,若其人饮食无节,贪凉饮冷,过食瓜果或油面黏腻之品,则损伤脾胃,致使运化功能失常,痰蕴中脘,复感疟邪,与之相合,乃发为疟疾。正如《古今医统大全》所言:"饮食无节,饥饱有伤致然也。凡食啖生冷咸酸,鱼盐肥腻,中脘生痰,皆为食疟。"明代孙文胤则认为,食疟的形成系由痰、食、风三者杂和而成,缺一不可,提出:"无食不发热,无风不作寒,而痰食风之所成也。外感风寒,则手太阴肺经先病,肺主皮毛,故风易入,内伤饮食,则足太阴脾经先病,脾受有形,故食多则伤脾也,肺气不清则生痰,脾土受伤则裹痰,故痰者风食之所成也。无痰则不成疟,故寒热作焉。要而言之,风虽属肺,食虽属脾,而风食之所藏,又近于胆经,故作寒热,盖胆经为足之少阳,其位在半表半里,是以寒热往来也。"肺主皮毛,故外感风寒肺先受之,肺气不清而生痰,饮食不节则脾先受之,脾土受损而裹痰不去,痰、食、风三者杂和,损伤肺、脾、胆功能,而见寒热往来之证,发为疟疾。

五、山岚瘴毒,苦炎燥湿

新安医家认为,瘴疟是感受山岚瘴毒所发的一种疟疾。明代吴崑在《医方考》中载:"疟疾,因感山岚瘴气,发时乍寒乍热,一身沉重者,名曰瘴疟。"瘴疟的病因为山岚瘴毒,受地理环境因素影响较大。明代徐春甫《古今医统大全》载:"瘴疟,乃山岚气蒸毒所致,自岭以南,地方苦炎燥湿,不常人多患瘴疟。"指出瘴毒多发于南方苦炎燥湿之处,山岚湿热之气蒸熏,从口鼻而入,邪气郁阻中焦,里外相合乃成瘴疟。清代王勋所著《慈航集》亦载:"夫瘴者,山岚湿毒之气,从地而升也,到处有之。惟云、贵、川、广甚于各省者,一近于海,多水毒之气,一近于山,多蛇虫之气。"此与徐春甫所论相合,可见瘴疟的发生与地理因素关系密切。瘴疟的发生与自然界阴阳交互亦关系密切,多发于阴气较重之时,正如《慈航集》所言:"瘴多起于三更之后,及人静之时;或起于晚,而太阳西入,阳气下行,熏蒸于上,则瘴雾升然。人空腹出门,瘴从口鼻而入,此受病之因。瘴疟之病,因自不慎重,内停滞积,外受瘴邪,致成疟症。"

六、疟邪久羁，遇劳则发

新安医家认为，劳疟每因疟疾日久而使身体虚弱，将成虚劳而成，或因多病劳损，气血两虚而患。清代吴谦所著《医宗金鉴》载："久病劳损，气血两虚，而病疟疾者，名曰劳疟。"认为劳疟是疟邪日久不去，致身体虚弱，气血两虚，遇劳则发的一种疟疾。明代罗美认为，久病疟者多阴虚，其所著《古今名医汇粹》载："劳疟病人阴不足，或作劳，或房劳，发于阴，或间日，或二日、三日一发，为病深。"明代徐春甫认为，劳疟系久病耗伤真气而邪气不去所致，正去邪存，故微劳不任。明代吴崐所著《医方考》载："疟疾，微劳不任，经年不瘥，前后复发者，名曰劳疟。"清代汪必昌所著《聊复集》亦载："劳疟：寒热不甚，倦怠少气，微劳即作，得之劳倦。"总之，劳疟每因虚致病，久病邪气不去，徒伤正气，气血两虚，而"劳则气耗"，故微劳不任，遇劳则发。

七、久疟成母，结于胁下

新安医家认为，久疟不去，邪气伏藏，气血痰浊结于胁下。疟疾日久不愈，邪正相争，邪气伏藏于里，致癥块结于胁下，形成疟母，病理因素总不离气、血、痰浊、食积。诚如明代吴崐所言："凡疟疾寒热，皆是邪气与正气分争，久之不愈，则邪正之气结而不散，按之有形，名曰疟母。始虽邪正二气，及其固结之久，则顽痰、死血皆有之矣。"明代徐春甫认为，疟母系邪气久羁，癥瘕结于胁间所致，其所著《古今医统大全》载："疟母，此为前证弥年越岁，经汗吐下，荣卫亏损，邪气伏藏，胁间结有癥瘕成块不移。"胁间结有癥瘕，以经络论之，胁下属少阳，足少阳胆经行于此，故见寒热往来之证。正如明代孙文胤在《丹台玉案》中所言："久而不愈则结成疟母，藏于胁下，胁下者少阳之分也。"此外，清代方肇权认为，疟母系由寒疟日久不愈逐步演变而成，乃寒气、冷痰结聚而成。新安医家认为，疟母乃患疟日久不愈，邪气伏藏，气、血、痰浊积聚成癥瘕结于胁下所作，病位仍在少阳半表半里之间。

第三节　辨　证　治　疗

新安医家治疗疟疾,多宗《黄帝内经》"治病必求于本"之经旨,扶正祛邪,辨证论治。如暑热内蕴当解表清里以祛邪,同时注重扶正固本,使攻邪不过于伤正;寒湿内伏,则治以和解表里,温阳达邪;阴盛阳虚,强调益火之原,以消阴翳,治病求本,邪去则正安。

一、暑疟:祛邪截疟、解表清里

新安医家治疗疟疾,强调暑热内蕴当治以祛邪截疟、解表清里。明代汪机认为,暑疟系暑湿之气外入,郁闭于里不得发越所致,治疗以解利为先,以扶正为本,以祛邪为标,可用白虎加人参汤清热益气生津,除暑病气分之热盛。明代余午亭认为,治疗暑疟应开泄腠理,以发表为先,他提出:"疟之寒热,皆繇冬月外中风寒,邪气沦于肌肤,藏于骨髓,及夏至暑热,脑髓烧灼,腠理开通,邪气因汗而出。"明代徐春甫认为:"暑疟,为暑胜热多得之,一名瘅疟。阴气独微,阳气独发,但热不寒,里实不泄,烦渴且呕,肌肉消烁。"以小柴胡汤、香薷饮合用治之,达祛暑解表、化湿和中之效。明代吴崐认为,"独热无寒之疟,责其因于暑也",治疗暑疟以祛暑为主。其所著《医方考》载以香薷汤治之:方中香薷味辛,性微温,能解表里之暑;扁豆味甘,性平,能解肠胃之暑;厚朴味苦、辛,行气消积,能破暑饮;甘草性平,能解暑毒,又有暑邪中人,先中于心,故方用茯神以宁心,诸药共奏祛暑截疟之功。

清代王勋治疗暑疟因人制宜:脉弦有力者,治以清热泻火解表,方用白虎加桂汤主之;脉弱、阴虚虚热者,治以养阴清热、祛邪截疟,方用首乌青蒿鳖甲饮主之。又于《慈航集》中载清暑破疟饮一方治暑疟,方用广藿香、紫苏、青皮、半夏、淡豆豉、生甘草、槟榔、枳壳、煨老姜。若发热无汗,乃热邪内伏而外受寒暑,加香薷;若发热汗出,加青蒿;口渴加葛根、天花粉;兼霍乱吐泻,加赤芍、车前子、白扁豆;周身酸痛者,加秦艽、独活;见脉迟恶寒重加老姜、大枣。

综上可见,新安医家认为,暑湿邪气外入必致腠理郁闭,邪气不得发越,与正气相争,而见寒热往来之证,故治疗时当以解表为先,兼以清里。

二、寒疟:和解表里、温阳达邪

新安医家指出,寒疟为寒湿内伏,当治以和解表里、温阳达邪。清代王勋认为,寒疟因暑月贪凉洗浴,感寒而得,为阴邪所伏,故见无汗恶寒、周身挛痛、面惨色寒、先寒后热,治宜祛风散寒、和解表里,以加减羌活桂枝汤方治寒疟。方用羌活、桂枝、紫苏解表散寒,温阳化气;厚朴、柴胡、草蔻仁、青皮温中行气健脾,使邪气外达;甘草调和诸药;又加煨老姜、大枣为引,温中散寒。若见周身疼痛,则加独活祛风除湿、通痹止痛;若见恶心,则加广藿香芳香化浊、和中止呕;若见脘腹胀满,则加槟榔、炒枳壳行气消积。

寒疟一名,最早见于《素问·疟论》:"夫寒者,阴气也;风者,阳气也。先伤于寒,而后伤于风,故先寒而后热也。病以时作,名曰寒疟。"患寒疟者,先伤于阴寒之邪,复伤于风阳之邪,故临床见先寒后热之证,正如明代徐春甫在《古今医统大全》中所言:"夫寒疟,自感寒而得,无汗恶寒,挛痛面惨,转而为疟。寒,阴气也,故先寒后热。"徐春甫认为,治疗寒疟应以发散寒邪为先,方用五积散、增桂养胃汤,或良姜、官桂、草果之类,甚则姜附汤、附子理中汤。明代吴崐所著《医方考》云:"疟发时,头疼,身热,脊强,脉浮者,名曰寒疟。"方用麻黄羌活汤,以麻黄、羌活为君,发汗散寒,防风为佐,祛风解表,甘草为使,调和诸药而兼解散。若兼血虚者,宜加四物汤,气虚者宜加人参、白术。

三、牝疟:益火之原、以消阴翳

新安医家认为,牝疟阴盛阳虚,强调益火之原,以消阴翳。清代汪必昌所著《聊复集》有云:"牝疟,但寒不热,无汗,寒栗头痛,病属太阳。"牝疟为疟疾之多寒者。湿为阴邪,长期感受阴湿之邪,致阴盛阳虚,阳不制其阴,卫阳被郁不能透发,故表现出寒多热少之证。正如明代徐春甫在《古今医统大全》中所言:"牝疟,为久受阴湿,阴盛阳虚不能制阴,所以寒多不热。气虚而泄,凄怆振振。"究其病因,系阴盛阳虚所致。故徐春甫依从扶阳抑阴之法,治以和解散结,温里祛寒,方用柴胡桂姜汤减半黄芩、加半夏。王冰曰:"益火之原,以消阴翳",此之谓也。

牝,阴也。明代吴崐认为,牝疟为"独寒无热之疟",于《医方考》一书中载七枣汤治之,方中"附子之辛以主之,佐以大枣七枚,取其能和附热,且引之入至阴耳",体现扶阳益火以消退阴盛之意,乃阴病治阳之法。牝疟寒多,阳气素虚或阳气郁遏难以外达,阴寒盛而见寒多热少之证。清代王勋认为,"牝疟,初病令人多寒怕冷",于《慈航集》中载蜀漆散以治牝疟,称其功效如神。蜀漆为常山苗,功善祛痰截疟,配云母、龙骨助阳扶正、镇逆安神,共奏助阳、祛痰、截疟之效。清代叶天士以奇经辨治法治疟,常宗经旨"阳维为病苦寒热"立法,认为"但畏寒不知热,为牝疟,盖牝为阴,身体重着,亦是阴象",治以升阳温养,通补奇经,"取其养正即邪自却"之意,用药多用鹿茸、鹿角霜等血肉有情之品。

四、痰疟:行气化痰、和胃消食

新安医家认为,疟疾的发生与饮食关系密切,痰浊中阻,常作行气化痰、和胃消食。明代徐春甫指出,痰疟每因饮食无节、饥饱失度,损伤脾胃,致使运化功能失常,痰蕴中脘,复感疟邪,二者相合乃发为疟疾,故对痰疟治法提出"疟疾能食而痰伏者,小胃丹下之,不能食者,必从饮食上得之,惟以食治,清脾汤之类。"清代罗美认为"夫疟病多挟痰",在治疗时须辨清寒热性质,热痰者,须用贝母为君,竹沥、竹茹、天花粉、橘红、茯苓佐之;寒痰发热不渴者,用半夏、白术、陈皮为君,加生姜皮以治之。痰浊中阻,兼以脾胃功能失常,无力运化,则易致脾虚痰阻气滞。故新安医家治疗痰疟喜用行气化痰药物,使结痰得以消散。例如明代吴崐《医方考》中载有清脾饮一方以治疗痰疟,方用青皮、厚朴清脾部之痰,半夏、茯苓清脾中之湿,柴胡、黄芩清脾中之热,白术、甘草补脾脏之虚,又加草果仁清膏粱之痰。清代汪昂《医方集解》亦载截疟七宝饮以治疟痰,方用常山、槟榔、草果化痰消积,陈皮利气,厚朴平胃,青皮截疟,甘草佐常山以吐疟痰,诸药共奏温散行痰之功。

新安医家对饮食作痰所致食疟亦有研究。明代徐春甫认为,食疟多因饮食无节致中腔生痰而作,常用青皮、陈皮、草果、半夏、砂仁、白豆蔻制成药剂,或四兽饮下红丸子之类。明代孙文胤对小儿疟疾有独特见解,针对小儿疟疾提出槟陈饮、平妥饮二方,其《丹台玉案》中载,槟陈饮治小儿因食成疟,方用山楂、青皮、草果、麦芽疏肝破气、消食健胃,槟榔、枳实、半夏消积散痞、化痰导滞,柴胡疏肝解郁,加生姜三片温中止呕;载平妥饮治小儿痰疟,来时作呕,方用半夏、贝母、橘红、黄芩清热燥湿化痰、降逆止呕,柴胡疏肝解郁,草果祛痰截疟,白术健脾,枳壳消积化痰。

五、瘴疟:理脾为主、兼利大肠

新安医家指出,瘴毒熏蒸,治疗主以治脾、兼利大肠。脾主运化,谷气通于脾,明代吴崐认为"山岚瘴气,谷气也",故治疗瘴疟主以治脾,其所著《医方考》中载,太无神术散一方治疗瘴疟:方中苍术、厚朴药性辛苦、温,能入脾经,平脾家之敦阜;陈皮、甘草,补中有泄,能调脾家之虚实;藿香、石菖蒲,芳香化浊、醒脾开胃,能开脾家之障碍。全方宗经旨"治病必求其本"之法,共奏理脾之功,使瘴毒得解。明代徐春甫认为,瘴疟"皆由败血瘀于心,毒涎聚于脾,此为实热所致,而尤甚于暑疟者也"。治疗须主以治脾兼利大肠,可用凉膈散疏通肠腑,或小柴胡汤加大黄,或木香丸、观音丸之类。清代王勋认为,"瘴疟之病,因自不慎重,内停滞积,外受瘴邪,致成疟症",症见恶寒发热,头痛。因山岚瘴毒属谷气,脾主运化,瘴毒中人先中于脾,而脾在体合肉、主四肢,在窍为口,故又见周身酸痛、口渴、脘腹胀满、恶心呕吐之症。瘴乃阴邪,阴病治阳,故治宜温里宽中、消痰化滞。王氏常用槟榔、藿香、枳壳、厚朴、草果、附子、甘草等类药物。清代程林撰《圣济总录纂要》,书中载香椿散一方治疗瘴疟,主治瘴气恶心、恶寒发热、四肢疼痛、口吐酸水、不欲饮食。此外,明代孙文胤《丹台玉案》亦载有七宝饮一方治瘴疟,方用青皮、陈皮、厚朴、甘草、草果、槟榔、常山,行气消积截疟。

六、久疟：调养气血、补虚祛劳

新安医家指出，久疟形虚，微劳不任，常作补虚祛劳。清代罗美谓："大凡久疟多属元气虚寒，盖气虚则寒，血虚则热，胃虚则恶寒，脾虚则发热，阴火下流则寒热交作……皆脾胃虚弱，但补中益气，诸症悉愈。"久疟者多虚，劳疟病人阴常不足，遇劳则发，罗氏治以鳖甲、牛膝、何首乌为君，陈皮为佐，若发于夜间兼便燥者，加当归，脾虚弱者忌用。明代吴崑所著《医方考》载："任事之劳，责之筋力。筋属肝，少阳胆则其腑也。"久劳则伤筋，肝主筋，且肝胆相表里，二者互相影响，故见微劳不任发为疟疾。吴氏认为，"参、草、姜、枣，胃家药也，散精于肝，淫气于筋，惟胃能之。"故以柴胡去半夏加瓜蒌根汤治劳疟，方中柴胡、黄芩清少阳之邪热，瓜蒌根生液养筋，人参、甘草补虚祛劳，大枣、生姜调荣益胃，全方共奏养肝益胃、补虚祛劳之功。明代孙一奎所著《赤水玄珠》亦有"柴胡去半夏加瓜蒌汤治疟病后渴者，亦治劳疟"的记载。明代徐春甫《古今医统大全》云："劳疟，则前数证，经久不瘥，真气以耗，邪气犹存，或药暂止，小劳未复。"徐氏认为治疗劳疟，法当调养气血，可用十全大补汤治之。若疟因劳复、忧思而作，予补中益气汤；若脾胃虚寒及老弱不食，可予理中汤加青皮、草果、半夏、茯苓；若妇人久疟，可予小柴胡合四物汤。清代程国彭用六君子汤、补中益气汤治久疟，其所著《医学心悟》载："疟久变虚，宜用前二方主之，但真虚者多挟寒，须加肉桂、附子、炮姜、砂仁之类，温补元气，甫克收功。"

七、疟母：健脾化痰、理气开郁

新安医家指出，癥瘕内结，形成疟母，治宜健脾化痰、理气开郁。明代吴崑在《医方考》中云："凡疟疾寒热，皆是邪气与正气分争，久之不愈，则邪正之气结而不散，按之有形，名曰疟母。始虽邪正二气，及其固结之久，则顽痰、死血皆有之矣。"吴崑认为，病疟母者，乃顽痰、死血固结日久，病位多在肠胃之中，或薄肠胃之外，不易攻去，治当活血化瘀、软坚散结，方用鳖甲煎丸；方中鳖甲、鼠妇、䗪虫、蜣螂、蜂窠者,皆善攻结,为血气之属,用之以攻血气之凝结;柴胡、厚朴、半夏,散结气;桂枝、丹皮、桃仁,破滞血;大黄、葶苈、石韦、瞿麦以平水谷之气结;干姜、黄芩以调寒热之气交;又入人参固本培元,入阿胶、芍药以养阴,使邪去而不伤正;又以乌扇、海藻、紫葳、紫菀四物以攻顽散结。诸药共奏活血化瘀、软坚散结之功,使癥瘕得去,诸症皆愈。明代孙文胤治疗疟母,亦强调活血消癥,所著《丹台玉案》载神妙丸一方治疗疟母积块,方用真沉香行气止痛,阿魏、槟榔、穿山甲、云白术活血消癥,消积导滞,加少量朱砂、雄黄以安神解毒、截疟。明代徐春甫所著《古今医统大全》亦载"疟母,此为前证弥年越岁,经汗吐下,荣卫亏损,邪气伏藏,胁间结有癥瘕成块不移。此证未可直攻,急作乌头七枣汤以扶其里,候其内气已旺,继已经效驱疟丹或消癖丸下之愈"。此外,徐春甫另有消积导滞一法治疟母,方用醋炙鳖甲为君,佐以三棱、莪术、香附、海蛤粉、青皮、桃仁、红花、神曲、麦芽。明代孙一奎对疟母治法亦多有研究,所著《赤水玄珠》载有鳖甲煎丸、疟母丸、十将军丸三方治疟母。

第四节 方 药 选 介

新安医家辨治疟疾,有相对固定的用药组对,用药上常用柴胡-黄芩和解少阳,半夏-茯苓燥湿化痰,槟榔-草果-常山祛痰截疟,藿香-石菖蒲芳香化浊,苍术-厚朴运脾除湿,蓬莪术-三棱-阿魏化癥散结,蜀漆-云母-龙骨消除阴结,人参-甘草-大枣-生姜合用补虚疗劳,组方配伍上针对暑热内蕴、寒湿内伏、阴盛阳虚、痰浊中阻、瘴毒熏蒸,久疟劳疟、癥瘕疟母等不同证情,创有治疗各种疟疾的经典方和专方。现选择其中 7 个用药组对和 14 个特色方介绍如下。

一、新安医家特色用药

1. 柴胡、黄芩
柴胡味辛、苦,性微寒,归肝胆经,能疏散退热、疏肝解郁、升举阳气,有和解少阳之功；黄芩味苦，性寒，功擅清热燥湿、泻火解毒，其清热泻火之力强，可清气分实热。二药配伍，和解少阳之功见长，主治邪在少阳，寒热往来。

明代陈嘉谟在《本草蒙筌》中言，柴胡"伤寒门实为要剂，温疟证诚作主方"，乃治少阳证之要药。清代叶天士认为，柴胡可升达胆气，和解少阳，主寒热之邪气，其在《本草经解》云："柴胡气平，禀天中正之气；味苦无毒，得地炎上之火味。胆者，中正之官，相火之腑，所以独入足少阳胆经。"清代汪昂著《本草备要》，书中记载：柴胡"苦，平，微寒，味薄气升为阳。主阳气下陷，能引清气上行，而平少阳、厥阴之邪热……为足少阳胆经表药"；黄芩"泻中焦实火，除脾家之湿……少阳症虽在半表半里，而胸膈痞满，实兼心肺上焦之邪；心烦喜呕，默默不欲食，又兼脾胃中焦之症，故用黄芩以治手足少阳相火，黄芩亦少阳药也"。汪氏谓胆为清净之府，无出无入，其经在半表半里，法当和解，柴胡和解之力较强，黄芩退热之功稍盛，故和解少阳当主用柴胡，以黄芩为佐，二者配伍，共奏疏散退热、和解少阳之功。明代吴崑著《医方考》，书中亦载有柴胡、黄芩配伍治疗风疟，云"柴胡、黄芩可以清少阳之邪热"。吴氏认为，两者配伍使用，清解并重，长于疏散少阳半表半里之邪。临床常用治疗疟疾的小柴胡汤，也是将柴胡、黄芩配伍使用，以和解少阳。

2. 半夏、茯苓

茯苓淡渗甘补，药性平和，既能渗湿利水祛邪，又能健脾益气扶正，利水而不伤正，功擅利水渗湿、健脾宁心，为利水消肿之要药；半夏味辛、性温，有毒，能燥湿化痰、降逆止呕、消痞散结，善于燥化湿浊、痰饮，为燥湿化痰、温化寒痰之要药。二者配伍使用，功善燥湿化痰、健脾利水，既使湿痰得化，又助脾之运化，使湿痰得去。

清代汪昂所著《本草备要》记载：半夏"和胃，健脾，去湿，补肝，辛散润肾，除湿化痰，发表开郁，下逆气，止烦呕，发声音，利水道"，茯苓"甘温益脾助阳，淡渗利窍除湿"。汪昂认为，半夏能和胃气、通阴阳，茯苓能归脾经，脾虚生湿，为生痰之源，故以茯苓佐半夏治疗湿痰。《本草经解》记载："（半夏）主伤寒寒热心下坚者，心下脾肺之区，太阴经行之地也，病伤寒热而心下坚硬，湿痰在太阴也；半夏辛平，消痰祛湿，所以主之"，茯苓"味甘和脾，气平和肺，脾肺和平，七情调矣。心下脾之分也，湿热在脾则结痛……甘平淡渗，所以能燥脾伐水清金"。叶氏认为，茯苓淡渗甘补，药性平和，半夏味辛性温，二者同用，可增强燥湿化痰的作用。明代吴崑认为，"太阴脾主湿，湿生痰，痰生热"，故以半夏、茯苓配伍清除脾中之湿，攻祛邪气，使脾部为之一清。二者配伍临床见于清脾饮、人参养胃汤等方，可用于治疗瘴疟、妊娠疟疾、胃疟等。

3. 槟榔、草果、常山

草果味辛、性温，燥烈之性强，功善燥湿温中，截疟除痰，主治寒湿偏胜之疟疾，对山岚瘴气、秽浊湿邪所致之瘴疟亦有良效；槟榔味苦、辛，性温，杀虫消积，行气利水，功善截疟，治疟疾寒热久发不止；常山味苦、辛，性寒，功善涌吐痰涎，截疟，为治疟之要药，可治各种疟疾寒热。三者配伍使用，善消脾中之痰，可增强祛痰截疟之力。

清代汪昂所著《本草备要》记载：常山"辛、苦而寒，有毒。能引吐行水，祛老痰积饮"，槟榔"苦温破滞，辛温散邪。泻胸中至高之气，使之下行。性如铁石，能坠诸药至于下极。攻坚去胀，消食行痰……治痰癖癥结，瘴病疟痢"。汪氏认为，常山吐疟痰，专治诸疟，且与槟榔、草果配伍可入脾部，三药合用，截疟除痰之力见长。清代《本草经解》记载：槟榔"温辛，具消谷之才，苦泄有下降之德"，与草果同用可治疗瘴疟。明代陈嘉谟所著《本草蒙筌》记载：草果"消宿食立除胀满，却邪气且却冷疼……佐常山截疫疟。辟山岚瘴气，止霍乱恶心"。

三者配伍，常见于截疟七宝饮中。明代吴崑《医方考》言："痰疟为患，常山善吐，槟榔善坠，草果善消"，草果芳香辟浊、截疟除痰，常山善涌吐痰涎，二者与槟榔同用，可增强截疟之力，多用于山岚瘴气、秽浊湿邪所致瘴疟。明代孙文胤在《丹台玉案》中亦言，槟榔、草果、常山"可治一切疟痰无寒热多少，及山岚瘴气"。

4. 藿香、石菖蒲

藿香，味辛、性微温，能芳香化湿、和中止呕，归脾、胃经，善化湿醒脾，为治湿阻中焦之要药；石菖蒲味辛、苦，性微温，善开窍豁痰，醒脾开胃。二者配伍，芳香化浊，主治湿浊阻滞中焦。

明代陈嘉谟在《本草蒙筌》中言：藿香"拣去枝梗入剂，专治脾肺二经"。清代汪昂所著《本草备要》记载：石菖蒲"辛、苦而温，芳香而散。补肝益心，开心孔，利九窍，明耳目，发音声。去湿逐风，除痰消积，开胃宽中"，藿香"入手足太阴、肺、脾经。快气和中，开胃止呕……去恶气，进饮食"，二者合用，入肺、脾、胃经，开窍醒脾之功倍增。脾主运化，可将饮食中的水谷精微传输至全身，《黄帝内经》云"谷气通于脾"，治瘴疟重在治脾。明代吴崑于其《医方考》中载以太无神术散治之，以藿香、石菖蒲两药配伍使用，开脾家之障碍，正合"治病必求于本"之经旨。

5. 苍术、厚朴

苍术，味辛、苦，性温、燥湿，归脾、胃经，功擅燥湿健脾、祛风散寒，为燥湿健脾之要药；厚朴，味苦、辛，性温，善燥湿行气，为行气除胀之要药，功擅燥湿消痰，下气除满。二者配伍使用，消食且散痰湿，对有湿、有滞、有积者尤宜，功擅除湿运脾、振奋中阳，专解湿邪困脾、运化失司诸证。清代汪昂在《本草备要》中记载：苍术"甘，温，辛烈。燥胃强脾，发汗除湿，能升发胃中阳气"，厚朴"苦降能泻实满，辛温能散湿满……苍术同用，则除湿满，所谓温中益气是也"。汪氏认为，二者配伍使用，使气得行，湿自去。

新安医家喜用苍术、厚朴治疗瘴疟，亦治久疟不愈。明代吴崑所著《医方考》中就有二者配伍使用的记载："苍术、厚朴，平脾家之敦阜也"，二者配伍，共奏燥湿健脾之功。明代孙文胤治疟疾久远不愈之方祛疟饮中，亦以二者配伍使用。

6. 蓬莪术、三棱、阿魏

蓬莪术辛散苦泄温通，既入血分，又入气分，功善行气破血、消癥化积、行气止痛，为治疗癥瘕积聚以及气滞、血瘀、寒凝等所致诸痛证之要药；三棱，味辛、苦，性平，破血行气、消积止痛，功似莪术，常与之相须为用，治疗血瘀气滞经闭腹痛、癥瘕积聚；阿魏味辛、苦，性温，归肝、脾及胃经，有化癥散痞、消积之功,可治疗腹中痞块、瘀血癥瘕、疟疾。三者配伍,行气消积、化癥散结之功见长,临床常用于治疗疟母癥结胁下及食疟。

明代汪机认为,疟母由郁积而成,法当消宿积、疏郁滞,在其所著《医学原理》治疟母经验方中,以三棱、莪术配伍消积。明代孙文胤《丹台玉案》亦有以阿魏治疗疟母积块的记载。清代汪昂《本草备要》记载:莪术"入肝经血分,破气中之血,能通肝经聚血",三棱"入肝经血分,破血中之气,亦通肝经聚血。兼入脾经。散一切血瘀气结";明代陈嘉谟在《本草蒙筌》中记载:阿魏"去臭气杀诸小虫,下恶气破癥积。辟瘟禁疟,却鬼驱邪"。三药共奏行气消积、化癥散结之功,常配伍用于治疗食疟、疟母,如红丸子一方。

7. 蜀漆、云母、龙骨

蜀漆,味辛、苦,具有祛痰、截疟之功,主治胸中痰饮、癥瘕积聚及各种疟疾;云母,味甘、性平,纳气坠痰、止血敛疮、安神镇静,可用于劳伤虚损、久疟;龙骨,味甘、涩,性平,能镇惊安神、平肝潜阳、收敛固涩、收湿敛疮。

清代汪昂在《本草备要》中记载:云母"下气补中,坚肌续绝。治劳伤疟痢,疮肿痈疽",蜀漆祛痰截疟,龙骨收敛固涩,三者配伍使用,常用于治疗牝疟。明代吴崑认为,"牝,阴也,无阳之名。顽痰乃至阴所化,癥瘕乃凝结之阴,故令人有寒无热",载蜀漆散一方治之,方中蜀漆、云母、龙骨三者,经烧炼味涩而辛热,味涩可以固既脱之阳,辛热可以消固结之阴,共奏截疟之功。蜀漆为常山苗,功善祛痰截疟,配云母、龙骨可助阳扶正、镇逆安神,共奏助阳、祛痰、截疟之效。清代王勋亦喜用三者配伍治疗牝疟,称其功效如神。

8. 人参、甘草、生姜、大枣

人参,味甘、微苦,性微温,大补元气、复脉固脱、补脾益肺、生津养血、安神益智,为补脾肺之要药;甘草,味甘、性平,归脾经,主治脾气虚弱所致的倦怠乏力,功擅补脾益气、祛痰止咳、缓急止痛、清热解毒、调和诸药;生姜,味辛、性微温,解表散寒、温中止呕、温肺止咳,归肺、脾、胃经;大枣味甘、性温,补中益气、养血安神。

明代吴崑所著《医方考》云:"疟疾,微劳不任,经年不差,前后复发者,名曰劳疟。"吴崐认为,"任事之劳,责之筋力",而筋属肝,且少阳胆为肝之腑,故以柴胡去半夏加瓜蒌根汤治疗劳疟,方中以人参、甘草配伍,行补虚祛劳之功,大枣、生姜达调荣益胃之效,谓之"参、草、姜、枣,胃家药也,散精于肝,淫气于筋,惟胃能之,故用此方以调劳疟"。清代汪昂所著《本草备要》记载:甘草"味甘。生用气平,补脾胃不足而泻心火。火急甚者,必以此缓之。炙用气温,补三焦元气而散表寒。入和剂则补益,入汗剂则解肌,解退肌表之热,入凉剂则泻邪热",谓甘草为药中之良相;人参"生甘、苦,微凉。甘补阳,微苦、微寒,又能补阴。熟甘温。大补肺中元气……疟痢滑泻,始痢宜下,久痢宜补。治疟意同";大枣"脾经血分药。补中益气,滋脾土,润心肺……以发脾胃升腾之气";生姜"行阳分而祛寒发表,宣肺气而解郁调中"。脾为气血生化之源,后天之本,劳疟系疟久不愈、气血两虚所致,故以人参、甘草、大枣、生姜合用治疗劳疟,四者共入脾经,其补虚之力倍增。

二、新安医家创方

1. 败毒散加黄芩汤

【出处】明代吴崐《医方考》。

【组成】羌活、独活、柴胡、前胡、川芎、黄芩、桔梗、枳壳、人参、茯苓、甘草。

【服法】水煎服。

【功用】益气解表,散风祛湿,兼清里热。

【主治】瘟病壮热,不恶寒而渴;疟疾。

2. 柴胡截疟饮

【出处】清代吴谦《医宗金鉴》。

【组成】柴胡、黄芩、人参、甘草、半夏、生姜、大枣、常山、槟榔、乌梅、桃仁。

【服法】水煎服。

【功用】祛邪截疟,和解表里。

【主治】不足之人疟疾。

3. 当归芍药和疟汤

【出处】清代王勋《慈航集》。

【组成】全当归、白芍、益母草、炮姜、青皮、柴胡、草蔻仁、炙甘草。

【服法】水煎服。

【功用】补血和解。

【主治】产后疟疾,夹痰夹滞,寒热不止。

4. 桂枝麻黄柴胡四物去杏仁加桃仁汤

【出处】清代吴谦《医宗金鉴》。

【组成】桂枝、白芍、甘草、生姜、大枣、麻黄、柴胡、半夏、人参、黄芩、当归、川芎、熟地、桃仁。

【服法】水煎服。

【功用】和解表里,扶正止疟。

【主治】三阴疟疾。

5. 和疟清痢饮

【出处】清代王勋《慈航集》。

【组成】紫苏、当归、藿香、枳壳、槟榔、青皮、车前子、炙甘草、木香、煨姜。

【服法】水煎服。

【功用】表里双解,畅中利湿。

【主治】痢疾、疟疾。

6. 加减平阳汤

【出处】清代王勋《慈航集》。

【组成】葛根、云茯苓、甜白术、麦冬、川贝母、生石膏、柴胡、枳壳、橘红。

【服法】水煎服。

【功用】解肌退热,理气燥湿化痰。

【主治】疟疾。

7. 止疟丹

【出处】清代程国彭《医学心悟》。

【组成】常山、草果仁、半夏曲、香附米、青皮、真六神曲。

【服法】上药为末,用米饮煮糊为丸,如弹子大,朱砂为衣。

【功用】散寒截疟,开郁行气化痰。

【主治】疟症二三发后。

8. 平妥饮

【出处】明代孙文胤《丹台玉案》。

【组成】半夏、贝母、橘红、柴胡、黄芩、草果、白术、枳壳、生姜。

【服法】水煎服。

【功用】行气化痰截疟。

【主治】小儿痰疟。

9. 治疟经验方

【出处】明代孙文胤《丹台玉案》。

【组成】人参、知母、白术、柴胡、藿香、常山、何首乌、生姜。

【服法】水煎服。

【功用】益气补血,截疟。

【主治】久疟不愈。

10. 祛疟饮

【出处】明代孙文胤《丹台玉案》。

【组成】白术、苍术、青皮、陈皮、草果、浓厚朴、槟榔、茯苓、甘草、高良姜、半夏、人参、乌梅。

【服法】水煎服。

【功用】益气生津,化痰截疟。

【主治】久疟不愈。

11. 汪机治疟母经验方

【出处】明代汪机《医学原理》。

【组成】青皮、香附、神曲、麦芽、三棱、莪术、海蛤粉、红花、桃仁、鳖甲。

【服法】上药共为末,以糊丸如梧子大,每白汤下五七十丸。

【功用】消宿积,疏郁滞。

【主治】疟母。

12. 久疟斧

【出处】明代汪机《医学原理》。

【组成】丁香、常山、槟榔、乌梅。

【服法】好酒一盏,浸一宿,煎七分,临发日清晨饮之。

【功用】疏郁滞,豁痰结。

【主治】疟因脾湿郁成痰涎,阻塞经隧,久久不已。

13. 温里退邪汤

【出处】清代王勋《慈航集》。

【组成】鲜何首乌、醋炙鳖甲、茯神、半夏、白芥子、青皮、柴胡、草蔻仁。

【服法】水煎服。

【功用】补益肝肾,温中行气。

【主治】足少阴肾经之疟。

14. 清暑破疟饮

【出处】清代王勋《慈航集》。

【组成】广藿香、紫苏、青皮、制半夏、淡豆豉、生甘草、槟榔、枳壳。

【服法】煨老姜2钱为引,水煎服。

【功用】芳香化浊,和中止呕,截疟。

【主治】疟疾。

第五节 名 医 验 案

新安医家治疗疟疾经验丰富,并留有许多医案记载,为后世医家辨治疟疾奠定了坚实的基础。现选取王仲奇暑湿内蕴暑疟案,吴楚气郁寒凝牝疟案,郑重光生冷内伏寒疟案,方肇权久疟血衰案,程杏轩瘅疟变证案,汪石山久疟伤脾案、劳倦伤脾案,叶天士久疟痞郁案八则医案介绍如下。

一、王仲奇医案——暑湿内蕴暑疟案

【原文】八月晦。暑湿之邪入于膜原,寒热间日一作,已经七次,先寒后热,得热始解,头痛,脉濡弦。即《经》旨:夏伤于暑,秋为痎疟。用达原和解。草果(煨)一钱,甜茶(炒)一钱二分,条芩(炒)一钱,白豆蔻六分,槟榔钱半,法半夏钱半,茯苓三钱,青蒿三钱,陈枳壳(炒)钱半,杏仁(去皮尖)三钱,通草八分。

二诊。九月初二日。达原和解,寒热截止,稍有咳嗽,溺赤,面微黄。余湿未清,守原意小其制。草果(煨)八分,甜茶(炒)一钱二分,条芩(炒)八分,白前钱半,槟榔钱半,杏仁(去皮尖)三钱,射干八分,茯苓三钱,法半夏钱半,生苡仁三钱,通草八分。

(近代王仲奇《王仲奇医案》)

按:此案系夏季感受暑湿之邪伏藏于膜原,发为疟疾,症见寒热往来、间日发作、头痛、脉濡弦。治当疏表利气、辟秽化浊、祛除伏邪,方用吴有性达原饮加减:槟榔、草果为主药,开达膜原,辟秽化浊,使邪气溃败,速离膜原;黄芩清胆泄热,并防止槟榔、草果之辛燥,甜茶截疟;白前、杏仁、射干、半夏清肺胃痰热;茯苓、薏苡仁、通草利水渗湿。诸药相伍,共奏清热化浊之效,共成开达膜原、除秽化浊之剂。疟疾往往侵犯膜原,故此剂为治疗疫病初起或疟疾邪伏膜原的首要方剂。

二、吴楚医案——气郁寒凝牝疟案

【原文】一女子年二十,尚未出室。时庚申年初冬起,每日薄暮时,即发寒战,发一二时方止,半月后,其寒战愈甚,一发时房中床桌等物俱震动,屡服药不效,人皆不知为何病。迎余治之,诊其脉,惟左关沉而弦,余脉皆平弱。余曰:此牝疟也。据脉论必由郁久,而兼寒气客于肝脏。肝主筋与血,寒凝则血脉不能融和,故发战栗而筋脉摇动。又《内经》云:肝病者下哺甚。下哺者,交申酉之时,是以薄暮而发也。用当归、川芎、山萸、枣仁、白芎、天麻、醋炒柴胡、香附、吴萸、肉桂、炮姜。只服一剂,而寒战不复作矣。次日则干呕,呕数十声后则作恨声,如人大怒后,愤愤不平之状,其声连续不止,如此两日。又复邀余视之,余曰:此亦肝气上逆也。前方去柴胡、吴萸,易川椒,一剂而呕恶与恨声俱止。次日又咳嗽,其嗽又连嗽百十声不止,如此又两三日,乃复邀余视之。关脉滑而软,余曰:寒痰凝结中焦,因中气虚,痰送不出,故嗽不止耳。用人参一钱,黄芪二钱,白术、半夏各一钱,甘草、桔梗、茯苓、陈皮各六七分,升麻五分,煨姜三大片。一剂服下,吐出痰碗余,其嗽立止。诊三回,用药三剂,而三症顿愈。

(清代吴楚《吴氏医验录》)

按: 此案系肝气郁久,兼寒气内客于肝脏,寒痰凝结中焦,气虚无力运化,发为牝疟。症见寒战,发时战栗不止,两手脉皆平弱,左关沉而弦。治以散寒活血、疏肝解郁,方用当归、川芎行气活血止痛。女子以肝为先天,加白芍、酸枣仁以养心柔肝,山茱萸补益肝肾、收涩固脱,天麻熄风止痉,柴胡、香附疏肝解郁,肉桂、吴茱萸、炮姜散寒止痛、补火助阳。服一剂尽,寒战症状不复。次日又见干呕不止、作恨声,乃肝气上逆所致,综前方去柴胡、吴茱萸,易川椒,服一剂尽,呕恶与恨声皆止。次日又见咳嗽不止,关脉滑而软,系寒痰凝结中焦,气虚无力运化所致,治以理气健脾、燥湿化痰,方用人参、黄芪、甘草健脾益气,半夏、桔梗、陈皮理气健脾、燥湿化痰,茯苓健脾、利水渗湿,升麻升举阳气,煨姜温中止呕,服一剂尽,痰出嗽止。

三、郑重光医案——生冷内伏寒疟案

【原文】 吴静含河员,初秋患疟,乃因热求凉,过餐生冷,寒疟也。起时殊不重,余初诊令其节饮食,戒瓜果,不合病人意,遂易医。恣其所欲,疟热作渴,纵饮冷水。至一月后,病势危笃,形骸骨立,胸中塞满,粒米难吞,呕哕不息,昼夜俯坐于床,不能平卧,每日一发,自午至寅,无汗而止,日惟二时进药饮汤而已。不得已,复邀余治。脉则细紧如丝,两足冰冷,虽疟发热,而足亦不热,坐不能卧数日矣。此寒极于下,厥气上逆,中冷甚矣。辞

不治。坚托不已，议用附子三钱，干姜、半夏、茯苓各二钱，人参一钱。如此不加减，服十余日，呕逆方止，能平卧，得进米饮，续续得汗，疟亦寻愈。后因劳两复，仍用前方减姜附一半，加入桂枝、白术、赤芍、生姜，至十一月冬至后，方脱然。

（清代郑重光《素圃医案》）

　　按：此案初系贪凉饮冷，寒邪内伏发为寒疟，患者又未遵医嘱，过食生冷至病情危笃。症见进食困难，呕哕不止，难以平卧，休作有时，脉细紧如丝，下肢冰冷难温，治以回阳救逆、降逆止呕。方中重用附子，与干姜同用，增强回阳救逆之功，补火助阳、温中散寒；人参大补元气，复脉固脱；半夏、茯苓淡渗利水，降逆止呕。服十余日，呕逆之，得进食，疟乃愈。复为劳倦所诱发，用前方加减，附子干姜减半，加桂枝温通经脉，助阳化气，白术健脾利水，赤芍清热凉血，生姜温中止呕。

四、方肇权医案——久疟血衰案

　　【原文】　一人年及五十岁，病疟，间日一发，热多寒微，已半年矣。发表、清里服之不效，屡截更甚，食减肌瘦。延余治之，诊得六脉数而稍有力，本是热疟，余用养血、分利、清热之味，数剂不效。一日，细问之必有受热之由，对曰：本不烟酒，惟于旧冬贩杉木出外，在木筏之上，当其严寒难御，以燎炭烘炙三个月，唇破口裂，莫非此热也？余曰：是也，方合病之由也。汝年及五十，血衰之时，养血难于捷应，非两月余不能效也。仍以重养荣血，清热分利，二十余剂而痊。

（清代方肇权《方氏脉症正宗》）

　　按：此案系热疟日久不去，症见寒热休作有时，间日一发，发热重、恶寒轻，脉象皆数而稍有力，热疟往往系暑热邪气外入，致腠理郁闭，邪气不得发越，与正气相争所致。治疗以解、利为先，故先治以发表、清里。俱不见效，考虑到热疟日久，邪气久羁入于血分，故又用养血、分利、清热之味。亦不见效，细询得知患者为烟酒过度所致热疟,兼年老血衰,故治宜重养荣血、清热分利,服 20 剂乃愈。本案提示诊病需明确病因病机,寻根求本,且临床需变通用药。

五、程杏轩医案——瘅疟变证案

【原文】 余氏子八龄,形瘦阴虚,夏患瘅疟,愈后失调。值秋燥时,偶作寒热,幼科泛投疏散之剂,转致躁搐搦,危证百出。余翁求视,以决死生。予视其儿,肢瘈痰鸣,身热烦躁,势颇危笃。诊脉神根未败。予曰:疾固剧矣,然尚可生。翁喜叩其说。予曰:惊风一证,时世无传,小儿受害,不可胜数。喻氏虽辟其谬,特重外感轻内伤。经曰:东方青色,入通于肝,其病发惊骇。医昧病因,用方通套,偶遇强实而应者有之。特此儿所患,本非外因,良由肾水下虚,肝失所养,疏散木逢金制,故作寒热,状似外感,误投,津液更伤,因而肝风鼓动,变幻若此。予尚望其生者,因其脉犹未败耳。方拟六味地黄汤,滋水生木,更加归芍甘草钩藤之属,和阳熄风,风熄而惊自定矣。翁闻言甚悦。服药痰平热退,不搐不烦,另制膏子药与服痊愈。

(清代程杏轩《杏轩医案》)

按:此案系瘅疟愈后失调,为秋燥凉肃之气所感,兼误投疏散之剂所作之变证。症见肢瘈痰鸣、身热烦躁,病势危笃,乃肾水下虚、水不涵木,致肝失所养,又遇秋燥时节,木逢金制,故见发热恶寒之症,误投疏散之剂,伤及津液,鼓动肝风,发为惊风。《黄帝内经》曰:"治病必求于本",故治宜补益肝肾、滋水涵木,方用六味地黄汤加减:方中重用熟地为君,填精益髓,滋补阴精;臣以山茱萸肉补养肝肾、涩精,山药脾肾双补,君臣相伍,肝脾肾三阴并补;佐以泽泻利湿泄浊,并防熟地之滋腻;牡丹皮清泄相火;茯苓健脾渗湿。诸药共奏补肾精、降相火之功。又加当归、芍药、甘草、钩藤和阳熄风,诸症悉去。

六、汪石山医案——久疟伤脾案

【原文】 汪石山治老人,年近七旬,形色苍白,劳倦病疟。疟止,胸膈痞闷,恶心痰多,不思饮食,懒倦口苦,头痛,夜梦纷纭,两腿时疮。脉皆浮濡无力,且过于缓。医书云:脉缓无力者,气虚也。又云:劳则气耗。又云:劳倦伤脾。脾伤,不能运化精微以养心,故心神为之不宁。宜仿归脾汤例治之。人参二钱,麦冬、白术各一钱,归身、酸枣仁、茯神各八分,黄芩、陈皮各六分,枳实、甘草各五分,川芎七分,煎服,二帖夜卧颇安。但觉后欲吐,或则吞酸吐痰。减去枳实,加山楂七分,吴茱萸二分,服之,仍用参、术、归、芎、山栀、山楂丸服而愈。

(明代江瓘《名医类案》)

按:此案系年老体虚,久疟伤脾,遇劳则发,症见胸膈痞闷、恶心痰多、不思饮食、懒倦口苦、头痛、多梦、两腿时疮,脉皆浮濡无力,且过于缓。治宜益气补血、健脾养心,方用归脾汤加减:人参、白术皆为补脾益气之要药;麦冬养阴;当归补血养心,酸枣仁宁心安神,二药相伍,使补心血、安神志之力更强;茯神养心安神,黄芩、陈皮、枳实理气醒脾,与诸补气养血药相伍,使补而不滞;甘草补益心脾并调和诸药。诸药配伍,心脾得补,气血得养。服后吞酸吐痰,综前方,去枳实,易加山楂、吴茱萸行气降逆止呕。

七、汪石山医案——劳倦伤脾案

【原文】 一人年三十,形色苍白,因劳感热,九月尽病疟,头痛口渴,呕吐,胸膈痞塞,不进饮食,自汗倦怠,热多寒少。医用截药,病增,饮水即吐。汪诊,脉皆浮大而濡,颇弦。曰:此劳倦伤脾,热伤气之疟也。令用人参三钱,黄芪钱半,白术、麦冬各一钱,枳实五分,山楂七分,归身、黄柏、知母各七分,干姜、甘草各三分。石翁用药,妙在佐使得宜,后学须仿此例。煎服,三帖病减。复劳病作,前方人参加作四钱,服之而安。

(明代江瓘《名医类案》)

按:此案系劳倦伤脾、热邪伤气所致,症见头痛口渴、呕吐、胸膈痞塞、不进饮食、自汗倦怠、热多寒少,脉皆浮大而濡。治宜补脾益气、滋阴清热,方中黄芪甘温、补脾益气;人参、白术具为补脾益气之要药,与黄芪相伍功效益著;麦冬、知母养阴润燥;当归补血活血;枳实、山楂破气消积、行气健胃,与诸补益药物合用,使补而不滞;黄柏清热燥湿;干姜温中止呕;甘草补脾益气,兼调和诸药。诸药共奏补脾益气、滋阴清热之功,服三剂病势减退。后因劳复发,依前方加人参四钱治之,诸症悉去。

八、叶天士医案——久疟痞郁案

【原文】 范三三,脉小涩,病起疟后,食物不和,仍诵读烦劳,遂至左胁连及少腹常有厥起,或攻胃脘,或聚腹中,凝着瞋胀。古语云:疟不离乎肝胆,亦犹咳不离乎肺也。盖肝得邪助,木势张扬,中土必然受侮,本气自怯,运纳之权自减,清阳既少展舒,浊阴日踞,渐为痞满。上年温养辛甘久进,未见病去,其治体之法,谅不能却。自述静处病加,烦动小安,其为气血久阻为郁。议用通络法,以病根由疟久,邪留络中耳。气血凝络。

紫降香、桃仁、小香附、淡姜渣、神曲、鸡肫皮、南山楂。

韭根汁法丸。

(清代叶天士《临证指南医案》)

按:此案系疟邪日久,饮食不和,兼心神劳倦,致气血凝滞结于胁下。症见左胁连及少腹常有厥起,或攻胃脘,或聚腹中,凝着瞋胀。疟邪侵犯人体,往往于少阳半表半里之处,少阳胆为肝之腑,木克土,肝得邪助则侮中土,损伤脾胃功能,使脾失健运,日久气血阻滞而为郁结,故温养辛甘之法久用而病不去。治宜活血通络,方用紫降香、桃仁活血行气消瘀,香附疏肝理气,生姜温中止呕,神曲、鸡肫皮、南山楂消食和胃、行气散瘀。诸药相伍,行气活血化瘀,使气血得以流通,邪气得除。

第六节　医 论 医 话

在继承和创新前人理论基础上,新安医家不断积累临床经验并加以总结,新安医学疟疾理论体系逐步深化和完善,已成为中医学疟疾论治中的一个重要组成部分,并在这个不断积累探索的过程中,总结出诸多独特的辨治疟疾的经验。现选取孙文胤"风痰食三者不全不能成疟"、徐春甫"疟非脾寒及鬼食辨"、吴谦"疟疾暂久不同治疗有别"三个观点,介绍如下。

一、风痰食三者不全不能成疟

【原文】 小儿疟疾,不外乎风痰与食。无食不发热,无风不作寒,而痰食风之所成也。外感风寒,则手太阴肺经先病,肺主皮毛,故风易入;内伤饮食,则足太阴脾经先病,脾受有形,故食多则伤脾也。肺气不清则生痰,脾土受伤则裹痰,故痰者风食之所成也。无痰则不成疟,故寒热作焉。要而言之,风虽属肺,食虽属脾,而风食之所藏,又近于胆经,故作寒热。盖胆经为足之少阳,其位在半表半里,是以寒热往来也。大率寒多则为风,热多则为食,寒热相半则风食俱多。治此病者,惟消食疏风化痰而已,然消食必兼疏风,疏风必兼消食,而消食、疏风必兼化痰。盖三者不全,则不能成疟,故宜兼用,但量其所属轻重可也。

（明代孙文胤《丹台玉案》）

按:肺主皮毛,其在体合皮,其华在毛,故外感风寒肺先受之,脾主运化,具有把饮食物化生为水谷精微传输至全身的作用,故饮食不节则脾先受之。肺主气、主行水,肺气不清则生痰,脾主运化,脾失健运则裹痰不去,故风痰食三者杂和,必致肺、脾功能受损。风食所藏之处又近胆经,故影响胆功能,而见寒热往来之证。治疗此病,消食、疏风、化痰缺一不可。

二、疟非脾寒及鬼食辨

【原文】 子和云:《黄帝内经》既以夏伤于暑而为疟,何世医皆以脾寒治之,用姜、附、雄黄之类?复有指为食疟,此又非也!岂知《黄帝内经》之论则不然,皆夏伤于暑,遇秋风寒而后发也。邪热浅则连日,邪热深则间日,并入于里则寒,并入于表则热,若此论则了不相干于脾也。治平之时,其民夷静,虽用砒石、辰砂有毒之药,以热治热,亦能取效。扰攘之时,其民劳苦,内火与外火俱动,以热攻热,转为泻血、吐血、疮疡、呕吐之疾,岂与夷静之人同治哉? 予当用张长沙汗、吐、下三法愈。疟病极多,大忌错作脾寒治之。

《玉机微义》云:疟无脾寒及鬼食,皆是得之于暑。又谓治平与扰攘之时,治疟不同皆确论也。然食疟则世亦有之者。予观其用药,以白虎加人参汤、小柴胡、五苓散、桂苓甘露饮之类则调之也,甚者,戍欲承气、大柴胡汤下之。更不愈,以常山散吐之,悉是寒药降火之剂,盖以疟从火之化也。又有谓治刍荛贫贱之人与富贵膏粱不同之论,固是。仍用温脾散。辰砂劫药,贫贱之人岂与治平时人同欤? 贫贱者,脾胃虚寒,岂可用劫剂欤? 此上恐非出于子和之笔也,学者审之。

或问:俗以疟为脾寒,何也? 曰:此亦有理。天地之间,唯吴楚闽广人患此至多,为阳气之所盛处。其地卑湿,长夏之时,人多患暍、疟、霍乱、泻痢,伤湿热也。本暑盛阳极,人伏阴在内,脾困体倦,理开发,或因纳凉于水阁,木阴及泉水澡浴而微寒客于肌肉之间。经所谓遇夏气凄沧之小寒,迫之是也。或劳役饥饱,内伤而即病作。故指肌肉属脾,发则多恶寒战栗,乃谓之脾寒尔,实由风寒湿暑之邪,郁于理,夏时毛窍疏通而不为病,至秋季收敛之际,表邪不能发越,故进退不已,往来寒热,病势如凌雪人之状,所以名疟。即四时之伤寒,故十二经皆能为病。古方治法,多兼于里内伤取效,脾胃和而精气疏通,阴阳和解,诸悉散,此实非脾病也。但病气随经升降,其发早晏日次不等,《黄帝内经》具病例已详,后世以发表解肌、温经散寒等法,亦未尝执于燥脾劫剂也。又曰:既疟本夏伤暑为病,世有不服药饵,或人与符咒,厌之亦止,何也? 曰:此夏时天地气交,百物生发,湿热熏蒸,诸虫吐毒之际。人因暑热汗出,神气虚散,感得时行不正之气为病,故与厌之亦止,若移精变气之谓也。然古人称疟不得为脾寒者,正恐人专于温脾之说,不明造化之源,而失病机气宜之要故也。

(明代徐春甫《古今医统大全》)

按:明代新安医家徐春甫从疟之病因病机、辨证治疗及"俗以疟为脾寒"之缘由三个方面,对"疟无脾寒及鬼食"一语进行了论述,合乎《黄帝内经》"夏

伤于暑而为疟"之理。《黄帝内经》认为,疟疾系由夏季感受暑热之邪,伏藏
里,待到秋时为风寒之邪所诱发,邪热浅者则连日发作,邪热深者则间日发
作,与脾不相干系。治疗疟疾要做到因人制宜。对于夷静之民,可用砒石、辰
砂等药,热因热用以取效;对于劳苦之民,因其脾胃虚寒,则宜予温脾。又论
"俗以疟为脾寒",多因吴楚闽广之地卑湿,长夏之时,其人多伤于湿热,兼之
外界暑盛阳极,阴气伏藏于内,脾胃功能受困,肢体倦怠,腠理开发,或纳凉过
多,致使寒气客于肌肉之间,而肌肉属脾,发作时恶寒战栗,故俗以"脾寒"称
之。实乃风寒暑湿之邪所作,诸邪郁闭腠理,夏季毛窍疏通未发为病,秋季收
敛,表邪不能发越,故表现出往来寒热之症,发为疟疾。古方治法以脾胃和则
精气疏通,阴阳和解,诸病悉散,故非脾病。后人多用发表解肌、温经散寒之
法,执着于燥脾攻劫之剂,"恐人专于温脾之说,不明造化之源而失病机气宜
之要",故云"疟无脾寒及鬼食"。

三、疟疾暂久不同治疗有别

【原文】疟初气实,均宜汗、吐、下。有表里证汗下之,胸满呕逆有饮
者吐之。表里俱清,宜用和解。清解不愈,表里无证,可用截药止之。久疟
形羸气虚,宜用补剂,自当然也。

疟疾已经或汗或吐或下,表里无证,法当清解,宜用清脾饮和之。即白
术、青皮、厚朴、草果、柴胡、黄芩、半夏、甘草、茯苓、生姜也。气虚者加人
参,痰多者加橘红、倍半夏,饮多者倍生姜、加槟榔,渴热者加知母、石膏、天
花粉,食滞者加麦芽、神曲,湿盛者加泽泻、苍术。

凡疟按法治之,发过三五次,表里无证,当先以截疟药截之。若表里未
清,截早则疟疾必复发之不已。表里已清不截,则正衰邪盛而难治也。截
不足人之疟,宜用小柴胡汤加常山、槟榔、乌梅、桃仁、姜、枣煎,并滓露一
宿,次日发前一二时小温服,恶心以糖拌乌梅肉压之。截有余人之疟,宜用
不二饮全方,或密佗僧细末,大人七分,小儿量之,冷烧酒调,面南如前法服
之。一服不愈,再服必止,戒鸡、鱼、豆腐、面食、羹汤、热粥、热物。

久患疟疾,形气俱虚,脾胃弱不思食,宜用四兽饮、补中益气等汤,斟酌

治之。久病劳损，气血两虚，而病疟疾者，名曰劳疟。宜用十全大补汤，倍加鳖甲，热盛者除去黄芪、肉桂，加柴胡、黄芩也。

（清代吴谦《医宗金鉴》）

按：吴谦对不同病程之疟疾进行辨证论治，提出"疟初气实汗吐下，衰里俱清用解方，清解不愈方可截，久疟形虚补自当"的治则。疟疾多因外感风、寒、暑、湿四气而得，属天之邪气所伤疾病，故疟疾初发当以汗解。疟初气实宜用汗、吐、下三法，有表证者汗之，有表里证者汗下并用，膈实胸满者宜吐之。若以汗吐下三法治之，表里证均无者，法当清解。再不愈者，以截疟药截之。若久病迁延不愈，气血俱虚，当益气补血，扶正祛邪。

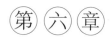

痢 疾 论 治

痢疾是丙类传染病,可分为细菌性痢疾和阿米巴痢疾,症状以腹泻为主,主要通过痢疾患者和带病原体者经消化道传播。虽然痢疾在中国的平均病死率较低,仅为0.06%,但不可忽视的是其发病及死亡主要集中在儿童和老人。大部分急性菌痢在1～2周痊愈,只有少数变为慢性者和带菌者;中毒型菌痢预后差,病死率高。中医治痢历史悠久,疗效显著,新安医学作为中医学重要的综合性学术流派,在痢疾的治疗上有独到之处,对痢疾的病因、临床症状及证候分类、诊断、治疗等方面的认识比较完备。从明代孙一奎有关休息痢的论治到清代程国彭治痢方的发明,新安医家从痢疾初起到预后均有一定的发挥。

第一节 概　　述

痢疾,是以腹痛、里急后重、下痢赤白脓血为主症的病证,是一类具有传染性的疾病,多发于夏秋季节。痢疾会导致患者出现腹痛、腹泻等症状,严重者甚至会脱水,如果不及时治疗,有可能会引起感染性休克、中毒性脑病等并发症。

中医学中的痢疾是指因外感时行疫毒,内伤饮食,而致邪蕴肠腑、气血壅滞、传导失司,以腹痛、腹泻、里急后重、排赤白脓血便为主要临床表现的具有传染性的疾病。如明代吴正伦在《脉症治方》中所言:"痢者或脓或血,或脓血相杂,或肠垢,或无糟粕相混,虽有痛、不痛、大痛之异,然皆里急后重,逼迫恼人者,谓之痢也。"其中疫痢是指腹痛、腹泻、里急后重、下痢脓血为主症,具有起病急、传染性强的病证。清代王勋所著《慈航集·三元普济方》谓:"有因疫气时行,秽毒相感者。凡伤气则白,伤血则赤,气血俱伤,赤白并出;黄是食伤,绿是伤湿。"

痢疾一年四季均可发生,但以夏秋季为多。清代汪绂在《医林纂要探源》中云:"痢症列暑部,痢兼清湿之淫,而暑为主也……盛暑烦渴,引冷食寒,暑遏于脾,交争亦然,争而下逼,乃为肠游,痢也。伤气白痢,伤血则赤,气血交伤,赤白并作痢。"根据临床特征,对病因的认识,新安医家吴谦宗各家见解,在《医宗金鉴》中指出痢疾另有别名:"大瘕小肠大肠泻,肠澼滞下古痢名……噤口痢、水谷痢、风痢、休息痢、热痢、寒痢、湿痢、五色痢。"新安医著中另有肠游、下痢、脓血痢、赤白痢、血痢、痛疾等不同称谓,而以痢疾的称谓较为普遍。

早在秦汉时代,《黄帝内经》称本病为"肠澼""赤沃""注泄赤白",并简要论述了其病因及临床特点,指出痢疾发病与外感热淫、风湿,内伤饮食不节有关。如《素问·六元正纪大论》谓:"太阳司天之政……风湿交争,民病注下赤白。"《素问·太阴阳明论》云:"食饮不节,起居不时者,阴受之……入五脏则腫满闭塞,下为飧泄,久为肠澼。"《素问·至真要大论》曰:"少阴之胜……呕逆躁烦,腹满痛溏泄,传为赤沃。"又谓:"岁少阳在泉,火淫所胜,民病注泄赤白,腹痛溺赤,甚则血便。"《难经》称之为"大瘕泄",指出"大瘕泄者,里急后重,数至圊而不能便"。汉代张仲景在《金匮要略》中将痢疾与泄泻统称下利,但部分论述中提出"圊脓血,以有热故也",进一步阐述痢疾的症状和病因,治疗上创制了白头翁汤、桃花汤等。白头翁汤可清热燥湿、解毒凉血,主治热毒痢疾;桃花汤可温涩固下,主治日久不愈的虚寒血痢,为历代医家沿用。华佗《中藏经》已认识到疫痢(肠游)出现转筋、脉极数、脉悬绝等脉证时,其预后极差,称为"死"证。

东晋葛洪《肘后备急方》始以"痢"称本病,以区别于一般泄泻。隋代巢元方《诸病源候论·痢病诸候》中记载了 21 种痢病候,其中多数属今疫痢病证。

在病因方面,仍沿袭《黄帝内经》之说,提出:"其饮食居处,运动劳役,血气虚者,则为风邪所伤,客在肌肉之间,后因脾胃气虚……则不能克制水谷,故糟粕不结聚而变为痢也。"认为由岁时寒暑不调,外受风邪,或夹冷热之气,或饮食起居无常引起;病机方面,已认识到与脾胃大小肠之血气不和有关。唐代孙思邈所著《备急千金要方》中不仅收载了许多治痢方药,还提出了"暴痢"与"久下(痢)"的概念,并根据大便的特征,认为"大凡痢有四种,谓冷、热、疳、蛊。冷则白,热则赤,疳则赤白相杂,蛊则纯痢瘀血"。

新安医学肇启于晋唐,形成于宋元,晋唐新安典籍大多佚失,难以考证,宋代张杲所著《医说》是现存最早记载痢疾的新安医籍,其中论述了痢疾的病因病机,载有:"当盛暑时,食饮加意调节。缘伏阴在内,腐化稍迟,又果献园蔬多将生啖,苏水桂浆唯欲冷饮,生冷相值,克化尤难,微伤即飧泄,重伤则霍乱、吐利。"并提出"辨脏腑下痢",指出痢疾多有积滞,详细论述了如何辨别泄泻、痢疾及其论治,如"病赤白下痢,或脓多血少,或脓少血多,皆为有积,或先挟热泄泻,更服温药,因变脓血下痢,关脉沉紧,按之有力而小疾也,并宜先与消化积滞,才微利过,即以香连丸、驻车丸、戊己丸便愈。化积滞用消积丸、不二丸、感应丸。淹延恶利,用朱粉丹主之"。

明清时期,随着新安医学渐入鼎盛,新安医家在痢疾的病因病机和辨证论治方面的认识渐趋成熟。病因方面,已认识到痢疾具有传染性。自宋代陈无择在《三因极一病证方论》中将痢疾称为"滞下"之后,众多医家都认可了该病名,并将其等同于"痢疾"。明代孙一奎在《医旨绪余》中指出,二者并非一种疾病,"痢者,利也,通利之义,乃时症也。或从泄泻而得,或径大便脓血,盖秋令气降,腹中秽积因时下行而痢也。彼滞下者,滞,是积滞之滞,不因时令,不由泄泻,而竟里急后重,垢腻之物频并而下也,岂可同日语哉?"

孙一奎在《赤水玄珠》中分析了休息痢的成因,曰:"休息痢者,愈后数日又复,痢下时作时止,积年累月不肯断根者是也。则因始得之时,不曾推下,就以调理之剂,因循而致也,又或用兜涩太早,以致邪不尽去,绵延于肠胃之间而作者,或痢愈后而肠胃虚弱,复为饮食所伤而作者,当看轻重调理,或热或寒,或消导或再推下,然后以异功散等补剂加收涩之药。"清代许豫和在《怡堂散记》中指出,痢疾常见于时气传染,谓:"下痢之本,必由夏伤于暑,常见时气传染。"清代汪文绮所著《杂症会心录》谓:"而痢疾之传染,益信暑热之无与,况杂气所著无方,或发于城市,或发于村落,他处安然无有。"

病机方面,新安医家已认识到,痢疾是由于肠胃积毒、积滞所形成。《杂症会心录》谓:"邪毒在肠脏,致恶饮食而败脾胃,绝谷杀人,若下痢而兼寒热者,杀人尤速。"清代汪必昌《聊复集》从泻下物、主症、兼症等方面,简明扼要地论述了泄痢之辨,"泄泻者,大便注下,水谷一并向后出也。有腹满、腹痛、肠鸣、食下则泄之证。所下有泡水、黄赤汁、白物、完谷不化之异、不里急后重,与痢别。但有大瘕泄,亦里急后重,如痢状,却无脓血稠黏之症。"

治疗方面,针对积滞肠胃,新安医家主张通因通用,调气行血治疗痢疾。清代程文囿在《杏轩医案》中指出:"考古贤治痢,不外通涩两法。大都初痢宜通,久痢宜涩。夫暑湿邪热,客于营卫,则生疮疖;入于肠胃,则为泻痢。痢之红白,如疖之脓血。脓血不净,疖不收;红白不净,痢不止。证在初起,治贵乎通。经曰:通因通用,然此通字,亦非专指攻下之谓,言其气机流行而无壅滞,乃为通耳。"针对痢疾治疗不效,清代方肇权在《方氏脉症正宗》中,进一步提出要重视脉症结合:"初病时只知破血、清热、解毒、消导之常法,不效则技穷矣。殊不知破血、清热、解毒、消导者,施于强实脉盛之人若合符节……要凭脉察症之强弱,两相参酌。"清代罗美《古今名医汇粹》引喻嘉言之论,强调六经辨证:"治痢之表,法亦当从于少阳,盖水谷之气,由胃入肠,疾趋而下,始焉少阳生发之气不伸,继焉少阳生发之气转陷,故泛而求之阳明,不若专而求之少阳。"明代程从周在《程茂先医案》中进一步提出"治痢圣药之说""圣者,治痢之圣药也。痢圣用干姜,檗皮罂粟良,当归甘枳壳,御米共煎汤。"

清代程国彭所著《医学心悟》对痢疾的病机认识独出心裁,认为火性在痢疾中反而下降于大肠的原因,主要在于中焦有积热,该积热"或为外感风寒所闭,或为饮食生冷所遏",导致火气不能正常上升而被逼下降,并创制了治痢散,专治痢疾初起。清代吴谦综合前贤的观点,详细总结了不同历史时期对痢疾的认识及病名的演变,如其在《医宗金鉴·杂病心法要诀》中言:"大瘕泻者,里急后重,数至圊而不能便,茎中痛也。小肠泻者,溲涩而便脓血,少腹痛也。大肠泻者,食已窘迫,大便色白,肠鸣切痛也。肠澼者,饮食不节,起居不时,阴受之,则入五脏,脏闭塞,下为飧泻,久为肠澼,腹痛下血也。滞下者,积汁垢腻,与湿热滞于肠中,因而下也。此皆古痢之名也。然痢之为病,里急后重,下利脓血,小便赤涩。里急者,腹痛积滞也。后重者,下坠气滞也。"

从宋元的认识阶段,到明清的完善与创新阶段,可以看出新安医家对于痢疾的认识逐渐清晰。同时,随着对前人理论基础的传承和临床经验的积累与创新,新安医学痢疾理论不断深化和完善,新安医家对痢疾的认识逐渐趋于系统化,体例完备、分类细致、治法得当,并为各家所认可。

本节讨论的内容,以西医学中的细菌性痢疾、阿米巴痢疾为主,急性菌痢和中毒性菌痢多相当于中医的湿热痢和疫毒痢,慢性菌痢多相当于中医的休息痢和虚寒痢。此外,临床上的溃疡性结肠炎、放射性结肠炎、细菌性食物中毒等出现类似本节所述痢疾的症状者,可参照本节辨证论治。

第二节　病因病机

新安医家指出,痢疾多发生于夏秋季节,患者常有外感时邪及饮食不节的病史。夏秋之交,正值热郁湿蒸之际,湿热之邪内侵人体,蕴于肠腑,是本病发生的重要因素。饮食不节,一可损伤脾胃,二是食物积滞。疫邪病毒从口而入,积滞腐败于肠间,发为痢疾。

一、饮食不节,积滞肠胃

痢疾产生多与饮食不节、内伤胃肠相关,饮食积聚、气机不畅、气滞血瘀,气血与肠中腐浊之气搏结于肠之脂膜,化为脓血;或饮食久积不化、郁而化热、热伤肠膜,化为脓血,导致下利赤白、里急后重之痢疾。新安医家于此有充分的论述。宋代张杲所著《医说》中多次引用痢疾因食物积滞的语句,如其摘录《集验方》的内容"病赤白下痢,或脓多血少,皆为有积,或先挟热泄泻,更服温药,因变脓血下痢,关脉沉紧,按之有力而小疾也,并先与消化积滞"。明代徐春甫承袭前人观点,认为痢疾多为饮食积滞所致,其在《古今医统大全》中云:"痢疾之源,皆由肠胃所受饮食之积,余不尽行,留滞于内,湿蒸热秽,郁结日深,伏而不作。"明代孙文胤在《丹台玉案》中进一步提出:"盖因平素饮食不节,油腻生冷恣食无忌,或饥饱不时,或冷热不择,停蓄于中,久而不化……所积之物,煅炼稠黏,有赤白相杂,与纯黄之异,不见其粪,而惟见其积者,盖藉气血而变成也。"清代程杏轩明确指出,痢疾发生的病位在胃肠。

平素暴饮暴食或嗜食肥甘厚味者,易酿生湿热,蕴结肠之脂膜,湿热污秽与气血搏结,腐败化为脓血,则成湿热痢。如《丹台玉案》所载:"饮食停积,因湿热而化,遂为稠浊胶固于肠胃之中,欲下不下,是以有里急后重之苦。"清代王勋所著《慈航集》言:"有因饮食不调,脾胃骤伤者……有因食积日久而成者……有因膏粱煿炙太过,燥热蕴积者。"

二、感受外邪,病因多端

痢疾病因多端,发病复杂,风、寒、暑、湿、燥、火均可致痢,但痢疾的发病常常兼挟而致,或因风寒,或因寒湿,或因暑湿,又或因燥湿,但临床主以暑湿为多见,新安医家对此多有发挥。

1.暑湿致痢

清代汪绂《医林纂要探源》认为,痢疾当列为"暑部",且常兼"清湿之淫",正如其所言"痢疾列暑部""痢兼清湿之淫,而暑为主也"。清代许豫和在《怡堂散记》中指出,夏月暑湿之热客于营卫,若湿热之邪入于肠胃则发为痢疾。清代叶天士《临证指南医案》认为,痢疾"惟夏秋暑湿夹积者居多",提出"暑必兼湿"理论,指出痢疾之阳暑致病是由于"天之热伏,阻气化浊,则重于清",并指出"夏秋痢疾,固是湿热伤气""痢疾湿热,皆是夏令伏邪"。清代程文囿在《杏轩医案》中指出,痢疾的发生是暑湿邪热侵入肠胃所致,认为痢疾即滞下,其病因为"暑湿内侵",病机为"长夏感受暑邪,伏于肠胃,新秋患痢,腹痛后重,赤白稠黏,日夜频次",正如其所言"夫暑湿邪热,客于营卫,则生疮疖;入于肠胃,则为泻痢"。

2. 寒湿致痢

若痢疾发生于夏秋季夜晚或所处环境较为寒凉,病邪则以寒湿为主,再加之阳虚之体受邪,此时邪易从寒化而发为寒湿痢。清代方肇权所著《方氏脉症正宗》认为,"深山劳役之夫夜卧寒凉""湖边勤苦之辈衣单难御""富贵之人……酒后贪凉,或当风熟睡",即感受寒湿之邪,此时可致"冷痢"的发生。叶天士《临证指南医案》提出,痢疾可分阳暑痢疾与阴暑痢疾,其中阴暑的发生是由于"人之阳气先亏",加之感受寒湿,故"郁折生阳"。清代程国彭指出,痢疾可能与感受风寒有关,如其在《医学心悟》中指出,痢疾的发生"良由积热在中,或为外感风寒所闭,或为饮食生冷所遏,以致火气不得舒伸,逼迫于下,里急后重也"。明代孙一奎认为,痢疾为秋令气降,感受秋寒所致,如其在《医旨绪余》中指出:"盖秋令气降,腹中秽积因时下行而痢也。"

3. 燥邪致痢

清代余国珮《医理》认为,"如今时之痘症、痢症均属燥病",痢疾的发生与燥邪密切相关,指出痢疾的病机为"燥火逼其直注大肠",认为泻痢已经亡阴,津枯肠涩,而又"燥邪频迫",故出现"里急难下"之症,并指出痢疾之泻与"湿邪热泻、倾肠滑利"之证不同。清代许豫和认为,秋深之际,常燥湿相兼,但随着时间的推移,"湿气尽消,燥气方胜"。清代叶天士指出,痢疾的发生,可由多种因素导致,而燥邪是其中一个因素。

痢疾的病因多端,正如明代汪机在《医学原理》中指出,痢疾的发病外因为"风、寒、暑、湿之邪,干之而动中",临床应当谨慎辨之。

三、感召时疫,传染于人

痢疾四季均可发生,但多发于夏秋季,有较强的季节性。夏季早秋,气候炎热,湿气较重,易产生湿热邪气,又或感受寒湿之气,或饮食生冷太过,则易形成寒湿病邪。新安医家亦认识到疫毒致病的特殊性,疫毒为一种具有强烈传染性的致病邪气,非风、非寒、非暑、非湿。疫毒的传播,与岁运、地区、季节有关。时邪疫毒,混杂伤人,从而造成痢疾流行。

婺源县浙源乡孝悌里凰腾村文书《应酬便览》中,详细记载了痢疾的症状、发病季节、流行性及危害性。书中云:"时光舛错,寒暑交侵……个个惊惶,郁滞传施,方方沾染。重者恶心噤口,气脱不回;轻者腹胀腰酸,痛涩莫甚。种种毒逆,无法可疗",由此可见痢疾在当时当地盛行。明代汪机提出,运气失常可致时疫痢,强调其具有传染性,正如其所言"如凡一方、一家皆病痢,乃时疫痢"。清代《临证指南医案》中指出疫毒致病之病位,认为"时令暑湿,都从口鼻而受",还指出疫痢的发生是疫痢之邪"自上以及中,必循募原,致肠胃亦郁"所致。清代程文囿所著《杏轩医案》记载:"痢疾即时疫,浊邪中下名曰滞,亦杂气之所乘,故多传染于人。"清代汪文绮的《杂症会心录》驳斥了前人认为痢疾的发生是暑热或过食生冷瓜果所致的观点,指出痢疾"非六淫之邪所感",是由"时疫中浊邪中下",主要通过侵犯上焦胃脘和下焦而引起的,并且明确提出痢疾具有传染性的特点,正如其所言"延门阖户,一人病此,人人亦病,此始也感受,继也传染于人,具有气所感召"。清代许豫和所著《怡堂散记》认为,痢疾的发生虽由时气所引,但与人体肠胃"本有伏暑兼停滞"也有关,指出"我无伏暑,何患时气?"提示痢疾的病因需要注意内、外两端。

四、血行不畅,气机阻滞

痢疾,其病位直接在肠道,新安医家常以气血立论,认为其系由血行不畅、气机阻滞所致。清代吴谦在《医宗金鉴》中将痢疾分为白痢与赤痢,认为白痢的病位在大肠,而大肠与肺相表里,肺主气,故白痢的发生属于伤气分;赤痢的病位在小肠,小肠与心相表里,而心主血,故赤痢的发生属于伤及血分。清代汪绂所著《医林纂要探源》指出"血热则小肠伤而痢赤,气热则大肠伤而痢白",清代汪昂也认为"下痢,赤属血分,白属气分"。明代徐春甫所著《古今医统大全》总结了先贤关于痢疾的论述,认为泻、痢其证不可混为一谈,气滞不通是里急后重的主要原因,脾胃气血不和是腹痛的常见原因。清代吴谦对于赤白痢提出新的见解,认为白痢与大肠、肺有关,属伤气,赤痢与小肠、心有关,属伤血。初痢多属湿热,久痢多属寒虚。清代程杏轩在《医述》中指出,妇人痢疾"伤血则赤,伤气则白,血气俱伤则赤白相杂,腹内重坠,胎气不安""妊娠痢疾,本于脾胃不和,因而气血受病"。明代程伊《程氏释方》认为,暑热之邪"容于大肠气分为白,容于小肠血分为赤"。明代程仑在《程原仲医案》中指出,白痢的产生是气滞所致,正如其所言"夫气行火降,肠胃通利,故下白愈多。下白愈多,则滞气行矣。"清代方肇权在《方氏脉证正宗》中云:"热伤气分属肺金,故白色;热伤血分属心火,故色赤也""痢久而气血已伤""久痢者必然血伤",但特别强调痢疾发病虽与气血相关,但不可将痢疾的本质直接归属于气血,"血者有形而有质,受热邪之煎迫,不能安于脏腑之调和,以致离经而下渗",气血只是痢疾发病的诱因之一,痢疾的发病与多经相关,并非只有心肺。

上述致病因素,临床上常兼夹为病,唯有孰多孰少、相兼邪气之不同。正如清代吴谦在《幼科心法要诀·痢疾门》中综合前贤之言对痢疾的病因病机所做的总结:"痢疾,多因外感暑湿或内伤生冷而成。饮食生冷,损伤脾胃,痢久不止者,或脏气本虚,又复感风冷者,多属寒痢。皆因湿热凝结于肠胃者,多属热痢。时痢者,乃痢疾时复感时气也,噤口痢者,乃火毒冲胃而成。"

第三节 辨 证 治 疗

对于痢疾的辨证分型,明代徐春甫认为,下痢赤白者,当根据赤白多少,结合全身其他症状,来判断是寒湿还是湿热。伴头身困重,不思饮食,脉濡缓,苔白腻者为寒湿痢;伴肛门灼热,小便短赤,脉滑数,苔微黄者为湿热痢;下痢白冻如豆汁、鱼脑,或滑脱不禁,伴怕冷,脉沉细弱者,多为虚寒痢。下痢脓血者,若痢下鲜紫脓血,伴壮热,甚则神昏痉厥,口渴,舌红绛、苔黄燥,脉滑数,为疫毒痢;若下痢赤白脓血或黏稠鲜血,伴食少、心烦、口干、舌红绛少苔、脉细数,为阴虚痢;若痢止未久而复发作者,为休息痢。痢疾的证型较多,新安医家强调,治疗时应根据临床症状辨证施治。

一、治痢大法,总以通降为首务

痢疾的病位在肠胃,常为湿热积滞于肠胃,湿热蕴蒸,以致里急后重而发痢疾,然"六腑以通为用""以降为顺",故治疗时以通降之法为首务。明代程原仲认为,痢疾的本质是脾病,但特别强调"血枯脾弱,致失其职,亦不能司转输",反对乱用补土药,认为白术、人参"虽补脾,而其性壅塞""补之燥之则误",会导致脾胃进一步阻塞。近代王仲奇认为,痢疾的发生是脾失健运、肠腑不通所致,基本治法是通调肠腑,常用厚朴、枳壳、神曲、佛手、木香等行气健脾。近现代王任之治疗痢疾,其大法为健运和腑、固肠分清,临床常用苍术、草果、陈皮、神曲、鸡内金、白头翁、石榴皮祛湿理气、消积健脾。清代洪桂认为,暑湿内侵之初痢者,先用"涤邪导滞"法,药用炒黄芩、赤苓、山楂、甘草、大豆卷、木香、葛根、赤芍、川厚朴、鲜荷叶、马齿苋、红曲等,消积导滞,兼调和气血。清代《叶氏医案存真》认为,"治痢疾初起,一般用苦寒之品,以攻积清夺,足可却病"。清代程杏轩认为,初痢治疗"贵乎通",并指出"通"并非专指攻下之意,"言其气机流行而无壅滞"。清代方肇权在《方氏脉症正宗》中言:"其脉比数有力,治宜养血、清热、解毒,初起者兼下之法。"明代程原仲在临证遇到脉虽"浮取似微",好似虚证脉象,然"重按至骨,滑实有力"之痢疾患者,辨为"痰湿阻滞"之实证,认为"不下则苑",多采用苦寒如大黄、黄芩、黄连、厚朴、槟榔等物,泻下积滞,行气开通,乃属"通因通用"之法。清代许豫和认为,针对"入秋热胜"者,初起则用柴胡、葛根、黄芩、黄连、厚朴、槟榔、木香、车前草、木通、神曲、山楂等物,通肠胃之壅闭,消食滞以通达。清代叶天士《临证指南医案》指出,暑热之邪充盈则会格拒三焦,此时气机壅阻,甚至逆传而闭,"上下之势浑如两截",认为朱丹溪针对此病的治法最为高明,即用"辛以开之,苦以降之",辛开苦降,导滞开通以愈。近现代王任之治疗痢疾时,重视病程的长短,初病时多从湿邪入手,以分清健运开导之法立治,多用泽泻、车前子、白木槿花等分清消积;以神曲、鸡内金、陈皮等健运消滞。

二、表里辨证，分治以俾邪外出

痢疾初起，兼有表证，病在表，当先解表，若不先解表，恐表邪进一步内陷入里。而对于痢疾的治疗，新安医家指出，应先辨别表里，若表里兼夹，表里皆病者当先解其表，后攻其里，以俾邪外解。清代汪昂在《本草备要》中引用喻嘉言的话，认为治疗痢疾首先需要分清表里，"下痢必先汗解其外，后调其内。首用辛凉以解表，次用苦寒以攻里"，一般情况下应于解表后再治里。明代余午亭指出，痢疾治疗需要分表里，指出由外感而致痢疾者，应使邪从外去，宜用辛凉解表、苦寒清里之法。明代吴崐指出，对于二阳合病所致的下痢，主张遵伤寒分经治法，太阳阳明合病下痢宜汗法，太阳少阳合病下痢宜和解，阳明少阳合病下痢者宜攻里。清代吴谦在《医宗金鉴》中指出，治初痢宜表里分明，有表证者宜先解表，不宜攻下；里证为主者，宜先攻里。清代郑重光《素圃医案》中，载一患者痢疾夹表，表里皆病，他认为必须俾邪外解，先解其表，而后攻里，"正合败毒散加陈仓米，乃属仓廪汤之证"，遂以羌活、独活、柴胡、前胡、川芎、茯苓、枳壳、桔梗、甘草、陈仓米解表，日投二剂，身得微汗，表热里痢皆减半。后根据患者高年气虚，即以前药遵古方加人参一钱，二剂遂大汗通身，热退痢止，邪从外解，不须攻里矣。痢疾夹表，"必须俾邪外解，先解其表，而后攻里，正合败毒散加陈仓米，乃属仓廪汤之证"。明代余午亭认为，外感而致痢疾者，应使邪从外去，宜辛凉解表、苦寒清里，如"痢有从外感三气之热而成下利，其必从外而出之，宜用辛凉以解其表，次用苦寒以清其里，自愈"。

三、久痢虚证，宣通气血兼固涩

痢疾日久，气滞血瘀，气血俱伤，耗损肾气，故治疗时可以采取宣通气血、补兼固涩的原则。

1. 宣通气血

新安医家在治疗久痢伤及气血时，常以朱丹溪的"调血则便脓自愈，调气则后重自除"为指导大法。《叶氏医案存真疏注》中言"叶氏治此证,即不以治初痢之法,施以大苦大寒,又不以治久痢虚证之法,施以补兼固涩,立法乃宣通气血",清代叶天士治疗此证,临床采用紫菀、炒黑地榆、厚朴、制大黄、炒青皮、桔梗、炒黑楂肉、木香诸药,辛苦发散,宣通气血,以达"调血则便脓自愈,调气则后重自除"之妙。明代程仑所著《程原仲医案》认为,痢疾的病因为气滞血虚,正如其所言"痢者,其气必滞,久痢者其血受伤",治疗应当"行其气之滞,而且和其血,再缓其下行",采用加味芩连汤,白芍、生甘草、黄芩、枳壳、肉桂宣通气血以治痢。清代方肇权在《方氏脉症正宗》中强调,久痢患者多气滞血虚或气血两虚,指出"知气行而血止者,知字作理字,理气血之流行而血止也",即治疗以宣通气血为主;又言"久痢者必然血伤",可见"脉必数而有力",此时宜"大养荣血,微加逐邪之法"。清代程国彭认为,痢疾里急后重症状的出现,是由于"火气不得舒伸,逼迫于下",驳斥医者不察而采用"槟榔等药下坠之",并自创"制痢散"调气行血,"方用葛根为君,鼓舞胃气上行也;陈茶、苦参为臣,清湿热也;麦芽、山楂为佐,消宿食也;赤芍药、广陈皮为使"。

2. 补兼固涩

肾为胃阙,开窍二阴,若久痢不愈势必累及于肾。久痢伤肾,新安医家常用扶正补肾兼收敛固涩之法治疗。近现代王任之认为,久痢多伤及肾阳,常出现头晕眼花、神倦乏力,甚则有怕冷之感,"体元累耗之过",治疗以温阳运脾为法。常用附子、益智仁、肉果、补骨脂等温补肾阳,收敛固肾;兼以白术、山药等健益脾气;佐以石榴皮、赤石脂、禹余粮、吴茱萸等涩肠固脱之品;以木槿、白头翁等清利湿热。清代程国彭在《医学心悟》中强调,"久痢必伤肾",此时当温补兼收涩元阳。清代方肇权《方氏脉症正宗》认为,"久痢又常伤肾",治疗常用"滋肾、兜涩之法"。明代吴崑指出,痢疾是二阳合病,治疗应遵伤寒之法,主张使用"汗、和、下"三法。他又强调初痢多属湿热,正气尚可,不可过早用收涩敛肠之法,久痢多属寒虚,正气亏虚,又须扶正兼以收敛固涩大肠。清代郑重光《素圃医案》认为,"治病必求于本",痢疾之本在于肾,故治痢多从肾入手,治疗常以温补肾阳、收敛固涩为主,临证多以金匮肾气丸加减治之。

清代吴谦在《医宗金鉴》中指出："赤痢下血多虚者,当涩之""白痢日久气虚者,当补之",临床用炒椿根白皮、炒地榆收敛固涩以防血脱,用人参、茯苓、炒干姜温补脾肾以防气脱。

四、津液既伤,治以养阴清燥益胃

若为感受燥邪之痢,则常伤津耗液导致阴虚,新安医家重视养阴之治。清代许豫和在《怡堂散记》中指出,"秋深久亢则湿气尽消,燥气方胜",此时用药"不宜燥利",因为痢疾本身就耗伤津液,而燥药与下利之药均可进一步损伤津液,治疗采用沙参、麦冬、生地、甘草生津液,少加黄芩、黄连以清热泄火,佐以白芍、木香和血行滞,变燥为润。清代余国珮认为,痢疾为燥邪所致,久痢可致津枯肠涩,提倡用"养营清燥"法,药用石膏、南沙参、知母、麦冬、瓜蒌、玉竹、阿胶之类清燥救肺,养阴助胃。清代王勋所著《慈航集三元普济方》记载诸方,法用养阴益气,其中"人患痢疾之神方"为清金止痢汤、固阴清痢方,"虚热痢疾神方"为救阴清痢汤,小儿痢疾采用养阴解毒清痢汤,治疗久痢全止者用理阴益气煎,痢疾痊愈后可使用六味地黄丸滋阴调理,产后痢愈者可用养阴培元煎调理等,可见其养阴之法可贯穿痢疾治疗的始终。

总之,治疗痢疾的过程既不能忽视表证,亦不能忽视里证,治疗时须先辨表里、虚实、寒热,强调表里兼治。痢疾感受外邪多种,人体体质亦有不同,唯有辨证论治才是最佳治疗方案。

第四节 方 药 选 介

方从法出,法随方立,处方用药作为理、法、方、药的基本内容,是中医诊疗思维过程中的最终环节。中医临证实践本身就是一个动态的过程,新安医家强调因时、因地、因人制宜,大忌"执死方以医活人",在治疗痢疾方面,师前人之法而不泥其方,吸取前人总结的法度规矩、组方理论和宝贵的临床经验,结合具体情况化裁,形成了一套独特的方药体系。

一、新安医家特色用药

1. 人参、黄连

人参,味甘、微苦,性平,大补元气,复脉固脱,补脾益肺,生津安神;黄连,苦寒,清热燥湿,泻火解毒。清代汪昂《本草备要》认为,人参可以治疗痢疾滑脱,指出"始痢宜下,久痢宜补",并引用朱丹溪的观点"补已至而下,则病者不能当;补已至而弗下,则药反添病",提出痢疾的治疗应采用"先补后下法",而大承气等下法使用时应待"胸有定见者"方可使用。《本草备要》又指出:"湿热郁而为痢,黄连治痢要药。噤口者,热壅上焦,同人参煎汤呷之,但得下咽便好。"

近现代王乐匋指出,人参与黄连的配伍正是基于此寒温并用的"反佐"原则,以凉药与热药并用,以补药与泻药相兼,祛湿而不伤正,扶正而不助邪。王氏在治疗痢疾时,常以健脾化湿之方参苓白术散或理中汤加黄连组成,疗效斐然。清代程国彭所著《医学心悟》认为:"食不得入,是有火也,故用黄连。痢而不食,则气益虚,故加人参。虚人久痢,并用此法。"近现代程门雪指出,对于表证未解、挟热下利之初期,常用葛根黄芩黄连汤,并指出"黄连,对心烦、舌红、呕吐之症,尤为相宜"。清代吴谦所著《医宗金鉴》中,记载有治疗"口痢,不堪下者"的参连开噤汤,方由人参、黄连、石莲子三药组成。明代吴洋在《论医汇粹》中重视中气,指出"中气尤水也,水不足则舟不行",认为"虚人胃气虚弱,又加作热,若用芩连凉剂,大便必然作泻",必须重用人参、黄芪以固其本,再加黄芩、黄连于内,则不作泻。

需要注意的是,一些新安医家指出黄连久服化热,如明代陈嘉谟在《本草蒙筌》中,明确提出了"但久服之,反从火化"的观点,认为黄连久服"愈觉发热,不知有寒。故其功效唯初病气实热盛者,服之最良,而久病气虚发热,服之又反助其火也",可谓是临证经验之谈,临床用药时需留意。

2. 黄连、白术、陈皮

黄连,味苦、性寒,清热燥湿,泻火解毒,清代汪昂在《本草备要》中言"寒药多泄,惟黄连肥肠而止泻",可见其非但不致泻,还可厚肠胃、止痢。白术味辛、性温,健脾去湿,止泻消肿,止呕进食,白术是徽州第一良药,新安医家素来喜用白术,明代徐春甫临证必备必用白术,无论外感内伤,凡有中焦疾患者,均可考虑使用白术除湿补中。陈皮味辛、性温,理气健脾,燥湿化痰,常用于胸脘胀满、食少吐泻等证。

明代汪机在《石山医案》中共收案 108 例、用药 96 味,分析研究发现其组方配伍规律,发现其以补气药为主,根据药物出现频次与作用,现代筛选拟定汪机固本培元基本方,其中白术、陈皮均为 7 味核心药物之一。此外汪机的固本培元法虽以黄芪、人参、白术补气固本为主,但也往往配有黄芩、麦冬、黄柏等清热养阴药,陈皮、枳壳等行气药,兼顾气血阴阳,以达"阴平阳秘"的和谐状态。汪机再传弟子徐春甫在《古今医统大全》中记载:"下痢红多身热,益元散加木通陈皮炒芍药白术汤,送下保和丸、香连丸之属""痢后糟粕未尽,或食粥稍多,或饥甚方食,腹中作痛者,以白术、陈皮二味煎服和之,自安""小儿痢疾,用黄连、黄芩、大黄、甘草煎服""一小儿八岁下痢纯血,作食积治,苍术、白术、黄芩、芍药、滑石、茯苓、甘草、陈皮、神曲煎汤,下保和丸"等,可见临床治疗痢疾使用黄连、白术、陈皮的频率之高。明代孙文胤在《丹台玉案》中言"然治痢之药,悉用苍术、浓朴、黄连、木香、白术、陈皮之类",明代吴正伦《脉症治方》更是赞美黄连、白术、陈皮三药为"痢必用之药"。

3. 白术、白芍、茯苓

白芍味苦、酸,性微寒,有平肝止痛、养血调经、敛阴止汗之功。清代汪昂所著《本草备要·草部》载:"白芍治泻痢后重,脾虚腹痛,心痞胁痛,痈肿疝瘕。其收降之体,又能入血海,而至厥阴";明代罗周彦《医宗粹言》载:"白芍药泻脾伐肝,疗血虚腹痛,下痢用炒,而敛汗生用";明代陈嘉谟在《本草蒙筌》中言:"白芍药色应西方,能补能收,酒炒才妙""白芍和血脉缓中,固腠理止泻痢,为血虚腹痛捷方"。茯苓味甘、淡,性平,有利水渗湿、健脾宁心之功,《本草备要》言:"茯苓甘,温,益脾助阳;淡渗,利窍除湿。色白入肺,泻热而下通膀胱""能通心气于肾,使热从小便出。然必上行入肺,清其化源,而后能下降利水也",渗湿之力强。

据统计,明代孙一奎《孙文垣医案》中 132 案用药 178 味,核心药物有白术、茯苓、白芍,认为此三药可理中焦。明代徐春甫《古今医统大全》记载的诸多治痢方中均含此三药,如升阳除湿防风汤治疗痢疾,其组成包含白术、白茯苓、白芍药;"治痢疾不分赤白久近,服之无不效"的和中饮,组成也含有白术、茯苓、芍药;"治冷痢虚甚"的十宝汤,"治虚人患痢赤白"的木香化滞汤,也含此三药。明代汪机治疗痢疾,常采用升阳补气化湿法,常以白术甘温益气除湿,茯苓、芍药淡渗利湿、酸敛止泻,陈皮降浊气、升阳气,并引用刘河间的论述加以佐证:"以白术之甘,能入胃而除脾胃之湿;芍药之酸涩,除胃中之湿热,四肢困;茯苓之淡泄,能通水道走湿。"可见白术、芍药、茯苓三药共用,补脾益气而不滋腻壅滞,升阳降浊以理气,透热以祛外邪,为治痢之良药。

4. 木香、大黄、黄连、白芍、槟榔

木香辛行苦降,善行大肠之滞气,为治湿热泻痢、里急后重之要药,常与黄连配伍,如香连丸;若治饮食积滞之脘腹胀满、大便秘结或泻而不爽,又可与槟榔同用,如木香槟榔丸。大黄,苦寒,泻下攻积,清热泻火,凉血解毒,逐瘀通经,清代汪昂在《本草备要》中言:大黄"大泻血分湿热,下有形积滞。大苦大寒""其性浮而不沉,其用走而不守",用以"荡涤肠胃,下燥结而除瘀热",可治"伤寒时疾,发热谵语,温热瘴疟,下痢赤白,腹痛里急"等一切实热、血中伏火之证。明代程仑《程原仲医案》中常用大黄,痢疾实证治疗时可用黄连、黄芩、白芍药、当归尾、枳壳、槟榔、厚朴等药物,"体气颇实,再下无妨也";程氏认为食积在里,"不下则苑",故临床又常以大黄泻下积滞,导痰湿随大便而去;黄连清热燥湿;枳壳、厚朴、槟榔行气导滞,"通因通用"。

治疗痢疾腹痛、里急后重的常用方芍药汤,其组成有木香、槟榔、白芍等理气解痉药,再加黄连,可加强抑菌作用,以清热燥湿。清代吴谦所著《医宗金鉴》中的大黄黄连汤,其组成仅含大黄、黄连,可治疗痢疾里热盛,上冲心作呕,噤口者;芍药汤治滞下赤白,便脓血,后重窘痛,其组成包含黄连、槟榔、木香,吴谦指出"痢不减,加大黄"。

明代徐春甫的《古今医统大全》记载有治疗湿热痢疾初起的黄连枳壳汤，"服此汤一二剂，并无再作，百发百效"，其组成中的要药有黄连、白芍、槟榔、木香。若湿热食积三者兼俱，常用芩连芍药汤等下之，乃"通因通用"的具体体现，其组成为黄芩、黄连、白芍药、枳壳、木香、槟榔、甘草，并指出"芩、连、芍药三味乃痢疾必用之药也"，诸药合用，泻去肠胃中之湿热，开郁结之气，消化食积之滞。

二、新安医家创方

1. 治痢散

【出处】清代程国彭《医学心悟》。

【组成】葛根、酒炒苦参、陈皮、陈松萝茶、酒炒赤芍、炒麦芽、炒山楂。

【服法】上为细末。每服 4 钱，水煎，连末药服下，小儿减半。

【功用】清湿热，调气血，理肠胃。

【主治】专治痢疾初起之时，不论赤白皆效。

2. 朴黄丸

【出处】清代程国彭《医学心悟》。

【组成】陈皮、姜汁炒厚朴、酒蒸大黄、广木香。

【服法】荷叶水叠为丸，如绿豆大。每服 3 钱，开水下。小儿 1 钱。

【功用】理气导滞止痛。

【主治】痢疾初起，腹中实痛，不得手按。

3. 加减黄芩芍药汤

【出处】明代吴正伦《脉症治方》。

【组成】炒黄芩、枳壳、炒白芍药、槟榔、木香、炙甘草、当归、苍术、浓朴、白术、陈皮、黄连。姜 1 片，枣 1 枚。

【服法】上作一服，水 2 盏，煎 1 盏，食远服。

【功用】清热祛湿，理气活血，行滞和胃。

【主治】赤白痢疾。

4. 叶氏治久痢、腹痢便脓方

【出处】清代叶天士、叶万青《叶氏医案存真》。

【组成】紫菀、炒黑地榆、厚朴、制大黄、炒青皮、桔梗、炒黑楂肉、木香。

【服法】水煎服。

【功用】宣通气血,和胃化滞。

【主治】久痢、腹痢便脓。

5. 通快饮

【出处】明代孙文胤《丹台玉案》。

【组成】山楂、麦芽、苍术、莱菔子、枳实、木通、大黄、槟榔、生姜。

【服法】水煎服,不拘时热服。

【功用】清热除滞,行气和胃。

【主治】小儿痢疾始发。

6. 金宝散

【出处】明代孙文胤《丹台玉案》。

【组成】广木香、酒炒黄连、陈皮、肉豆蔻、炒浓厚朴、车前子、白术、山楂、苍术。

【服法】上为末,每服1钱5分,空心灯心汤调下。

【功用】理气和胃,清利湿热。

【主治】小儿赤白痢疾,肚腹作痛,里急后重。

7. 归芍饮

【出处】明代孙文胤《丹台玉案》。

【组成】人参、白术、白芍、白茯苓、诃子肉、乌梅、黄连、浓厚朴、肉豆蔻、柴胡、黑枣。

【服法】空心煎服。

【功用】和中理气止泻。

【主治】小儿痢疾,久不肯住。

8. 宝灵散(秘传)

【出处】明代孙文胤《丹台玉案》。

【组成】当归、黄连、白芍、白术、山楂肉、石莲子、苍术、枳壳、麦芽、神曲、肉豆蔻、木香。

【服法】上制为末,每服大人2钱,小儿1钱,白痢姜汤下,赤痢白滚汤下,水泻米汤下。

【功用】和胃理气活血。

【主治】一切痢疾(神效)。

9. 固肠汤

【出处】明代孙文胤《丹台玉案》。

【组成】木香、陈皮、白芍、当归、人参、枳壳、罂粟壳、诃子肉、茯苓、干姜。

【服法】水煎温服。

【功用】理气固肠。

【主治】冷热不调,下痢赤白。

10. 升阳除湿汤

【出处】明代孙文胤《丹台玉案》。

【组成】苍术、白术、茯苓、白芍、防风、木通、车前草。

【服法】水煎食前服。

【功用】祛湿热,理脾阴。

【主治】痢久脾阴下陷,里急后重,至圊不能便。

11. 连薷汤

【出处】明代孙文胤《丹台玉案》。

【组成】黄连、香薷、乌梅。

【服法】水煎食前服。

【功用】清暑祛湿,收敛止血。

【主治】受暑下痢鲜血。

12. 自制黄金散

【出处】清代汪文绮《杂病会心录》。

【组成】黄土、扁豆、谷芽、茯苓、黑豆、甘草、白芍、生姜、金银花、五谷虫、扁豆花。

【服法】水煎不拘时服。

【功用】解疫毒,救胃气。

【主治】疫痢。

13. 参连菖蒲汤

【出处】明代徐春甫《古今医统大全》。

【组成】人参、黄连、石菖蒲、石莲子。

【服法】上为末,水2盏、煎1盏,终日细细呷之。如吐又服,但得一呷,下咽便好。要封脐引热下行,用螺肉捣碎,入麝香少许,掩脐上。

【功用】健脾清热和中。

【主治】噤口痢。

14. 仓米饮

【出处】明代徐春甫《古今医统大全》。

【组成】陈仓米。

【服法】水2盏,煎至1盏,去滓,空心、食前、晚下各一服。

【功用】健脾生津。

【主治】痢后大渴不止,欲饮水。

15. 茜根散

【出处】明代徐春甫《古今医统大全》。

【组成】茜根、地榆、生地黄、当归、犀角屑、黄芩、山栀仁、黄连。

【服法】上咀,每服5钱,水盏半,入豉50粒、韭白7寸,煎六分,去渣服。

【功用】清热除烦。

【主治】血痢,心神烦热,腹中痛,不纳食。

16. 加味四君子汤

【出处】清代吴谦《医宗金鉴》。

【组成】茯苓、白术、人参、陈皮、木香、甘草、黄连、黄芩。

【服法】水煎服。

【功用】清热行气健脾。

【主治】痘疮未愈而患白痢者。

17. 加味四君子汤

【出处】清代吴谦《医宗金鉴》。

【组成】川芎、当归、生地、黄芩、川黄连、木香、白术。

【服法】水煎服。

【功用】理血清热,行气健脾。

【主治】痘疮未愈而患赤痢者。

18. 大黄黄连汤

【出处】清代吴谦《医宗金鉴》。

【组成】大黄、黄连。

【服法】水煎服。

【功用】清热止呕。

【主治】痢疾里热盛,上冲心作呕,噤口者。

19. 芍药汤

【出处】清代吴谦《医宗金鉴》。

【组成】芍药、当归、黄连、黄芩、槟榔、木香、甘草。

【服法】水煎服。

【功用】清热导滞,理血止痛。

【主治】滞下赤白,便脓血,后重窘痛。

20. 香连和胃汤

【出处】清代吴谦《医宗金鉴》。

【组成】黄芩、芍药、木香、黄连、甘草、陈皮、白术、当归、缩砂。

【服法】水煎服。

【功用】调气血,健脾胃。

【主治】痢疾下后调气血。

21. 参连开噤汤

【出处】清代吴谦《医宗金鉴》。

【组成】人参、黄连、石莲子。

【服法】水煎服。

【功用】清湿热,健脾胃。

【主治】噤口痢,不堪下者。

22. 噤口痢汤

【出处】清代方肇权《方氏脉症正宗》。

【组成】黄连、生地、牛乳、当归、白芍、天冬、滑石、柿饼。

【服法】水煎服。

【功用】清湿热,收涩止血。

【主治】噤口痢。

23. 和疟清痢方

【出处】清代王勋《慈航集三元普济方》。

【组成】紫苏、当归、广藿香、枳壳、槟榔、青皮、车前子、甘草、广木香、煨老姜。

【服法】水煎服。

【功用】解表理气祛邪。

【主治】痢疾初起,恶寒发烧,恶心呕吐,下痢腹痛。颇似疟疾,而并非疟。

24. 畅肝清痢汤

【出处】清代王勋《慈航集三元普济方》。

【组成】白芍、当归、枳壳、槟榔、甘草、莱菔子、车前子、煨老姜。

【服法】水煎服。

【功用】畅肝理气,除积滞。

【主治】春三月人患痢者。

25. 补脾清痢饮

【出处】清代王勋《慈航集三元普济方》。

【组成】甜于术、炒白芍、云茯苓、车前子、五谷虫、甘草、神曲、枳壳、广木香。

【服法】水煎服。

【功用】健脾止痢。

【主治】小儿痘疹后,脾虚下痢,面色黄白手足凉,舌苔微白者。

26. 除湿清痢饮

【出处】清代王勋《慈航集三元普济方》。

【组成】车前子、赤茯苓、炒枳壳、炒厚朴、槟榔、甘草、滑石、川黄连、广木香。

【服法】水煎服。

【功用】清湿热,消积止痢。

【主治】夏秋之间,湿热盛,先泻后痢,腹中疼痛,里急后重之极,不痢不可忍,欲痢不得痢,口渴饮水,小便艰涩,小肠作胀,脉弦数而滑。

27. 补气清痢汤

【出处】清代王勋《慈航集三元普济方》。

【组成】人参、炙黄芪、甜白术、云苓、当归、白芍、车前子、枳壳、陈皮、炙甘草。

【服法】水煎服。

【功用】补中益气清痢。

【主治】气虚下陷,久痢不愈,腹有微痛,脱肛下坠,虚寒怕冷,中气不接,形象欲脱。

28. 补血保胎清痢汤

【出处】清代王勋《慈航集三元普济方》。

【组成】当归身、白芍、川芎、炒枳壳、莱菔子、甘草、车前子、黄芩、砂仁、甜白术。

【服法】水煎服。

【功用】补血保胎清痢。

【主治】孕妇痢疾。

29. 补血化痢汤

【出处】清代王勋《慈航集三元普济方》。

【组成】全当归、白芍、甘草、炮姜炭、百草霜、枳壳、莱菔子、车前子。

【服法】水煎服。

【功用】补血化痢。

【主治】产后痢疾。

30. 补阴清痢饮

【出处】清代王勋《慈航集三元普济方》。

【组成】大熟地、当归、炙甘草、山萸肉、白芍、杜仲、干姜、广木香。

【服法】水煎服。

【功用】补阴清痢。

【主治】阴虚久痢不止，身热腹不痛，口渴舌干，腰腿酸软无力。

31. 夺命救痢饮

【出处】清代王勋《慈航集三元普济方》。

【组成】枳实、大黄、槟榔、甘草、当归、白芍、车前子、黑料豆、荞麦。

【服法】水煎服。

【功用】导滞清痢。

【主治】噤口痢。

32. 固阴清痢煎

【出处】清代王勋《慈航集三元普济方》。

【组成】全当归、炒枳壳、白芍、莱菔子、地骨皮、槟榔、甘草、车前子、陈皮。

【服法】水煎服。

【功用】固阴清痢。

【主治】冬三月患痢疾。

33. 养阴解毒清痢汤

【出处】清代王勋《慈航集三元普济方》。

【组成】当归、银花、甘草、枳壳、陈皮、白芍、车前子、煨广木香。

【服法】水煎服。

【功用】养阴解毒清痢。

【主治】小儿痘疹后,毒热未清之痢,面赤,手足温者。

34. 和肝清痢汤

【出处】清代王勋《慈航集三元普济方》。

【组成】炒白芍、当归、车前子、炒枳壳、赤茯苓、甘草、广木香。

【服法】水煎服。

【功用】和肝清痢。

【主治】夏、秋之间,初病腹痛,作泻而变痢者。

第五节　名 医 验 案

医案是医生治疗疾病时辨证、立法、处方用药的连续记录,是医生诊治疾病学术特色最直接的表现方式,新安医学博大精深,内容丰富,正是通过丰富生动的医案形式得以展示和体现。以下通过八则新安医家对不同证型痢疾诊治的医案,展现新安医家辨治痢疾的理法方药特色风格。

一、郑素圃医案——表邪入里案

【原文】 朱贞启文学,年六十外,初秋患痢,其证恶寒发热,脉浮而数。头疼身痛,目赤口干,而又腹痛,痢下脓血,不离秽桶。此虽挟表之证,其势甚危,乃疫毒痢也。表里皆病,必须先解其表,而后攻里,正合败毒散加陈仓米,乃属仓廪汤之证。遂以羌活、独活、柴胡、前胡、川芎、茯苓、枳壳、桔梗、甘草、陈仓米,日投二剂,身得微汗,表热里痢皆减半。浮脉虽平、而虚数不敛,此高年气虚,即以前药遵古方加人参一钱。二剂遂大汗通身,热退痢止,邪从外解,竟不须攻里矣。

(清代郑重光《素圃医案》)

按:本案系感染疫毒、表邪入里所致。患者于初秋时节,感染疫毒,发为痢疾。症见恶寒发热,头疼身痛,目赤口干,而又腹痛,痢下脓血,不离秽桶,脉象浮而数。辨证为疫毒犯表,表邪入里,表里皆病之痢疾,治宜解表与扶正兼顾,当先解其表,而后攻其里,方选败毒散加减。方中羌活、独活发散风寒,除湿止痛;川芎行气活血,并能祛风,柴胡解肌透邪,且能行气,两药合用,可助羌活、独活解表逐邪,行气活血。桔梗辛散,宣肺利膈;枳壳苦温,理气宽中,与桔梗相配,一升一降,是畅通气机、宽胸利膈的常用组合;前胡化痰以止咳;茯苓渗湿以消痰;甘草调和药性,兼以益气和中,更用养胃渗湿之陈仓米,增强顾护脾胃之效,脾胃者"仓廪之官",故此方有仓廪汤之称。患者年已六十外,高年气虚,故浮脉而虚数不敛,更加人参益气复脉,可助正气以鼓邪外出,又能防邪复入而治痢疾。此案祛邪与扶正兼顾,以祛邪为主,即疏散表邪,表气疏通,里滞亦除,其痢自止。

二、洪桂医案——久病阳虚案

【原文】 某癸未二月廿五日。

休息痢,症经今三载,舌白脉沉,形衰肤气,腹胀食减。此为脾肾之阳两惫,拟方备阅。制附子一钱,别直参一钱半,炮姜四分,炙甘草五分,炒白术钱半,广皮一钱,淫羊藿一钱半,制首乌三钱,胡芦巴一钱,益智仁一钱半,茯神二钱,陈仓米二两,四神丸一钱半(吞)。

(清代洪桂《洪桂医案选》)

按:本案系久病致虚、脾肾阳虚所致。休息痢是指痢疾时止时发,久久不愈者。本案患者患休息痢已三载,延久不愈,久病致虚。症见腹胀食减,可知脾胃阳虚,阳虚不能运化,故见形衰肤气、久病及肾、肾阳衰惫,故舌白脉沉,更加重腹胀食减之证。辨证为脾肾阳虚、失于健运之痢疾,治宜温肾健脾,清肠止痢,方中制附子、淫羊藿、制首乌、胡芦巴、益智仁等相配伍,甘温而峻补,鼓舞肾气,辛温而发散,以温煦周身,共奏温肾助阳、祛寒止痛之效;人参、白术、茯苓、陈皮益气健脾,炮姜以温补脾胃,陈仓米养胃,增强渗湿、顾护脾胃之效,而止泻止痢。更用固涩之四神丸,增强温肾暖脾、涩肠止泻止痢之功。

三、程杏轩医案——邪伏肠膜案

【原文】 族人联升,患休息痢,淹缠两载。药如清火、固涩、补中、升提，遍尝无效，偶遇诸途，望其色萎气怯，知为脱血之候。谓曰：尔病已深，不治将殆。渠告其故，予曰：吾寓有药，能愈尔病。盍往取之。比随至寓付药，再服即愈。渠以两年之疾，百治不瘳，此药效速如此，称为神丹。方用鸦胆子一味，去壳取仁，外包桂圆肉捻丸，每早米汤送下三十粒，旋以食压之。此方初得之人，传专治休息痢，并治肠风便血，少则一二服，多则三四服，无不应验。然其物不载《本草》，无从稽考，其味极苦，似属性寒，后阅《幼幼集成》书云：痢久邪附大肠屈曲之处，药力所不能到，用此奇效。思治虚怯沉疴，参芪归地有用数斤愈者；治伤寒热病，姜附硝黄有用数两愈者，何此物每用不过二三分，治积年之病，其效如神。物理真不可测。先哲云：千方易得，一效难求，信矣。

（清代程文囿《程杏轩医案》）

按：本案是痢邪伏于肠膜，感时而发所致。患者患休息痢，淹缠两载，服用清火、固涩、补中、升提之药未效，症见色萎气怯，可推测患者当时服药不效，而致气血紊乱，不能固摄，恐致下痢有血，气随血脱，血不足则色萎，气不足则气怯。"清火、固涩、补中、升提"乃属明代李中梓《医宗必读·泄泻》所提"治泻九法"之内。程杏轩推测，前医辨治此人仍从泄泻论治，而非痢疾，故治而不效；或前医之方谨小慎微，以致药力不达，而治痢不效。现患者休息痢两年未愈，邪伏于肠膜，而大肠屈曲，必当用猛药攻之，方能起沉疴而愈。辨证为邪伏肠膜，感时而发之痢疾，治宜攻补兼施，以攻为主。方中鸦胆子苦寒，有小毒，专攻大肠而止痢。桂圆肉味甘、性温，补益心脾，养血安神，鸦胆子被包裹于内，既可减轻鸦胆子之毒，又可补益气血。再以米汤送服、饮食压之，使药直入大肠，直攻病灶，祛除大肠痢毒，米汤、饮食又能缓和鸦胆子之毒性，顾护胃肠，则痢疾可愈。

四、程原仲医案——体虚腐结案

【原文】 符卿归公讳子顾，嘉定人夫人，体素羸弱，频用参、术。怀孕七月患痢，腰疼腹痛，病在危急。诸医咸谓：安胎则痢愈重，治痢则胎难全，袖手无策。最后延予,至,诊脉数滑,重按无力,思必得固胎之药为主,又非参、术所宜。仲景有黄连阿胶汤。阿胶能治脓血之痢,且止腰痛而固胎,善莫善于此,遂用以为君;同黄连、芍药、甘草为佐;少加枳壳二三分,以宽其后重。服一剂,痛痢俱减。次日,去枳壳,再服二三剂,痢愈。徐徐再进补养药后,三月举子。随阅《本草纲目》有云:阿胶一味酒化,大能愈孕娠之痢。可见古人用心,今人所患在不博耳。此二证之方,后传用皆效。

(明代程仑《程原仲医案》)

按:本案是素体羸弱、湿热内生、腐浊搏结肠膜所致。患者素体羸弱,本就气血不足、脾胃虚弱、运化无力,食积壅塞肠中,郁而化热、气机不畅、气滞血瘀,气血与肠中腐浊之气搏结于肠膜,化为脓血,而成湿热痢疾。而患者已怀孕七月,症见腰疼腹痛,病情危急,辨证为脾胃虚弱、湿热内生之湿热痢,治宜补益脾胃、清肠化湿、调气和血,方用黄连阿胶汤加减。方中阿胶味甘、性平,唐代甄权在《药性论》中云其"主坚筋骨,益气止痢"。明代李时珍《本草纲目》则言:"疗吐血……肠风、下痢……调大肠……阿胶一味酒化,大能愈孕娠之痢",故以阿胶为君,能治脓血之痢,且止腰痛而固胎。黄连清热燥湿,专治大肠湿热、止痢;芍药养血敛阴,补而不腻;甘草缓中补虚,益气健脾;黄连、芍药、甘草三药为佐,能增强阿胶清热和胎、养血敛阴止血之效;枳壳理气宽中,畅通气机,恰如刘河间所言:"调气则后重自除,行血则便脓自愈"。诸法合参,则胎元固、痢疾愈。

五、王任之医案——年高阴血耗伤案

【原文】 俞云超,女,64岁。1982年9月11日肠澼下利,黏腻赤垢,已廿八年之久,近仍环脐腹痛,肠中鸣响,便溏挟有黏液,日有二起,登圊之际,肛胀不爽。为日既久,头昏眼花,心慌气短,神倦乏力,则体元累耗之过。脉虚细。姑以温阳、固肠、分清为治。生白术6克,制附块9克,益智仁3克,煨肉果5克,炒补骨脂9克,煨诃子4.5克,石榴皮3克,炒淮山药10克,泡吴萸2.5克,炒延胡索6克,白头翁18克,白木槿花12克,赤石脂

9克。

（近现代王任之《王任之医案》）

按：本案系年老久病体弱，阴血耗伤，阴损及阳所致。患者年岁已高，且患痢疾已28年之久，迁延不愈，阴血耗伤。症见头昏眼花、心慌气短、神倦乏力，且患病日久，阴损及阳，阳气不足，不能温化，故见肠中鸣响，便溏挟有黏液，日有二起，兼见环脐腹痛，肛胀不爽，脉虚细。辨证为阴血耗伤、阴损及阳之虚寒痢疾，治宜温阳固肠、分清化浊。方中制附块、补骨脂、吴茱萸、益智仁温补脾肾，补火助阳；白术、肉果、山药益气健脾，燥湿利水，便溏、黏液均能好转；诃子、石榴皮涩肠止泻止痢；延胡索、赤石脂活血止血止痛；白头翁、白木槿花均为治赤白血痢之要药，均能清热利湿、凉血解毒，共为反佐，可防温燥伤阴。诸药合用，共奏温阳固肠、分清化浊之效，则痢疾可愈。

六、王仲奇医案——暑热挟秽、食滞相搏案

【原文】苗君，霞飞路，七月廿一日。暑热时邪多挟秽浊与食滞相搏，始而壮热无汗，既而心烦呕恶，大便下利，有红垢黏积，坐则眩晕欲厥，脉弦，苔糙。速以消暑清府，以冀应机为幸。佩兰三钱，藿香一钱，川朴（制）钱半，陈枳壳（炒）钱半，杏仁（去皮尖杵）三钱，槟榔二钱，茯苓三钱，条芩（炒）钱半，法半夏钱半，川黄连（炒）三分，忍冬藤三钱，玉枢丹（研末冲）三分，荷叶三钱。

二诊：七月廿四日。下利红垢黏积业已见弭，脐中秽浊未清，心中烦热，口干，苔糙，脉濡弦滑。再以清化宣和。佩兰三钱，藿香一钱，石菖蒲八分，陈枳壳（炒）钱半，杏仁（去皮尖杵）三钱，茯苓三钱，天花粉三钱，忍冬藤三钱，洗腹皮三钱，扁豆花三钱，莱菔英三钱，荷叶三钱。

（近代王仲奇《王仲奇医案》）

按：本案系暑热挟秽、食滞相搏所致。时值盛夏，暑热挟湿，湿热化浊，食滞化热，内外相搏，湿热毒邪直趋中道，蕴结肠之脂膜，邪毒繁衍与气血搏结，

腐败化为脓血,则成湿热痢。症见始而壮热无汗,既而心烦呕恶,大便下利,有红垢黏积,坐则眩晕欲厥、脉弦、苔糙,治宜消暑清府,清肠化湿。一诊以清暑化浊为先,二诊以清化宣和为要。一诊方中佩兰、藿香芳香化湿、清暑益气,为暑湿之常用药,荷叶清热解暑,升发清阳,更配辟秽化浊、芳香开窍之玉枢丹,四药合用清暑益气、清热化湿;厚朴、枳壳宽中行气,为痰湿障碍胸中所致的胸痞不舒常用药,更配半夏燥湿化痰;杏仁行气宽胸;茯苓利湿健脾,共奏健运脾胃、行气宽中之效。黄芩、黄连清热燥湿,黄芩清上焦湿热、黄连清下焦之热,上下相配,湿热清则烦呕解;槟榔、忍冬藤清热止痢。诸药合用,清暑益气、健运脾胃,则痢疾可愈。一诊之后,下利红垢黏积业已见弭,唯腑中秽浊未清,症见心中烦热、口干、苔糙、脉濡弦滑。故去厚朴、槟榔、黄芩、法半夏、黄连,玉枢丹等,加行气宽中、行水消肿力强之大腹皮,健脾和胃、消暑化湿之扁豆花,清热泻火、生津止渴之天花粉,消食化积、行气除满之莱菔英。诸药合用,消食化积、清暑热而生津、行气利水,则清化宣和并举,余邪得除,痢疾不复。

七、吴楚医案——食滞化热误治案

【原文】 一族叔祖母(子仁孺人),庚申年六月,已庆八旬矣。是年九月内患痢疾,医者日用黄芩、黄连、木香、槟榔之类,医至半月,日益增剧,加以发热。咸谓痢疾发热,定是死证。至二十余日,计已发热七日矣。医者谓发热已一七,脉又不好,只在今日薄暮,断不能保矣。病者无子媳,将所有衣物,尽分散亲人。其令侄辈,将棺木俱移出,衣衾俱叠起,只待薄暮气绝入棺。病者自思云,我此时尚明明白白,如何只须半日就死,心下不服,浼人迎余视之。余诊其脉,浮软微数并不急疾,按之尚有根。询其得病之由,云自某日吃饭稍冷,兼怫郁不快而起。余思此从食滞起,原非积热证可比。前药悉用芩连寒胃之药,致食滞愈不得消,故痢久不愈。久之则滞气留而正气去,故加发热。其脉浮而微数者,由发热之故,设若不热,脉必沉软矣,此非死证也,归而备药予服。值仁夫家兄在馆,询之曰:尔看某病,今晚果要死否? 余笑曰:今晚若死,我当偿命。家兄笑曰:八十老人,病痢二十余日,风前烛,草头露,未可说定无事。余曰:请进语,三日内若死,余亦偿命。家兄笑去。余用补中益气加木香、神曲、白芍、煨姜,一剂服下,即大睡。睡醒时,热已退。是夜只下痢三回,第三回即转粪,腹亦不痛,服二剂而顿愈矣。胃气初回,便喜饮食。第四日吃梨太多,复食炒茭白半碗,食滞,痢又复矣。余闻之曰:此番再不敢言偿命矣。其亲属遂以为断不复生。三四日竟置不理,家母及家伯母甚怜之,嘱余仍往视之,寸关脉俱弱,两尺不起。余思久痢肾必虚,宜乎两尺不起,惟温中补命门火,火旺生土,土旺则滞自消,所谓虚回而痢自止也。将前方去木香、神曲,倍白术,加姜附,才服一剂,是夜痢减,腹痛寻止,连服五剂,痊愈。再以健脾和中、理正气之药,调理十剂,而起于床。迄今癸亥年八十有三,精神步履,健旺如前。常自云:余又复出世几年矣。

(清代吴楚《吴楚医验录》)

按:本案是食滞化热,前医误治所致。患者年老体衰,脏腑虚弱,阳气虚衰,脾胃失于健运,肠腑失于传导,食滞不消,久郁胃肠,郁而化热,损伤肠膜,发为痢疾。前医寒凉更损其胃肠阳气,脾胃更失健运,大肠受而少传,食滞不消,反而更甚,郁热何减? 势必病情久久不减,发热延延。此即《金匮要略》"中工不晓其传,见肝之病,不解实脾,惟治肝也"之变也,然患者托以性命,医者误治,杀人而不见血,无异于凶手矣! 正如清代医家吴鞠通《温病条辨·自序》中云:"生民何辜,不死于病而死于医,是有医不若无医也,学医不精不若不学医也。"

此案患者被误治,故而医至半月,日益增剧,又加发热,家属以为其将死矣。然吴楚诊脉,患者脉浮软微数而不急疾,按之尚有根。有根之脉,说明肾气尚存,可救矣! 脉象浮而微数,此虚热之象也。辨证为食滞化热、误治伤阳,虚热痢疾治宜益气健脾、消食导滞、甘温除热,方选补中益气汤加减。补中益气汤补中益气,甘温升阳,对脾胃虚弱、气虚发热之痢疾有殊效。更用健脾消食之木香,以实肠止泻止痢;神曲功擅健脾和胃,增加木香消食调中、行气除满之功,且能兼解表退热,尤宜食滞兼发热者;白芍养血敛阴,缓中止痛,尤宜血虚发热及阴虚发热者；煨姜温而不燥，入脾胃，重在温补脾胃之阳，增强消食导滞之功。寓补于通，消食导滞，甘温除热，则痢疾可除。

然患者病尚未愈，却又肆食梨、茭白等寒凉之品，阳伤而食滞，痢疾复发。症见寸关脉俱弱，两尺不起。吴楚辨证为久病伤肾、命门火衰，治宜温中补命门火，火旺生土，故去前方之木香、神曲，倍白术，加干姜、附子，重在温补命门之火，兼补脾胃之土。张景岳在《类经附翼·求正录》中云："是命门总乎两肾，而两肾皆属于命门"，五行生化，火生土，火旺则土生。土者脾胃也，土旺即脾胃旺，运化有司，升降有序，则痢疾得愈。

八、叶天士医案——湿热瘀滞、损伤胃肠案

【原文】某血积痛痢，起于夏令，秋半不减，明是湿热滞于肠胃。久延面色消夺，右脉搏大，乃痢症所大忌。稍通积聚，兼以和血。酒炒大黄、川连、黄芩、丹皮、肉桂、归身、白芍、生甘草。

（清代叶天士《临证指南医案》）

按：本案是湿热瘀滞、损伤胃肠所致。患者血积痛痢，起于夏令，秋半不减。夏秋季节，暑湿秽浊，内外湿热交蒸，酿生湿热，直趋中道，蕴结肠之脂膜，腐败化为脓血，则成湿热痢。症见血积痛痢，久延面色消夺，右脉搏大。辨证为湿热瘀滞、损伤胃肠之湿热痢，治宜清肠化湿、调气和血。方中三黄清热燥湿、泻火解毒、止泻止痢。大黄尤擅泻下攻积，通腑泄热；黄连尤长于清泄中焦脾胃、大肠湿热，常用于治湿热泻痢、呕吐，为治泻痢要药；黄芩尤擅清上焦湿热，治疗胸闷呕恶、湿热痞满。肉桂补火助阳，引火归原，防苦寒伤阳；丹皮活血清热，能降肉桂之温燥；当归、白芍补血活血，敛阴通便；甘草缓中补虚，调和诸药。诸药共用，共奏清肠化湿、调气和血之效，则痢疾自除。

第六节　医论医话

新安医学博大精深，内容丰富，其众多的学术观点、辨治特色，正是通过

丰富生动的医论医话形式得以展示和体现。医论医话多是医家对临床实践的体会和感悟，以下 5 则医论医话展示了新安医家在痢疾治疗方面的特色。

一、痢疾脾经之病病位非肾

【原文】 凡泻在脾，而痢在肾，故先泻而后痢者，则曰脾传肾，为贼邪，其病难愈。先痢而泻者，则曰肾传脾，为微邪，其病易愈，此前人之说也。以愚论之，泻为在脾不暇言矣，而后谓痢为在肾，不能无议焉。泻固多由于饮食，而痢独非饮食之所伤乎？饮食停积，因湿热而化，遂为稠浊胶固于肠胃之中，欲下不下，是以有里急后重之苦，明是脾经之病矣，而顾以痢属于肾者，何所谓欤？吾未闻饮食之人，不由于脾，而反由于肾也，大概谓之肾病矣。然治痢之药，悉用苍术、浓朴、黄连、木香、白术、陈皮之类，并未有用杜仲、黄柏、牛膝、地黄补肾等药。治肾之疾，而乃用脾家之剂，必其非肾病故也。要之先痢后泻而易愈者，以其积滞已尽，而脾尚虚也，岂肾传脾之谓耶？先泻后痢而难愈者，以脾土已坏，而积滞方壅也，岂脾传肾之谓耶？肾能藏精，不能藏饮食，若以痢属于肾，则饮食皆藏于肾矣，岂理也哉？大约治痢之法，与大人无异，但下痢纯血者，在大人则为难治，在小儿则为食积，而无所妨。而治小儿之痢，又宜多以消积为主。

（明代孙文胤《丹台玉案》）

按：孙文胤反对前人的痢疾在肾说，指出"饮食停积，因湿热而化，遂为稠浊胶固于肠胃之中，欲下不下，是以有里急后重之苦，明是脾经之病矣"，脾主运化，主升举，即脾主消化吸收，脾气虚弱则饮食停积，水谷精微不化，肠胃湿热蕴蒸，迫使痢疾后重之证出现。而治疗痢疾的药多为健脾祛湿之药，导滞消积，皆与肾无关。孙氏同时反驳久痢伤肾的观点，认为久痢脾虚，故常为泻。总而言之，孙文胤以痢疾发于脾立论，治疗或以祛湿热导滞，或以健脾和中，不出于治脾。

二、治痢首当辨明寒热虚实

【原文】 余常读诸名人著述，议论精微，无处不到，其理无出其外矣。

每阅治剩诸方与论,大相悬远。有曰不可用苦寒,而方中又用黄连、黄柏、黄芩。有曰不可用辛热,而方中偏用丁香、肉桂、巴豆、干姜、附子等药。且又注明此丸能治诸痢,即此一言,未分虚实,直误至今。近时医家,书并未富,只知此方能治诸痢,不问寒热,概而用之。如寒痢服热药者,赖以见功;胃积痢热者,服之即成噤口。如用苦寒者,热服之奏效;冷痢服之寒战腹痛,手指青黑及至无救,尚在不知,徒空发叹。又有好善者,见此方能治诸痢,可以多合施送救人,其中所误者亦不少也。如果立心行善,何不遵运气之方,寒热又无偏胜,救人更多矣。凡痢、疟二症,初病皆属阳明胃与大肠积滞湿热,外受寒、暑而成。痢、疟要明表里虚实,不可执一之见。有初起恶寒发烧,颇象疟症,而又腹痛下痢,人见疟、痢并行,皆称重候,不知内停积滞,外感风寒,半表半里之症,治宜两解,如专一治之,则多缠绵。夫痢,腹必痛,有寒痛、火痛、建痛、实痛之分:其寒痛者,唇白而青,手足作冷,痢下白色,脾气虚弱,体气不壮之人,积滞肠胃,虚中夹实,此为寒痢腹痛也;其火痛者,面赤唇红,手足热,痢下红色,体壮强盛之人,因食煎炒厚物,不禁生冷,停积肠胃,实火实热,此火痛之痢也;红白相间之痢腹痛者,因寒、火之积相法,凝结于肠胃而成,此痢有虚有实,宜斟酌调治:其虚痛者,气弱怕冷,痢时手按腹则快,无论红白色,宜补血调气;其实痛者,内如刀刮,手按之亦痛,后重下坠,小便短赤,肛门肿热,下痢赤而稠黏,此为实痛,宜当归承气汤加广木香下之即松,如红多加酒炒川连更妙。而痢有腹不痛者,此非痢也,由肝木之克脾土也,脾虚受肝之制,此为湿痢,不可作痢治,宜和肝理脾,分利小便。气虚体弱者,补气温中;体有热者,清中调气;年高衰老之人,脾肾皆虚之体,如下痢腹不痛者,必须温补真阳,急固滑脱,不可执定痢无止法。大小缓急,移步换行,全在见机也。

(清代王勋《慈航集三元普济方》)

按:明代徐春甫有言:"凡痢疾之证,要审患人体气浓薄,曾无通泻,及用攻积苦寒之药多寡,诊其脉有力无力,及正气邪气有余不足,对证施治,未为弗效也。今医治痢,峻用下剂及苦寒破滞太过,鲜不以为后艰,况年高与体弱者,遂致元气虚陷,反不能支。胃气既虚,其痢益甚。有脉微阳气下陷入阴中,则脱血阵阵而下者,医尚谓为血痢不已,仍用苦寒,寝至脉绝,四肢厥逆而死者,曷可胜纪?且今世之人患痢疾者,多有脾胃先虚而后积滞,通滞下剂亦惟酌量斯可矣。稍有过之,遂至虚脱,难收桑榆之效,盖有由焉。"清代王勋与徐春甫的观点一脉相承,明确指出痢疾的治疗首先需要辨明虚实寒热。两位新安医家均认为部分医家治痢不辨证、妄下苦寒药攻积导滞,误人不少。王勋为警示后人,详细地记录了痢疾辨证的方式,为王氏经验之谈。痢疾的病因多端,常见证型就有湿热痢、寒湿痢、疫毒痢、噤口痢、休息痢等多种,无论老幼皆可染病,治疗时不可不辨清寒热虚实!

三、久痢伤津助燥治宜养阴

【原文】 庚子年多噤口痢,江北极多,医家遵古法用芩连不效。余用石膏清燥救肺,南沙参、知母、麦冬养阴助胃,瓜蒌、薤白滑利通气而止痛,细辛、芥子辛润行水以外达,舌有黄腻胎者夹湿热也,沙参、姜汁、炒黄连数分。投之即愈,而食进痛止矣。古法治痢,腹痛用槟榔、木香、枳壳行气,此数味均能破气,性燥,非燥家所喜。如败毒散,纯用风药,亦能耗液。味苦之芩连均属火味,最能助燥,兼湿者不得已少用数分,必加润药以济之。体虚液耗之人,一经痢症即愈,北沙参、当归、生熟地、枸杞、苁蓉、玉竹、麦冬、知母、燕窝、阿胶之类,均当早进。龟板、鳖甲、石决明之类,养阴又渗湿,燥兼湿者宜佐用此。《东医宝鉴》之法,燥症散见于诸病。余《医案》多有发明,可以参考。

(清代余国珮《医理》)

按:余国珮临证倡导"燥湿为纲说",主张从燥湿着手,辨人体阴液盈亏以指导治疗。久痢伤津,易于助燥,向来为医家所认同,燥邪常作为痢疾发展中的一个病理因素或产物。余国珮则特别强调燥邪在痢疾致病中的地位,认为痢疾发生最主要的病因是燥邪所伤,故治疗体虚液耗之人常用养阴生津之品,治疗初痢也常以养阴助胃为主,并指出古法治痢药多破气性燥,黄芩、黄连"最能助燥""必加润药以济之"。

四、治痢非专于通法

【原文】 古人治痢,多用坠下之品,如槟榔、枳实、厚朴、大黄之属,所谓通因通用。法非不善矣,然而效者半,不效者半。其不效者,每至缠绵难愈,或呕逆不食,而成败证者,比比皆是。予为此证,仔细揣摩不舍置,忽见烛光,遂恍然有得,因思火性炎上者也,何以降下于肠间而为痢?良由积热在中,或为外感风寒所闭,或为饮食生冷所遏,以致火气不得舒伸,逼迫于下,里急而后重也。医者不察,更用槟榔等药下坠之,则降者愈降,而痢愈甚矣。予因制治痢散,以治痢证初起之时。方用葛根为君,鼓舞胃气上行也;陈茶、苦参为臣,清湿热也;麦芽、山楂为佐,消宿食也;赤芍药、广陈皮为使,所谓行血则便脓自愈,调气则后重自除也。制药普送,效者极多。惟于腹中胀痛,不可手按者,此有宿食,更佐以朴黄丸下之。若日久脾虚,食少痢多者,五味异功散加白芍、黄连、木香清而补之。气虚下陷者,补中益气汤升提之。若邪热秽气,塞于胃脘,呕逆不食者,开噤散启之。若久痢变为虚寒,四肢厥冷,脉微细,饮食不消者,附子理中汤加桂温之。夫久痢必伤肾,不为温暖元阳,误事者众矣,可不谨欤!

(清代程国彭《医学心悟》)

按:古人辨痢疾多以肠胃实滞为病因,治疗常用坠下之品以通因通用。程国彭认为,此病的发生非单指饮食停滞,还因积热在中,或感受风寒之邪,又或饮食生冷,导致火气不得舒伸,湿热停滞于肠,迫使下焦里急后重,而病久又损伤脾脏。大肠为传导之官,主传导糟粕与吸收津液,若湿热蕴结于大肠,大肠气滞,则常出现腹痛、里急后重、下痢脓血等表现。正如清代另一位新安医家程杏轩所言"痢疾古名滞下,然此滞字,非单指饮食停滞之谓,言其暑湿内侵,腑气阻遏而为滞耳"。程国彭指出,治疗痢疾不可一味使用坠下之品,其"不效者半",并创制了治疗痢疾初起方"治痢散"。该方遵从朱丹溪"行血则便脓自愈,调气则后重自除"的原则,以除湿热、理气血为大法;若宿食积聚中焦,可使用朴黄丸导滞消积;对于久痢脾虚者,可用五味异功散加白芍、黄连、木香清而补之;对于气虚下陷者,程氏主张用补中益气丸升提益气;对于邪热秽气塞于胃脘,用开噤散启之。程氏强调久痢必伤肾,必须采用温暖元阳之法。总之,程国彭对不同证型的痢疾给予相应的治法,以警惕世人,勿轻易将痢疾视为实滞,而乱用通因通用之法,需仔细辨证,不可不慎也。

五、取用古法需灵活加减调整

【原文】 某夏秋痢疾,固是湿热伤气,脾胃气滞,后重里急不爽。古方香连丸取其清里热,必佐理气,谓气行斯湿热积聚无容留矣。知母、生地滋阴除热,治阴分阳亢之火,与痢门湿热大异。盖滋则呆滞,气钝窒塞,宜乎?欲便不出。究竟湿热留邪仍在,桂、附热燥,又致肛坠,痛如刀割。补中益气,东垣成法,仅仅升举下焦清阳,未能直透肠中。再用大黄重药,兼知母、生地等味,更令伤及下焦。书义谓诸痢久都属肾伤,小腹痛坠,忌冷,显然是下症。议与升阳,亦须下治。

人参、茯苓、泽泻、炙草、防风根、羌活、独活、细辛、生姜、大枣。

（清代叶天士《临证指南医案》）

按:夏秋季之痢疾,多为湿热痢,常为脾胃湿热内蕴、胃不消导、脾失健运、湿热夹滞所致。叶天士认为,香连丸清热与理气并齐,治痢疾无异议,但知母、生地等药虽可除热生津,但二者为治疗阴虚火热之药;桂、附等温阳药热燥,却可致"肛坠",痛如刀割;李东垣的补中益气汤又"仅可升举下焦清阳,未能直透肠中",属实难治。痢疾属于肾伤,治疗宜升阳与治下并举,遂综合各家之法,创新融合汇通。此外,叶天士临床治痢还有辛开苦降法、酸苦泄热法、清热解毒法、酸甘化阴法、温补法等法,方法多变,但不外乎整体观念指导下的精准辨证,以及对古法的加减变化。

第七章

痨瘵论治

新安医家在长期临床实践中积累了大量诊治痨瘵的宝贵经验,尤其在明清新安医著中,从理论到临床都有较为系统和完善的论述,对痨瘵的临床表现、病因病机、治则治法、选方用药等方面均有比较充分的记载。

第一节　概　　述

痨瘵是一种具有传染性的慢性虚损疾患,或称肺痨、尸疰、劳疰、虫疰及急痨、劳瘵骨蒸等。临床以咳嗽、咯血、潮热盗汗、身体逐渐消瘦为主要特征。

关于本病名称,历代医家认识多有不同,大致可分为两类:一类是根据其传染性而命名,如尸疰、传尸、鬼疰、虫疰等;另一类是根据其症状命名,如劳瘵骨蒸、劳嗽、急痨等。至宋代开始用"劳瘵"以统诸称,元代衍化为"痨瘵"并沿用至晚清。晚清由于西方医学的传入,多将肺结核、肺外结核等与本病临床症状相似的疾病划为此类,又鉴于本病劳损在肺,故通称为"肺痨"。

中医学上的痨瘵是指一种传染性与虚损性皆备的慢性疾患,《黄帝内经》言"正气存内,邪不可干""邪之所凑,其气必虚"。中医认为痨瘵多是因人体气血精元亏损,虚热内生,相火妄动,进一步暗耗气血津液精,导致正气亏虚,从而使痨虫外侵,临床表现为咳嗽、咯血、虚热盗汗、骨蒸潮热、身体消瘦等症状。正如清代新安医家吴谦在《医宗金鉴》中所言:"今时之人,过欲者多,精血既亏,相火必旺,真阴愈竭,孤阳妄行,而劳瘵,潮热,盗汗,骨蒸,咳嗽,咯血,吐血等证悉作。"虚损性和传染性是痨瘵不可或缺的两大指标,虚损过极,气血运行不畅,可致瘀血痰凝,郁而化虫;或正气御邪不力,痨虫外侵,均可致传染。

《黄帝内经》最早记载了痨瘵有关"劳"的论述。《素问·调经论》曰:"有所劳倦,形气衰少……热气熏胸中,故内热",《素问·宣明五气论》曰:"久视伤血,久卧伤气,久坐伤肉,久立伤骨,久行伤筋,是谓五劳所伤"。《灵枢·玉版》云:"咳,脱形身热,脉小以疾""咳且溲血脱形,其脉小劲"。张仲景所著《金匮要略》曰:"极虚亦为劳""脉虚弱细微者,喜盗汗也""虚劳里急,悸,衄,腹中痛,梦失精,四肢酸痛,手足烦热""五劳虚极羸瘦……经络营卫气伤,内有干血"等,均突出了"劳"以咳嗽、身热、盗汗、虚热、咯血、脱形、脉细数、脉虚弱等虚损性表现为主要特征。

晋唐宋元时期,随着医家对本病认识的逐渐明确和深入,在对本病虚损性认识的基础上,又认识到本病具有传染性。如晋代葛洪《肘后方·治尸注鬼注方》创"尸注""鬼注"之名,进一步强调了本病的强传染性,认为其"又挟诸鬼邪为害也……累年积月,渐就顿滞,以至于死,死后复传之旁人,乃至灭门"。唐代王焘在《外台秘要方》中载:"传尸病,亦名痎疟、遁疰、骨蒸、伏连……此病多因临尸哭泣,尸气入腹,连绵或五年、三年,有能食不作肌肤,或二日、五日,若微劳即发。大都头额颈骨间,寻常微热翕翕然,死复家中更染一人,如此乃至灭门。"宋代陈无择《三因极一病证方论》中第一次使用"劳瘵"一词,来区别虚劳之有无传染性,至此劳瘵一词正式从虚劳疾患中分出,并且创立了"痨虫"之说,指出"诸证虽曰不同,其根多有虫啮其心肺,治之不可不绝其根也",明确指出痨虫传染是形成本病的根本因素,且治疗当以杀虫绝其根为主。后元代危亦林所著《世医得效方》将"劳瘵"之名正式衍化为"痨瘵"。晋唐宋元是新安医学的起源时期,此期新安医籍大多已佚失,关于痨瘵病的记录更是稀少。

明清时期新安医家层出不穷,留下的书籍和资料庞多繁杂,关于痨瘵的论述也趋于完善,体系逐渐完备。如明代徐春甫在《古今医统大全》中明确记载了此病的传染性及危害性，"一人患瘵，而后传注数十百人，甚而致于灭门者，诚有之矣。""痨瘵九虫者，一曰伏虫，长四寸……凡此诸虫，依人肠胃之间。脏腑实则害人脏腑，脏腑虚则蚀人脏腑血髓。""又有外感风寒暑湿之气……过于房劳，伤于饮食，久而成痨瘵之候"。指出了痨瘵之候多由外感邪气、内伤于房劳及饮食所患。明代罗周彦《医宗粹言》载："嗜欲无节，起居不时……渐而至于真水枯竭，阴火上炎而热蒸……津液水元既竭，火竟上炎，而成痨瘵也。"明代汪机所著《医学原理》曰："痨瘵之病，尽因嗜欲无节、起居不时，以致真阴虚败，阴火上炎……尽由阴虚生内热所致。"明代江瓘在《名医类案》中也指出："劳瘵乃精竭血虚、火盛无水之症"。以上几位明代新安医家均阐述了痨瘵乃摄生不慎，嗜欲无节、起居不时，逐渐导致阴精亏损，精竭血虚，从而见虚火内蒸、燥热内生之症。

清代如罗美在《古今名医汇粹》中曰："更有劳之之极，而血痹不行者……蒸热不已，瘵病成焉。"指出了劳极血瘀停滞不行，蕴久郁热，发为痨瘵。又曰："血痹则新血不生，并素有之血瘀积不行，血瘀则荣虚，荣虚则发热，热久则蒸其所瘀之血，化而为虫，遂成传尸瘵症。"更加明确地指出了痨瘵乃因瘀血不去，新血不生，瘀积化热，蒸血以为虫而成。

对于痨瘵的治疗，新安医家也论述明确。明代汪机认为，痨瘵的治疗应以先杀虫以绝其根本，后予以补养阴精以复其真元，其《医学原理》曰："治宜先杀虫以绝其根，次宜补阴以复其元"。清代程国彭所著《医学心悟》曰："治传尸痨瘵，驱邪杀虫。劳症之有虫，如树之有蠹，去其蠹而后培其根，则树木生长。劳症不去虫，而徒恃补养，未见其受益者。"均指出治痨瘵应以杀虫为先，并以"劳症不去虫，而徒恃补养"来明确杀虫与补虚的先后顺序。

由此可见，新安医家对于痨瘵的认识逐渐完备主要见于明清时期。此时期新安医学蓬勃发展，新安医家人才辈出，对痨瘵的临床表现、病因病机、治则治法、选方用药等方面的论述也逐渐趋于完善，同时也积累了大量宝贵的临床经验，使痨瘵的理论及临床治疗逐渐完善与系统化。

痨瘵在现代医学中多指肺痨，肺痨是由结核分枝杆菌感染引起的慢性传染病。结核分枝杆菌可通过呼吸道、消化道或皮肤损伤侵入易感机体,引起多种组织器官的结核病,其中以通过呼吸道传播引起肺结核为临床最多见。故现代医学中的肺结核、肺外结核等与本病症状相似的诸多传染性疾病,均可依照本病来论治。

第二节 病 因 病 机

新安医家认识到,痨虫外侵或由内酿生,真元虚损,脏腑侵蚀,气虚血耗,七情所伤,内外多种因素交互而致痨瘵。

一、痨虫为患,内外两端

新安医家认为,痨瘵的发生与痨虫侵袭脏腑密不可分。然此痨虫何来,晋代葛洪等人认为,其系触冒传染性的鬼气所致,"传尸者,非一门相染而成也……中于鬼气,因感其邪,遂成其疾也。"然大多数新安医家认为,痨虫既可因外感所得,亦可由内而生。如明代汪机所著《医学原理》曰:"痨瘵之病……尽由阴虚生内热所致。热郁积久变虫,奇形异状,传染亲属。"其认为痨瘵者心肾精血亏损,致使阴虚生内热,郁积而生虫。清代吴谦在《医宗金鉴》中曰:"痨瘵既久,其气必伤,不能运化精微,痰瘀稽留,变幻生虫"。他认为,痨瘵日久气损运行不畅,可致痰瘀停聚,变化生为痨虫。罗美在《古今名医汇粹》中曰:"故血不化精则血瘀矣……血瘀则荣虚,荣虚则发热,热久则蒸其所瘀之血,化而为虫,遂成传尸瘵症。"

新安医家大多数认为,痨虫不仅可从外侵袭人体,亦可由人体内在各种病理因素酿生,从而侵蚀脏腑精血,而成痨瘵。

二、水火不济,耗伤真元

《素问·通评虚实论》曰:"精气夺则虚",新安医家基于此理论,提出真元虚损是痨瘵成病的根本。清代吴澄《不居集》曰:"大抵皆由五脏之火飞扬,男女声色之过度,禀先天之不足,先因劳而致虚,由虚而致怯,怯久而致损,故痨瘵自渐而深。"吴澄指出,痨瘵乃因嗜欲过度,真元不足,脏腑生化无源,见形体羸弱,发育不充,故易复感痨虫。清代吴谦所著《医宗金鉴》曰:"今时之人,过欲者多,精血既亏,相火必旺,真阴愈竭,孤阳妄行,而劳瘵、潮热、盗汗、骨蒸、咳嗽、咯血、吐血等证悉作。"他还指出,痨瘵多因色欲过度,不爱惜精血,致使肾精不足,肾寓元阴元阳,肾精不足,相火妄动,真元愈伤,可见骨蒸潮热、盗汗、咳嗽、咯血等症。明代罗周彦亦认为,痨瘵是嗜欲无节,起居失调,淫欲过度,致使真水枯竭,阴火热蒸所致。如其在《医宗粹言》中言:"嗜欲无节,起居不时……渐而至于真水枯竭,阴火上炎而热蒸……津液水元既竭,火竟上炎,而成痨瘵也。"明代徐春甫在《古今医统大全》中记载:"痨瘵之证非止一端,其始也,未有不因气体虚弱,劳伤心肾而得之。"

大多数新安医家均认为,真元虚损,相火无以为制,必妄动于内,更耗真阴,从而使痨虫内可酿生,外可侵袭,发为痨瘵。

三、气血不足,虚热内生

痨瘵之为病,虚损为始,感疾之人多因气血不足,正气亏虚,从而使脏气不平,不能抗邪,痨虫乘虚随呼吸侵入肺内,先伤肺气,再耗肺阴,渐至气阴不足,虚热内生从而发病。如明代汪机在《医学原理》中云:"痨瘵之病,尽因嗜欲无节、起居不时……尽由阴虚生内热所致。"指出痨瘵是嗜欲无节、起居失宜、损伤阴血、虚火上炎所致。明代徐春甫在《古今医统大全》中云:"凡人平日保养元气,爱惜精血,瘵不可得而传。"他指出痨瘵九虫,依恋肠胃之间,若脏腑强者侵蚀五脏六腑,虚者则侵蚀精血骨髓,日久变成传尸痨瘵。强调元气内耗、精血亏损是痨瘵是否传染的重要内因。正如其《古今医统大全》所记载:"痨瘵九虫者,一曰伏虫,长四寸……凡此诸虫,依人肠胃之间。脏腑实则害人脏腑,脏腑虚则蚀人脏腑血髓。"明代孙文胤在《丹台玉案》中言:"劳力负重则伤血,而气亦重伤,然精犹未伤也;劳力以行房则伤精,而血、气其能以独不伤乎! 或劳力以负重,而复劳力以行房,更失于检束而不避风寒,恃其强壮而纵欲曲蘗,则精神与血俱伤,而真元斫削。风寒曲蘗交次,而虚火易炽,病根日深,病已不可拔,犹不知戒,而肆情逞欲,则心肝肺肾损矣。心损则精神不守恍惚,肝损则失血少睡,面白无色,肺损则声音低小,言语不续,肾损则腰膝软弱,小便短数,而虚损之症成矣。"清代吴澄所著《不居集》曰:"皆由气血不足,故往往变为痨瘵。"

以上新安医家的论述均说明,若后天摄生不慎、起居无常、节律不定、勉力而劳,致使气伤阴虚血耗、阴不制阳、虚热内生、体质不坚,而为痨瘵。

四、情志不畅,脏腑所伤

《黄帝内经》曰:"怒伤肝,喜伤心,思伤脾,忧伤肺,恐伤肾";又曰:"阴气者,静则神藏,躁则消亡"。新安医家认为,七情为过,各有其所伤,而忧思则伤肺,愤怒则伤肝。肺虚则耗母夺气以自养,致中焦脾土气弱,脾胃亏虚;肝郁则使气机不畅,脾胃运化功能失常,则气血生化乏源,肺金亦不得养,而致肺脾亏虚,易发痨瘵。正如明代孙文胤在《丹台玉案》中曰:"虚损者,痨瘵之始,痨瘵者,虚损之终,由劳伤而成虚损,由虚损而成痨瘵也。"脾为后天之本,生气血以养先天,脾虚不养,则肾之精血不充,肝亦失其所养。怒郁化火成燥,忧思情欲耗气伤阴,同时阴虚又可致水不涵木,肝火更炎,木火以刑金,致肺脏更虚,痨虫即可乘虚而入。吴澄所著《不居集》中言:"有寡妇、尼僧、鳏夫、庶妾,志不得发,思不得遂,积想在心,过伤精力,此劳中所得者,往往有之,最为难治。"可见,情志不畅致脏腑受伤也是导致痨瘵的重要因素。

痨瘵之为病,常虚实夹杂,以上致病因素常同时出现。如因情志不畅,而致脏腑亏虚,气血生化乏源,虚热内生,相火妄动,水火不济,精血暗耗,外可因正气亏虚而痨虫内侵,内可因气滞、血瘀、痰凝、郁久生虫,从而发病。此外,尚有部分新安医家指出,因五劳、六极也可致病。如明代徐春甫在《古今医统大全》中记载:"痨瘵之证非止一端……又有外感风寒暑湿之气……久而成痨瘵之候"。因此,在进行痨瘵辨证论治时,需整体审查,四诊合参。

第三节　辨 证 治 疗

针对痨瘵痨虫侵蚀、真元虚损、生化乏源、情志不畅等病机，新安医家相应地提出了抗痨杀虫、泻南补北、补养气血、培土生金等治法，且有比较成熟的辨治方法和思路。

一、抗痨杀虫，以绝其根

新安医家认为，痨虫侵蚀，应抗痨杀虫以绝其根为治疗原则。痨瘵之为病，其传染性在于痨虫为患，痨虫不除，虚劳之本无法尽愈，终会反复发作，故治疗当以杀虫为要。清代程国彭在《医学心悟》中曰："治传尸痨瘵，驱邪杀虫。劳症之有虫，如树之有蠹，去其蠹而后培其根，则树木生长。劳症不去虫，而徒恃补养，未见其受益者。"指出了治痨瘵应以杀虫为先，若不杀虫，徒以补养，恐更助痨虫生长。明代汪机也提出了"治宜先杀虫以绝其根，次宜补阴以复其元"，强调致病原为痨虫，治疗应以杀虫为重，只要痨虫清除，即使病情一时无法恢复，也可以杜绝其传染性。徐春甫在《古今医统大全》中记载了蓝汁方杀痨虫，方中以雄黄、枯白矾、安息香、蓝青叶等杀虫治痨。

新安医家针对痨瘵诸多病理因素，提出当以杀虫为先的治法，观点是一致的。

二、泻南补北，以救真阴

新安医家认为，真元虚损，应泻南补北以救真阴为宜。肾为先天之本，水火之脏，精所生之处。肾如树木之根，长养一身脏腑，若精元亏虚，尸气易染，痨虫内生。故治痨时须兼顾精元根本。明代徐春甫在《古今医统大全》中记载："必须病人惜命坚心定志，绝房事，息妄想，戒恼怒，节饮食，以自培其根，此谓内外交治。"突出了徐氏治疗痨瘵对补养精元、培其根的重视。明代汪机所著《医学原理》曰："劳瘵之症尽由嗜欲过度，劳伤心肾所致。盖心主血，肾主精,精竭血燥,相火滋蔓,熏蒸脏腑",其认为心肾亏虚,易致真元不足,脏腑失养,久而生虫,故平时应养真益精,固护人本,才可使正气充,虫外不可入,内不可生。明代罗周彦认为,痨瘵患者真元虚败,津液水元匮乏,火气上炎,故治痨瘵宜降心火、滋肾水、补肺金、清骨热、化痰凉血。其在《医宗粹言》中主张以"东方实、西方虚、泻南方、补北方"为原则用药,治疗常用黄连泻心火,宽痞满;用黄柏补肾水,除热挛,抑上炎之火;桔梗引药入肺;杏仁除肺中热痰与逆气;知母除烦热,解骨蒸;白芍泄东方有余之火,安中央不足之土;白术益脾土,生肺金;茯苓泻诸火于小便中出。

三、补养气血,以清虚热

新安医家认为,痨瘵而生化乏源者,当补养气血,以清虚热为要。人以血为本,以气为用,气引血行,血载气流,循环周身,正气自足。若血气不足,四肢百骸、五脏六腑皆失其濡养,而百病丛生。血虚气耗,虚热内生,正气不复,痨虫内生,外邪犹侵。明代陈嘉谟在《本草蒙筌》中曰:"气虚血弱,补气则血自生,阴生于阳,甘能生血故也。葛可久治痨瘵大吐血后,亦非不知由火载血上也。用此一味煎调,而名命曰独参汤。盖以血脱,须先益其气尔。"痨瘵的发病源于五脏虚损,气血亏虚,在瘵虫侵袭和内伤体虚病因中,新安医家尤其注重内伤体虚致病。明代孙文胤认为,先天禀赋不足,后天嗜欲无度,或大病久病失于调治,皆可致气血亏虚,发为痨瘵。劳力负重耗伤气血,房劳伤精,加之不避风寒湿邪侵袭,至病深不可拔。损及五脏,则出现精神不守,失血少睡,面白无色,气怯声低,腰膝酸软,小便短数。明代汪机《医学原理》曰:"痨瘵之病尽因嗜欲无节、起居不时……尽由阴虚生内热所致。"从而提出"治宜先杀虫以绝其根,次宜补阴以复其元"的治疗方法。其治疗气血虚痨瘵的柴胡散,方用甘草、茯苓、人参以补气,白芍、川芎以补血,桔梗、麦冬止嗽,柴胡退热,共奏益气补血、清肺抑肝之效。明代吴崐以黄芪、人参、生姜通畅气机;肉桂心、附子、白术恢复心脾之机,以振奋气血生化之源;用天冬、麦冬清气,熟地补肾,生地凉肾,皆以生血为源。明代江瓘所著《名医类案》中也指出"劳瘵乃精竭血虚、火盛无水之症",治疗当以益气养血、滋阴降火为法,方可奏效。

四、培土生金,以复肺性

新安医家认为,情志不畅,当培土生金,以复肺性为法。肺主气,司呼吸,若肺虚,卫外功能不强,或因其他脏器病变,导致肺虚,则"痨虫"极易犯肺,侵蚀肺体,而致发病,临床表现多见干咳、咽燥、痰中带血、喉疮声嘶等肺系症状。清代吴澄重视情志不畅、五脏不顺发病,其在《不居集》中言:"志不得发,思不得遂,积想在心,过伤精力",情伤志郁,五脏不养,痨虫可生,故治宜开郁结,畅情志,培土以生金,如归脾汤、益气养营汤、畅郁汤之类。脾为肺之母,肺虚耗夺脾气,则脾脏亦虚,脾虚不能化生水谷精微以养肺,则肺亦虚,终致肺脾同病。清代程杏轩所著《杏轩医案·医案辑录》曰:"今日肺病,多保肺药中兼佐扶脾。明日脾病,多扶脾药中兼保肺。"故治疗可培土以畅化源,脾安则土能生金,金为水源,水安其位,不挟肝上泛。清代叶天士在《临证指南医案》中也指出,若痨病久嗽,用北沙参、黄芪皮、炒麦冬、生甘草、炒粳米、南枣以养胃阴;若痨病日久,"胃虚少纳,土不生金,音低气馁,当与清补",用麦冬、生扁豆、玉竹、生甘草、桑叶、大沙参,主以甘平或甘凉濡润之品,养脾胃土以生肺金。徐春甫在《古今医统大全》中亦曰:"必须病人惜命坚心定志,绝房事,息妄想,戒恼怒,节饮食,以自培其根,此谓内外交治。"

新安医家普遍认为,情志畅达,五脏调顺,再以顾护脾胃,以生肺金,以复肺性,则痨虫不可侵。

第四节　方　药　选　介

新安医家辨治痨瘵形成了相对固定的药对,常以人参-黄芪甘温除热,干姜-附子辛温回阳,鳖甲-青蒿清退骨蒸,龟甲-牡蛎补真敛火,黄柏-知母滋阴泻火;组方配伍上甘温补益与滋阴清热两法并存,活用经典方,并创有痨瘵治疗专方和可用方。现选择其中 5 个药对和 30 个特色方介绍如下。

一、新安医家特色用药

1. 人参、黄芪

人参,生味甘、苦,性微凉,熟味甘、性温。清代汪昂在《本草备要》中言其"甘补阳,微苦微寒,又能补阴""大补肺中元气";黄芪味甘、性微温,温分肉,实腠理,泻阴火,解肌热。其解释说,烦劳则虚而生热,得甘温以益元气,而邪热自退,故亦谓之泻。清代汪必昌在《聊复集》中云:"参补里之力胜,芪补表之功多",指出人参、黄芪一偏于补里,一偏于固表,两药合用,表里兼顾。明代陈嘉谟在其《本草蒙筌》中云:"参芪甘温俱能补益……证属虚损堪并建功"。金元医家李杲有曰"黄芪与人参、甘草三味,为除燥热、肌热之圣药,合用名黄芪汤",明代汪机赞同其观点,亦指出"参芪味甘,具有补益之效"。

新安医家常将两者配伍,用于痨瘵日久,气血亏虚,或痨虫已清,气血未复之时,所谓"有形之血不能速生,无形之气所当急固",以人参、黄芪同用,"调补气血,固本培元";亦用参芪配伍甘温除热用于痨瘵阴虚内热。在新安医家的痨瘵创方中,旋神饮子、百劳散、黄芪鳖甲汤均有参芪配伍的运用。

2. 干姜、附子

干姜,味辛、性温,清代汪昂所著《本草备要》言其能"去恶生新,使阳生阴长,故吐衄下血有阴无阳者宜之。亦能引血药入气分而生血,故血虚发热,产后大热者宜之。此非有余之热,乃阴虚生内热也……干姜入肺利气,能入肝引血药生血,故与补阴药同用,乃热因热用……引以黑附,能入肾而祛寒湿,能回脉绝无阳"。附子,味辛、甘,有毒,大热纯阳。《本草备要》言其能"引补气药以复散失之元阳,引补血药以滋不足之真阴,引发散药开腠理,以逐在表之风寒"。

干姜、附子大辛大热之剂,明代吴崑在《医方考》中记录了以附子理中汤治疗痨瘵,"形寒者,形气虚寒也。饮冷者,复饮冷物也。热则气壮,寒则气怯,今肺为寒冷所伤,故令气短……脉来微者为虚,迟者为寒……寒者温之,故用附子、干姜",以及用白通加人尿猪胆汁汤治疗痨瘵,"湿为阴,其气寒,阴并于下则阳格于上,故厥逆而下冷。尺为阴,阴脉微者,下部寒也。干姜、附子,热物也,可以回阳燥湿"。新安医家借助干姜、附子辛温,用以治疗痨瘵出现阴损及阳、阴阳俱虚之候。

3. 鳖甲、青蒿

鳖甲,味咸、性平,属阴,归肝、肾经。清代汪昂所著《本草备要》言其"治劳瘦骨蒸,往来寒热""若治劳,童便炙,亦可熬膏"。青蒿,味苦、性寒,得春木少阳之令最早,故入少阳、厥阴血分。《本草备要》中言"治骨蒸劳热,蓐劳虚热,风毒热黄,久疟久痢,瘙疥恶疮,鬼气尸疰"。清代新安医家江进在《集古良方》中载有治痨瘵方,即用青蒿草煮汁,以酒调服。明代吴崑认为,"鳖,阴类也,甲,骨属也,骨以及骨,则能为诸药之向导,阴以养阴,则能退阴分之骨蒸。青蒿苦辛,能从诸药入肌而解其蒸。诸药入血可除热于阴尔"。

两药配伍,滋阴清热,内清外透,使痨瘵阴分伏热外达。清代吴谦在《医宗金鉴》中谓"骨蒸青蒿鳖甲添",即用青蒿、鳖甲治痨瘵之骨蒸潮热。新安医家常以鳖甲配青蒿治疗痨瘵骨蒸劳热之证候。

4. 龟甲、牡蛎

痨瘵本在气血不足、阴精亏耗、虚火上炎,出现潮热、盗汗、肌脱骨削证候。龟甲,味咸、甘,性平,归肝、肾经。主治阴虚潮热,骨蒸盗汗。明代陈嘉谟在《本草蒙筌》中言其"滋阴,潜阳,补肾,健骨。治肾阴不足,骨蒸劳热,吐血、衄血,久咳,遗精,崩漏,带下",又言其"专补阴衰,善资肾损"。明代吴崑所著《医方考》载"龟得天地之阴气最厚,故用以补阴"。牡蛎味咸,性平,归肝、胆、肾经。清代汪昂在《本草备要》中言:"咸以软坚化痰,消瘰疬结核,老血瘕疝;涩以收脱,治遗精崩带,止嗽敛汗,固大小肠;微寒以清热补水,治虚劳烦热,温疟赤痢。利湿止渴,为肝肾血分之药。"

龟甲、牡蛎主入阴分,为血肉有情之品,滋补真阴,敛降浮火。清代程正通在其《程正通医案》中云:"龟、蛎之味皆咸,法合甘咸养阴"。清代余国珮《医理》谓:"故内伤之法,首重补阴,须藉血肉有情之物填得阴回……设有浮而难潜者,佐介类以潜之……介类得金之刚气,故其甲坚象金,得燥金之气,故能潜阳胜湿,且可借血肉之体以补阴。"新安医家常以此二药合用,治痨瘵阴虚内热证候。

5. 黄柏、知母

新安医家认为,痨瘵乃"精竭血虚,火盛无水之症",治当滋肾阴,除相火。黄柏,味苦、微辛,性寒,归肾、膀胱经。沉阴下降,泻膀胱相火,补肾水不足,坚肾润燥,除骨蒸。清代汪昂在《本草备要》中言其"疗下焦虚,骨蒸劳热",明代罗周彦《医宗粹言》谓其"补肾水,除热济阴,抑诸火之要药"。追溯至金元时期,朱丹溪有曰:"相火者,天火也,龙雷之火也,阴火也,不可以水湿制之,当从其性而伏之,惟黄柏之属,可以降之。"知母,味苦、甘,性寒,归肺、胃、肾经。清热泻火,滋阴润燥。明代陈嘉谟在《本草蒙筌》中言其能"治有汗骨蒸热痨,疗往来传尸疰病"。

新安医家常用黄柏与知母配合治疗痨瘵、虚劳内热,以清泻相火。明代吴崐所著《医方考》曰:"黄柏、知母,苦润者也,润能滋阴,苦能济火,故足以服龙雷之相火。夫去其灼阴之火,滋其济火之水,则肾间之精血日生矣""阳常有余,阴常不足,黄柏、知母,所以滋阴"。黄柏能清理五脏结热,知母去热除骨蒸,二者相辅相成,为痨瘵五脏内热之妙药。古云:黄柏无知母,犹水母之无虾也。黄柏能制命门、膀胱阴中之火,知母能清肺金、滋肾水之化源。明代汪机谓:"痨瘵之症尽由嗜欲过度,劳伤心肾所致……治宜四物加黄柏、知母、竹沥、童便等,滋阴降火。"明代罗周彦在《医宗粹言》中言"东方实,西方虚,泻南方,补北方汤",用黄柏补北方水,知母降北方右尺相火,可除烦热、骨蒸劳热。

二、新安医家创方

1. 柴胡清骨散

【出处】清代吴谦《医宗金鉴》。

【组成】秦艽、知母、炙甘草、胡黄连、鳖甲、青蒿、柴胡、地骨皮、韭白、猪脊髓、猪胆汁。

【服法】上药用童便加水煎服。

【功用】泄热除蒸。

【主治】痨瘵热甚人强,骨蒸久不痊。

2. 蓝汁方

【出处】明代徐春甫《古今医统大全》。

【组成】生蓝青叶(捣取自然汁)、雄黄、枯白矾、安息香、红硬降真香、麝香。

【服法】上以雄黄等同研,入蓝汁内,月初五更空心服。

【功用】通治虫毒,解诸毒。

【主治】瘵虫、恶虫。

3. 旋神饮子

【出处】明代徐春甫《古今医统大全》。

【组成】人参、当归、白芍、茯神、白术、黄芪、半夏曲、莲子肉、桔梗、麦门冬、熟地黄、五味子、白茯苓、炙甘草。

【服法】红枣1枚,乌梅1个,食后服。

【功用】滋阴清热除烦。

【主治】痨瘵。憎寒壮热,口干咽燥,自汗烦郁,咳嗽声重,唾中血丝,瘦剧倦之。

4. 胡黄连丸

【出处】明代徐春甫《古今医统大全》。

【组成】胡黄连、鳖甲、犀角、诃黎勒、赤茯苓、炙甘草、黄芩、地骨皮、知母、桔梗、升麻、柴胡、人参、瓜蒌。

【服法】上为细末,用猪胆20枚,取汁,同蜜4两搅匀,慢火熬成膏。搓和丸,如梧桐子大。每服20丸,食后乌梅汤和童便下;如腹痛,糯米饮下。忌苋菜。

【功用】泻热除烦。

【主治】热痨。骨节烦疼,心膈躁闷,亦治虚痨骨蒸。

5. 柴胡散

【出处】明代汪机《医学原理》。

【组成】柴胡、人参、茯苓、桔梗、芍药、当归、麦门冬、青皮、川芎、炙甘草。

【服法】水煎服。

【功用】补气血,清肺金,抑肝火。

【主治】气血虚,潮热,咳嗽,发怒。

6. 轻骨散

【出处】明代汪机《医学原理》。

【组成】知母、胡黄连、柴胡、青蒿、山栀子、桔梗、贝母、人参、杏仁、阿胶、乌梅、龙胆草、鳖甲、秦艽、甘草。

【服法】上药为末,做饼子,以好京墨,用井花水 1 钟,磨化为膏,捏之如指头大,置通风处阴干。每服一二饼,用井花水磨化,加没药 5 分、黄柏末 2 钱,同煎一二沸,于五更时顿服,服后仰枕就卧。

【功用】清热泄火,润肺止嗽。

【主治】骨蒸痨瘵、咳嗽等症。

7. 无比丸

【出处】明代汪机《医学原理》。

【组成】紫河车、黄柏、知母、秋石、龙胆草、苦参、炙甘草、硝石、犀角、胡黄连、桔梗、贝母、莪术、大黄、鳖甲、鼓心皮、辰砂。

【服法】内除辰砂末外,余共研细末,炼蜜丸,辰砂为衣。每温酒送下三五十丸。

【功用】清热除烦止嗽。

【主治】痨瘵,咳嗽咯血,心神烦躁热闷。

8. 青蒿饮

【出处】明代汪机《医学原理》。

【组成】青蒿、童便、猪胆、辰砂、槟榔、粉甘草。

【服法】先以童便3斗,熬至2斗,入蒿汁再熬至1斗,入猪胆、槟榔末,再熬一二沸,入辰砂、甘草末收贮瓷罐内。每早以清汤点服三五匙。

【功用】解骨蒸,降火除热。

【主治】火动发热。

9. 黄芪益损汤

【出处】明代徐春甫《古今医统大全》。

【组成】黄芪、人参、石斛、木香、白术、当归、肉桂、茯苓、芍药、川芎、熟地黄、山药、丹皮、麦门冬、五味子、甘草。姜5片,枣2枚,小麦50粒,乌梅1个。

【服法】上咀,每服5钱,水盏半,煎七分,食前服。

【功用】调营卫,补气血。

【主治】诸虚不足,荣卫虚弱,五劳七伤,骨蒸潮热,腰背拘急,百节酸痛,夜多盗汗,心常惊惕,咽燥唇焦,少力嗜卧,肌肤瘦瘁,咳嗽多痰,咯吐血丝,寒热往来,颊赤神昏,全不思食。

10. 劫痨散

【出处】明代徐春甫《古今医统大全》。

【组成】白芍、黄芪、人参、白茯苓、熟地黄、当归、半夏曲、五味子、阿胶、炙甘草。姜3片,枣1枚。

【服法】上水2盏,煎八分,食后服。

【功用】清虚热,止痨嗽。

【主治】心肾俱虚,劳嗽,潮热后即盗汗,四肢倦怠,体瘦惚惚,异梦,嗽中有血。

11. 生犀散

【出处】明代徐春甫《古今医统大全》。

【组成】犀角、地骨皮、秦艽、麦门冬、柴胡、枳壳、茯苓、赤芍药、桑白皮、黄芪、人参、鳖甲、知母、大黄。

【服法】上咀,每服2钱,入陈青蒿1根,煎,或桃枝亦可,同煎至八分。

【功用】清热除烦。

【主治】骨蒸肌瘦,颊赤口干,日晚潮热,夜出盗汗,五心烦躁,以及大病瘥后余毒不解。

12. 紫菀汤

【出处】明代徐春甫《古今医统大全》。

【组成】紫菀、桑白皮、桔梗、生地黄、续断、五味子、甘草、赤小豆。

【服法】上水盏半,竹茹搓如弹子大1丸,同煎1盏。食后温服,良久再服。若热甚,加麦门冬、石膏各1钱。

【功用】清热止嗽。

【主治】传尸骨蒸,复连殗殜,肺气咳嗽。

13. 天门冬散

【出处】明代徐春甫《古今医统大全》。

【组成】天门冬、赤茯苓、桔梗、柴胡、百合、白前、川升麻、前胡、黄芩、杏仁、甘草、桑白皮。姜1片。

【服法】上咀,水盏半,煎七分,食后温服。

【功用】清虚烦,除骨蒸。

【主治】骨蒸,心肺烦热,气息喘促,唾不出唇,渐加赢瘦。

14. 天门冬丸

【出处】明代徐春甫《古今医统大全》。

【组成】天门冬、麦门冬、鳖甲、杏仁、人参、黄芪、牛膝、枸杞子、白茯苓、五味子、石斛、熟地黄、山茱萸、肉苁蓉、紫菀、诃黎勒、沉香。

【服法】上为细末,炼蜜为丸,梧桐子大。每服30丸,食前枣汤送下。

【功用】清热止嗽补虚。

【主治】气痨咳嗽喘促,下焦虚损,上焦烦热,四肢无力,身赢体弱。

15. 地黄煎丸

【出处】明代徐春甫《古今医统大全》。

【组成】生地黄汁、青蒿汁、薄荷汁、童便、好无灰酒、柴胡、鳖甲、秦艽、丹砂、麝香。

【服法】上将后5味,研为细末,入前煎,搜和丸,如梧桐子大。每服15丸至20丸,温酒送下。

【功用】补虚清热。

【主治】痨热瘦弱。

16. 犀角丸

【出处】明代徐春甫《古今医统大全》。

【组成】犀角屑、鳖甲、枳壳、黄连、龙胆草、贝母、升麻、乌梅肉、秦艽、柴胡。

【服法】上为细末,用猪胆汁2合,同炼蜜和,捣三五百杵,丸如梧桐子大,不拘时,粥清饮下。忌猪肉、苋菜。

【功用】清痨热。

【主治】痨热(无不效)。

17. 退热汤

【出处】明代徐春甫《古今医统大全》。

【组成】柴胡、龙胆草、青蒿、知母、麦门冬、甘草。葱白3寸,薤白3茎,桃柳枝各5寸。

【服法】上药用童便盏半,同浸经1宿,平旦煎1盏,空心顿服,至夜再服。

【功用】清痨热。

【主治】急劳,四肢烦痛,手足心热,口干憎寒,饮食不得。

18. 前胡饮

【出处】明代徐春甫《古今医统大全》。

【组成】前胡、人参、官桂、白茯苓、柴胡、桔梗、黄芩、生地黄、玄参、旋覆花、甘草、麦门冬、半夏、白术、厚朴。姜7片。

【服法】上药用水盏半,煎七分,不拘时服。

【功用】祛痰止咳。

【主治】暴急成劳,痰盛喘嗽。

19. 石斛散

【出处】明代徐春甫《古今医统大全》。

【组成】石斛、桑螵蛸、黄芪、人参、牛膝、鸡肫胵（鸡内金）、熟地黄、当归、麦门冬、赤芍药、白龙骨。姜 3 片，枣 3 枚。

【服法】上药用水盏半，煎七分，温服。

【功用】补虚损。

【主治】虚劳，手足烦疼，羸瘦无力，不能饮食，小便数。

20. 竹衣麦冬汤

【出处】明代徐春甫《古今医统大全》。

【组成】竹衣（用金竹鲜者，劈开，揭取竹内衣膜）、竹茹（弹子大，即将取竹衣之金竹割取青皮）、竹沥（即将取竹衣、竹茹之金竹依制法取之）、麦门冬、甘草、陈皮、白茯苓、桔梗、杏仁。

【服法】水煎服。

【功用】滋阴润肺，化痰止咳。

【主治】一切痰嗽痨瘵声哑。

21. 百劳散

【出处】明代徐春甫《古今医统大全》。

【组成】天仙藤、当归、川芎、芍药、茯苓、人参、黄芪、知母、贝母、黄芩、五味子、地骨皮、柴胡、甘草、白芷、桔梗。姜 3 片。

【服法】每服 1 两。水 2 盏，煎八分，食后服。

【功用】泻热除蒸。

【主治】骨蒸劳热。

22. 滋阴抑火汤

【出处】明代孙文胤《丹台玉案》。

【组成】知母、人参、黄柏、天冬、麦冬、贝母、生地、当归、白芍、白术、煨姜灰、灯心草。

【服法】水煎服。

【功用】滋阴降火。

【主治】阴虚火动，盗汗发热，咳嗽吐血，身热脉数，肌肉消瘦，酒色过伤，已成痨瘵者。

23. 参附接命膏

【出处】明代孙文胤《丹台玉案》。

【组成】人参、大附子。

【服法】上药为粗末,将天鹅油 2 斤浸半月,慢火熬至焦黑,绞去渣,再熬至滴水成珠,再入东丹 1 斤,慢熬成膏,待温加入麝香 5 钱,摊纻丝上,贴在丹田处连脐,内服河车回天丸。

【功用】大补元气。

【主治】痨弱,喉音哑者,饮食不进,肚腹疼痛。

24. 噙化紫金丹

【出处】明代孙文胤《丹台玉案》。

【组成】川贝母、天花粉、紫参、玄参、款冬花、密蒙花、紫菀茸、牛黄、青礞石、海蛤粉、黄芩、甘草、桔梗。

【服法】上药研为极细末,炼蜜 6 两为丸,如芡实大,每丸噙化润下。

【功用】清热润肺止咳。

【主治】肺热咯血,痨嗽不止。

25. 抽胎换骨丹

【出处】明代孙文胤《丹台玉案》。

【组成】真川椒、牛膝、怀生地、怀熟地。

【服法】上药为末,不犯铁器,炼蜜为丸,如梧桐子大,每日空心,温酒送下 30 丸,服至 50 丸止。

【功用】补元气,固精壮肾。

【主治】虚痨、梦寐遗精并虚寒等症。

26. 黄芪鳖甲汤

【出处】明代汪机《医学原理》。

【组成】人参、黄芪、茯苓、炙甘草、知母、生地黄、赤芍、桑白皮、天门冬、紫菀、地骨、柴胡、秦艽、鳖甲、桔梗、半夏、肉桂。

【服法】水煎服。

【功用】补阴阳,益气血,除劳热。

【主治】虚劳诸证。

27. 莲心饮

【出处】明代汪机《医学原理》。

【组成】人参、黄芪、白茯苓、白术、甘草、山药、莲子肉、扁豆、川当归、白芷、百合、丁香、神曲、薏苡仁、桔梗、桑白皮、杏仁、五味子、半夏、干葛根、干姜、木香。生姜3片,枣2枚。

【服法】水煎服。

【功用】补中益气养血。

【主治】虚怯劳役及大病后遗精、盗汗、咳嗽、不食、壅闷等症。

28. 金竹衣麦门冬汤

【出处】清代吴澄《不居集》。

【组成】金竹衣、竹茹、竹沥、麦冬、甘草、橘红、茯苓、桔梗、杏仁(去皮尖,研)。

【服法】水煎服。

【功用】滋阴润肺,化痰止咳。

【主治】一切痨瘵痰饮、声哑不出难治者。

29. 东实西虚泻南补北汤

【出处】明代罗周彦《医宗粹言》。

【组成】黄连、黄柏、枯芩、知母、贝母、桔梗、杏仁、五味子、紫菀、当归、赤芍药、生地黄、天门冬、天花粉、白术、白茯苓。

【服法】水煎服。

【功用】滋阴降火,化痰止咳。

【主治】酒色过度,妄泄真阴,阴虚火动,火旺痰多,发热咳嗽,咯血吐血。

30. 六味地黄丸加黄柏知母方

【出处】明代吴崐《医方考》。

【组成】熟地黄、山茱萸、山药、牡丹皮、白茯苓、泽泻、黄柏、知母。

【服法】上共为末,炼蜜为丸,如梧桐子大。每服 30 丸,日服 2 次,白开水送下。

【功用】滋阴降火。

【主治】肾水不足,督脉空虚,骨枯髓减,致成骨痿,腰脊不举,骨蒸潮热。

第五节　名 医 验 案

新安医家辨治痨瘵的学术思想及选方用药特色均体现在其临床医案中,学习其医案之精髓,可归纳总结新安医家治痨瘵的经验。现选取其中 8 则医案介绍如下。

一、叶天士医案——脾疟案

【原文】吴,疟已复疟,溺浊淋痛。稚年脾疟,食物不慎。色黄,腹膨有滞,脾胃愈衰。东垣云:中气不足,溲便乃变。初秋交冬,迭加反复,久则五疳劳瘵。当慎于食物,令脾胃气灵可效。宗《脾胃论》升降疏补法。

人参、茯苓、炙草、广皮、使君子、神曲、楂肉、麦芽、泽泻。

(清代叶天士《临证指南医案》)

按:此案系脾疟日久变生痨瘵的论治。脾为气血生化之源,同胃共主中焦气机升降。脾疟日久,气血生化匮乏,食饮运化不及,脾气不得升,胃气不得降,故见色黄、腹部膨胀、饮食积滞、二便不利,久则成疳,又发劳瘵。故治疗当主以顾护脾胃之气,辅以消食化滞。方中拟四君子汤之意,以人参、茯苓、炙甘草甘温健脾益气;臣以使君子消疳健脾,神曲、山楂、麦芽消食化滞;佐以广陈皮行中焦气滞,且助参、苓、草复中州之威;使以泽泻,以利小溲之道。

历代医家将疟纳入“劳瘵”范畴,正是因为其具有传染性,同时疟病反复发作首伤脾胃,久而为虚、为疳,内伤腑脏,易致虚劳。由此案可知,治疗因疟致痨的患者,其治疗大法仍以治疟为主,兼以杀虫,然方中尽是消食健脾之品,缘何?《金匮要略》明确指出:"以饮食消息止之",即从脾胃论治,乃为其大法也。

二、汪机记载医案——湿热生虫案

【原文】 休邑西山金举人,尝语人曰:渠尝病小腹甚痛,百药不应。一医为灸关元十余壮,次日,茎中淫淫而痒,视之如虫,出四五分,急用铁钳扯出,果虫长五六寸。连日虫出如此者七条,痛不复作。初甚惊恐,复则视以为尝,皆用手扯。此亦事之偶中也。仲景云:火力须微,内攻有力。虫为火力所逼,势不能容,故从溺孔出也。其人善饮御内,膀胱不无湿热,遇有留血瘀浊,则附形蒸郁为虫矣。经云:湿热生虫,有是理也。故痨虫、寸白虫,皆由内湿热蒸郁而生,非自外至者也。正如春夏之交,湿热郁蒸,而诸虫生焉是矣。此亦奇病,故记之。

(明代汪机《石山医案》)

按:此案为湿热内蒸,化形生虫而作痨。明代江瓘在其《名医类案》中载有一案,在癸亥夜二更、六神皆聚之时,以艾灸其腰眼穴,痨虫即从上窍吐之或下窍泻之而出,自此断根不发,更不再传染。本案虽不为汪氏所疗,然其通晓是病之理,亦载之以示后人,以拓痨瘵的临床诊治思路。案中言虫为湿热郁蒸所生,经言"阳化气,阴成形",故可知此案之虫乃阴性之物,喜居寒湿清冷之地。故医灸其关元穴,以温肾壮阳助生龙雷之火。又经云"少火生气"。待灸10余壮,正气渐充,阳气渐长,湿虫不耐热蒸,加之正气驱逐,故寻溺孔而出。

三、孙一奎医案——遗精痨瘵案

【原文】 淮阴胡少泉翁,丽水县三尹也。令郎年弱冠患梦遗,百治不应。体倦而气弱,食少而汗多,四肢酸软,头眩,肌热,将成瘵疾。知予在理刑吴比部衙中,敦予为治。其脉两寸短,左寸尤甚,余部滑数。余曰:郎君之脉,心气大弱,盖心者神之舍,神者精之主,神旺始能固精,今遗不禁,由神弱不能固摄其精,致多妄泄。时近端阳,诸症丛集,乃兼疰夏病也。法当养心安神,庶不成瘵。翁曰:然。前此诸公,每为滋阴降火,多不见功,徒见损脾减食。今先生主以养神,愿以先生是听。乃与人参、黄芪、石莲子、酸枣仁、莲花心、石菖蒲、远志、当归补心安神为君,俾精固汗敛。经曰:汗者心之液。汗多则心血愈虚,故佐以甘草、白术、黄柏、麦门冬、五味子兼治疰夏,使饮食加而四肢壮,缓而图之可万全矣。药进甚妥,竟以此方调理,果精固神全,肌热尽退。

（明代孙一奎《孙文垣医案》）

按:此案为遗精将成痨瘵的辨证论治,"夫遗精一证,不过分其有火无火、虚实两端而已,其有梦者,则相火之强";又精血同源,遗精日久,势必伤精耗血,血为气之母,血虚则不载气。患者遗精一证百治不应,乃精气血俱虚也。气血亏虚,则见体倦而气弱,食少,气弱不能固摄津液,而汗多。肾主藏精,在体合骨,精血亏虚,故见四肢酸软、头眩。肌热,乃阴虚不能敛阳,阳气浮越之象。故治疗当以补血安神、交通心肾为主。方中以甘温之人参、黄芪、当归配伍酸甘之酸枣仁,以补心养肝而宁心安神;以石莲子、莲花心清降心火,敛汗收精;石菖蒲、远志祛痰开窍,交通心肾;辅以麦门冬、五味子肝肾同治,白术、甘草健脾以助气血生化。益精当须泄浊,故少佐黄柏泄下焦混沌之邪,使邪去精存。

四、洪桂医案——气阴两亏肺痨案

【原文】 肺痨,气阴两亏。

镇翁,菊月十三日。诊脉细弦而数,数属阴虚有火,细弦为木反刑金,遂令咳嗽痰黏、气促汗出、形羸食少。经云损者益之,治守此法。

高丽参二钱(炖),大熟地五钱,蒸归身一钱半,炙黄芪三钱,野茯神三钱,制蛤蚧一钱,寸麦冬一钱半,北条参三钱,广皮白八分,五味子一钱,毛燕窝三钱,淮小麦三钱。

十五日:加冬虫夏草一钱。

廿二日:服药相安,守加紫河车一钱。

(清代洪桂《洪桂医案》)

按:此案系肺痨之气阴两亏证的辨证论治。此患者,本属肺痨,诊其脉细弦而数。阴虚则脉道无以充盈,阴虚则生内热,热则迫血,血行加速,故可见脉细数。肺五行属金,其本克木,今肺虚无力克木,木起而反刑金,故见脉弦。方中以熟地、当归、蛤蚧、燕窝补肺益肾,助阳益精,以治虚劳之本;黄芪、五味子、麦冬合用,一补一敛一润,既补气阴之虚,又敛气阴之散;辅以北沙参、高丽参、麦冬三药,味甘养阴,养肺阴以清金制木;佐广陈皮行气健脾,淮小麦收敛汗液。后加冬虫夏草、紫河车以补肺益肾,益精养血。

五、吴楚医案——桃花痖案

【原文】 一族姑,系石桥修如族叔祖之令爱,适呈坎罗宅,侨寓潜口汪宅。辛酉年,二十一岁,自二月恼怒起,咯血数口,遂咳嗽发热,时时痰中带血,服药不效,延至夏秋。往名医处求治,发药四剂,亦系白前、桑皮、苏子、贝母、麦冬、天冬、花粉、黑参、百合、石斛。服二剂,觉心无主宰,嗽热更甚,余二剂遂不复服。附近处常服药,皆系百合、石斛、麦冬、丹皮、花粉、贝母之类,绝无一效。至十月,余在潜口,浼其令亲汪石老邀余诊之。脉缓弱而兼涩,余谓虚极,断宜用补,况脉不数,又更好用补。其家云:"人丰满不瘦,面色又不黄,何得便虚?"余曰:"此所以为虚也,外假有余,内真不足,不惟不瘦,面色更加光泽,此俗名桃花痖,较之他种痨证,更为柔脆。"余为定方,用当归、大生地、丹皮、龟胶、阿胶、麦冬、枣仁、茯苓、扁豆、黄芪,加人参八分,童便一盏。病者云:"面上时一发火,火上时面赤口干,恐不可服参。"余曰:"降火无如人参。"石老亦笑。余曰:"此非戏言,实有此理。盖真元虚者,火必上炎,乃虚炎也。时医不知,见有火便清,愈清则真气愈亏,而虚火愈起,惟用参芪之甘温以养之,则真气固而火自归根,不复炎上。"乃依方服药,毕竟怕用参,先只用五分,服下甚安。服二剂而嗽减热退,痰中不复有血,面上亦不发火,始依用参八分。再服四剂,而饮食倍常,面色反黄矣。加参一钱,调理月余,而各症俱愈。

(清代吴楚《吴氏医验录初集》)

　　按:此案系桃花痊,亦为痨瘵之属。虽朱丹溪言"痨瘵主乎阴虚",强调了阴虚是其基本病理特点,然医不可见发热、咳嗽、咯血等症,辄投清降损真之品。清代新安医家吴楚遵古不泥于古,颇具卓见,言其病为痨病久延,由阴及气及阳,致五脏皆损,真元虚极,而见虚火上炎诸证。既名为虚为痨,则当补当养。明代新安医家徐春甫亦认为,痨瘵宜内保养元气和精血,固守其本,外滋阴清热,兼杀痨虫。时医不知,不仅绝无补养之功,反见有火便清,更以桑白皮、白前、苏子降气为先,以玄参、天花粉清火为要,愈清则真气愈亏,愈降则虚火愈炽。并言嗽痰带血,乃阴伤火旺,灼损肺络,而妄加天冬、麦冬、百合、石斛之属,以为保肺之圣剂,服之不唯不效,反使气血益亏也,祸不旋踵。经言"损其肺者益其气",又脾为肺之母,上输水谷精微以养肺,故痨瘵肺阴虚久,则子盗母气,以自养易致脾虚,脾虚不能输精养肺,则肺更虚,如是则肺脾同病,愈虚愈损也。故治疗上应滋阴养元与培土生金并重。药以甘温之参芪养元固本,引虚火归元,不复炎上,兼取二者补中益气保肺之功;以龟胶、阿胶、麦冬,诸多血肉有情之品大补真元,滋阴养血润肺;佐以人参、茯苓、扁豆甘淡之属,健脾化痰,畅其化源;怒则伤肝,见木火动血而咯血,以生地、当归、丹皮养血柔肝清肝。诸药相合,共奏补气养血、培土生金、清肝润肺之功。依方服药,两剂则诸症悉衰,此乃药证相安。后遂守法,随证遣药,调治月余则自消。

六、程杏轩医案——痨瘵不治案

　　【原文】　潘氏室女,年十五岁,初患腹痛,驯至咳嗽寒热,形瘦食少,诊脉细数,询经事,愆期三月。予曰:瘵证也。辞不治。未百日而殁。历见妇人咳嗽寒热,脉数经闭者,多不可治,若室女,更无一生。任用补虚清热、解郁调经诸法,总无灵效。求诸古训,鲜有良法。惟《金匮》载有大黄䗪虫丸及百劳丸二方,喻氏阐发其义,窃思此证,当其初起,血痹不行,痨瘵将成未成之际,即以此药投之,祛旧生新,或能图功,亦未可料。倘迁延时日,元气已衰,则无及矣。识此质诸明哲。

(清代程杏轩《杏轩医案》)

按:此案为痨瘵已成,药不可治。清代另一位新安医家吴澄所著《不居集》中曰:"瘵则久生恶虫,食人脏腑……先因劳而致虚,由虚而致怯,怯久而致损,故痨瘵自渐而深。虚、劳、怯三者可治,损与痨瘵则难治矣。"痨瘵之始,因于虚损,精血亏虚,使得气无所载,气滞则血郁、痰凝,痰血郁结,久而化虫,即明代新安医著《医学原理》所言"郁积而生虫"。值此瘵虫将生未生之际,若予以大黄䗪虫丸或百劳丸服之,则可祛瘀生新,化痰散结,行气养血,或可使精血得充,正气得固。倘病情日久,或失治误治,见元气已衰,瘵虫已成,再及攻补之法,很难奏效,恐因补虚以养虫,攻伐以伤正,更坏其病。

七、王仲奇医案——肺痨阴虚肺热案

【原文】 汪。阴伤液燥,太阴不收,肺气焦满,咳呛痰稠,右卧欠逸,行动即觉气急,形瘦皮毛焦,掌中热,鼻窍时见衄血,脉濡细弦数。诚恐肺痨叶焦,仍以清肃润降之剂。

海蛤粉三钱,冬瓜子五钱,川贝母一钱五分,炙紫菀一钱五分,金石斛二钱,南沙参三钱,肥知母一钱五分,炙款冬一钱五分,生苡仁四钱,野料豆三钱,兜铃一钱五分,丝瓜络二钱,琼玉膏四钱(冲)。

(清代王仲奇《王仲奇医案》)

按:此乃肺痨之阴虚肺热之证。肺为娇脏,喜润恶燥,今阴液亏极,虚火上炎,蒸腾肺叶,肺性失守。肺失宣发肃降,而见肺气逆满,呛咳倦卧不舒;肺为贮痰之器,受火煎熬,见痰黏稠色黄;肺开窍于鼻,虚火灼伤肺络,血溢脉外,出于鼻窍,故见鼻衄;肺在体合皮,其华在毛,故肺热见皮毛枯槁、掌中发热;脾土为肺金之母,肺虚盗及母气,肺病伤及母体,使脾亦虚,脾虚气血生化乏源,四肢百骸、五脏六腑皆失于濡养,而见体瘦;热迫血行,阴血耗伤,而见脉濡细弦数。明代新安医家孙文胤所著《丹台玉案》曰:"虚损者痨瘵之始,痨瘵者虚损之终,由劳伤而成虚损,由虚损而成痨瘵也。"故王仲奇拟方,以海蛤粉、冬瓜子、川贝母、炙紫菀、炙款冬花、马兜铃清肺热、止呛咳、化痰涎;以金钗石斛、南沙参、肥知母、野料豆、琼玉膏养阴润肺、补肾益肺,明代《本草汇言》言野料豆可解内热消渴,止阴虚盗汗;以生薏苡仁健脾,培土以生金。诸药合用,有清肺祛痰、健脾润肺之功,可恢复肺之功能。

八、程原仲医案——复劳不治案

【原文】　进士沈公,讳必成,钱塘人,苦读书。癸丑廷试后发热,咳嗽,咯血,间吐脓痰,小便短涩。知予善疗痨瘵,属治。脉数而不细,用当归、白芍药、麦门冬、桔梗、陈皮、白茯苓、知母、贝母、牡丹皮、紫菀、生甘草之药,遇火盛间加炒黑山栀。十余日,脓血渐减,去紫菀、丹皮。热退,除知母、山栀。如此出入用药,调养四五十日,各证悉减,起居如故。是岁,因馆选复勤读。予劝之曰:病虽少愈,最惧劳复,性命与功名孰急? 纵不为翰林、黄甲,不易得物也,君其思之。次日入其宅,诵声犹不息。复劝之甚至,后忌予言,不切脉而求方,驾言习静山中,实用功不辍,遂致体羸弱,不能倚立,仍勉强入试。病复作,逆予治,则不可为矣。对予泫然流涕曰:悔不听公言。归,至中途而殁。嗟乎! 苦功若此,过于囊萤刺股,徒知轩冕之荣,而不知自有其身,惑之惑矣。

(明代程仑《程原仲医案》)

按:本案为痨瘵愈后复劳不治而殁。清代新安医家吴楚谓:"痨者,劳也。劳伤亏损其气血之谓也。"患者为考取功名,勤苦读书,血气久耗,发为痨瘵,出现发热、咳嗽、咯血、咳吐脓痰、小便短涩,为阴虚肺热之候,脉数而不细。医者予当归、芍药、茯苓、甘草、陈皮补气养血,麦冬、桔梗、贝母、紫菀滋养肺阴,化痰止咳,牡丹皮、知母泻肺热。后随证加减用药,调养四五十日,各证悉减,起居如故。明代新安医家孙文胤指出:"凡男子尺脉虚数,而寸沉微者为瘵……要之痨瘵脉数或涩细,如潮汗、咳血、肉脱者殂。"诚知痨瘵乃九死一生之证。本案患者"脉数而不细"为其生机,脉数为热,脉细为虚,此时阴虚肺热尚可挽回,但"病虽少愈,最惧劳复",过劳以致出现身体羸弱,不能倚立,乃由肺脏亏虚传至五脏俱虚,为不治。"正气存内,邪不可干"。正气强弱不仅是发病的关键,也是痨瘵传变、转归的重要因素。明代另一位新安医家罗周彦谓:"是故欲养阴而延生者,心神而恬静,而毋躁扰饮食,宜适中而无过,伤风寒暑湿之谨避,行坐立卧之有常,何劳怯之有哉?"可以看出,新安医家治痨瘵时,于药治之外尤重保养之道。

第六节　医　论　医　话

新安医家记载了许多关于痨瘵的经典医论医话,如痨瘵的转归、痨瘵与传尸的鉴别、痨瘵的严重并发症等,现选取其中 5 则介绍如下。

一、瘰疬日久可转变为痨瘵

【原文】 瘰疬之病,属三焦肝胆等经。风热血燥,或肝肾二经,精血亏损,虚火内动,或恚怒忧思,气逆于肝胆二经。二经常多气少血,故怒伤肝,则木火动而血燥,肾阴虚则水不生木,而血燥,血燥则筋病,肝主筋也,故累累然,结若贯珠,其候多生于耳前后,连及颐颔,下至缺盆,及胸腋之侧,又谓之马刀,其初起如豆粒,渐如梅李核,或一粒或三五粒,按之则动,而微痛不甚热,久之则日以益盛,或颈项强痛,或午后微热,或夜间口干,饮食少思,四肢倦怠,或坚而不溃,或溃而不合。皆由气血不足,故往往变为痨瘵。

澄按: 瘰疬者,虚损之征兆也。肾水先亏,相火内炽,熏迫津液,凝聚于皮肤之下,肌肉之上,似疬非疬,不红不肿,不甚痛苦,日久乃溃,人多忽之,不知此等证候,缘因肝肾虚热,则生不系高粱丹毒火热之变,故其为症寒热似疟,形容渐悴,肌肉渐消,咳嗽失血,潮热盗汗,遗精,诸症蜂集,宜以益气养荣之法,调治自消,若不问虚实,概以劫药,追蚀、攻下、流气治病之法,治之致气血愈亏,祸不旋踵。

【原文】　有寡妇、尼僧、鳏夫、庶妾，志不得发，思不得遂，积想在心，过伤精力，此劳中所得者，往往有之，最为难治。宜先养心血，次开郁结，益智安神，疏肝快膈，如归脾汤、益气养营汤、畅郁汤之类，或加香附、青皮、贝母、木香、栀子。又男人不宜有青筋，潮热咳嗽，自汗盗汗；女人不宜眼内有红丝，经闭骨蒸，五心烦热。男妇有此必变痨瘵。

澄按：男子多因恚怒，亏损肝经之血，阴火内作，或不慎起居，耗损肾水，不能生肝木。女子多因恚怒伤肝，火动血燥，或郁结伤脾，火动血耗，或患于胸乳之间。总之水不养木，肝无血养，遒劲急结，致生此患，情伤志郁，治宜培本，时发寒热，眼内有赤脉，贯瞳仁者不治。

（清代吴澄《不居集》）

按：吴澄认为，瘵病为虚损之征兆，为忧思伤脾或怒郁伤肝，乃劳中所得，最为难治。"肾水先亏，相火内炽，熏迫津液，凝聚于皮肤之下，肌肉之上"，初期可有气滞痰凝、阴虚火旺之候，病程后期由于肝肾虚热内生、津血灼耗，可出现颈项强痛、午后微热、夜间口干、饮食少思、四肢倦怠，或坚而不溃，或溃而不合等证候，形容渐悴、肌肉渐消、咳嗽失血、潮热盗汗、遗精诸症蜂集。治宜先补虚培元，再开郁散结，并指出男人若有青筋、潮热咳嗽、自汗盗汗，女人眼内有红丝、经闭骨蒸、五心烦热的证候，必发痨瘵。古人认为"尸、疰、疳、蒸"为痨瘵四大证，其中蒸病以潮热、虚弱为特征，热自内而外蒸发，痨瘵以骨蒸多见，病根在肾，肾主骨，痨瘵真阴亏损，内热炽盛，女人多表现为经闭骨蒸、五心烦热，男人则表现为潮热咳嗽、自汗盗汗。瘰疬和痨瘵均为慢性消耗性疾病，吴澄认为瘰疬日久，机体气血津液耗伤之极可为痨瘵，为难治之病。

二、痨瘵非"火痨"清火降气误矣

【原文】　痨者，劳也。劳伤亏损其气血之谓也，既亏损其气血，则大虚矣，故名为虚损。既名为虚为痨，则当补当养不待言矣。奈何近世治此证者，若忘其名为虚痨，竟易其名为火痨，绝无补养之功，一以清火为事。且不独易其名为火痨,更认其证为实火,不但清火为事,更以降气为先。清则元参、花粉、黄柏、知母,恣用不休,且更有用黄芩、黄连者,降则桑皮、白前、苏子、旋覆花,信手轻投,且更有用枳壳、卜子者。虚痨必吐血,止血则曰茜根、小蓟;虚痨必咳嗽,止嗽则曰紫菀、百部、枇杷叶;虚痨必吐痰,清痰则曰麦冬、贝母;虚痨必潮热,退热则曰青蒿、鳖甲、地骨皮、银柴胡。服之至脾损腹胀,食少作泻,则以谷芽、石斛为助脾之灵丹;服之使肺损气喘,不能侧卧,则以百合、沙参为保肺之神剂。服之无效,更多服之,多服不惟不效,且濒于危,尤令服之不已,使气血日亏,真元削尽,脉仅一丝,气存一息,犹曰有火不可补。

(清代吴楚《吴氏医验录二集》)

按:明代新安医家徐春甫在《古今医统大全》中指出:"痨瘵之证非止一端,其始也,未有不因气体虚弱,劳伤心肾而得之……久而成痨瘵之候。"痨瘵之病,气血亏虚、真元虚损、痨虫侵袭是其根本,治疗均当以补虚、杀虫为主,调补精元、益气养血、抗痨杀虫,而后随证论治,或以清热,或以止咳化痰,或以通腑泻热,或以培土生金诸法。清初吴楚对于时医不辨痨瘵之本,见火清火、见痰祛痰治法大为批判。同时也强调了痨瘵之为病,真元虚损、痨虫侵袭为本,气滞血瘀痰凝皆为标的病机,治当以培元固本、抗痨杀虫为先。正如明代医家虞抟在《医学正传》中所云:"一则杀虫以绝其根本,一则补其虚以复其真元。"该案反映了新安医家吴楚谨遵《黄帝内经》治病必求于本的原则。

三、痨瘵当分虚寒虚热而用治

【原文】 劳瘵乃精竭血虚、火盛无水之症,脉多弦数,潮热,咳嗽,咯血,若肉脱、脉细数者不治。经云:心本热,虚则寒;肾本寒,虚则热。又云:心虚则热,肾虚则寒。当分别阴阳虚实。心肾虚而寒者,是气血正虚,以其禀赋中和之人,暴伤以致耗散真气,故必近于寒,宜温补以复元气;心肾虚而热者,是气血之偏虚也,以其天禀性热血少之人,贪酒好色,肾水不升,心火不降,火与元气不两立,一胜则一负,故致于热也,苟非滋阴养血,凉肝补肾,则阳愈亢,而成劳极偏虚之症矣。或有挟外感邪热,致烁阴血枯涸者,

固不可用参、耆甘温之药。若产后血虚,及劳心用力失血,饮食失调,暴伤
血虚之症,非血虚本病,亦正虚之类也,又兼温补其气。

(明代江瓘《名医类案》)

　　按:江瓘指出"劳瘵乃精竭血虚,火盛无水之症"。心肾之虚当明确阴阳:
心肾虚而寒者为气血正虚,真气耗散,当以温补复元气;心肾虚而热者为气血
偏虚,肾水不能上济心火,当滋阴养血,凉肝补肾。不论是天禀性热血少之
人,抑或兼夹外感邪热致阴血枯涸者,均"固不可用参、芪甘温之药",以免助
热。若因产后血虚,劳心用力失血,饮食失调,暴伤血虚等亦属正虚之类,为
心肾虚寒之列者,应温补其气。

　　新安医家大多认为痨瘵为病,属后天五劳七伤致肾阴亏耗。肾本寒,虚
则热,肾阴虚内热耗伤阴血,虚火上炎,出现潮热汗出,五心蒸热。明代汪机
所著《医学原理》中载:"劳瘵之病,尽因嗜欲无节、起居不时,以致真阴虚败,
阴火上炎,而发蒸蒸之热"。明代罗周彦亦认为,劳瘵是因嗜欲无节、起居失
调、淫欲过度,致使真水枯竭,阴火热蒸。补益气血之药大多温热,痨瘵虽为
气血虚损病证,亦不可轻投温补之药,当需明确虚寒虚热证候。

四、虚劳传尸当明鉴

　　【原文】　传尸乃虚劳中另自一种,虚劳无虫,传尸有虫,虚劳不传染,
传尸传染。但此病与虚劳形状仿佛,卒难认识,而治之之法,诸说不同,务
将证治辨明,则临病庶有主持,亦医家之不可不讲也。请先以证言之。稽
求古训,如苏游之说,《道藏》之言,不为不详。然后人谓其类于不经,流于
妄诞,似难取信。夫传尸之异在于虫,但其虫须俟人之疾笃而后见,不比别
病之虫,可先从吐从便而见也。紫庭方用乳香熏病人手背,有毛出者为传
尸,法虽未试,然恐不验。又烧安息香烟,令病人吸之,嗽不止者为传尸,不
嗽者非也,此说亦不足凭。凡虚劳多嗽,嗽最畏烟,断无吸之不嗽之理。惟
喻氏谓狐惑声哑嘎,劳瘵亦声哑嘎,是则声哑者,气管为虫所蚀,明矣。斯
言可为此证之验。愚于此更有一得焉,如一家之中,先有患虚劳而殁,未几

又一人所患证同,不问前病之见虫有无,后病之声哑与否,即可断为传尸。
盖寻常虚劳不传染也。

（清代程杏轩《杏轩医案》）

按:古时痨瘵亦作"劳瘵",以虚损劳伤为发病基础。古时医家有将虚劳、
鬼气归于痨瘵之列一起论述,如《三因极一病症方论》中的"劳瘵"有虚劳、虫
病、鬼气等,也有将虚劳、痨瘵明确区分,如华佗、葛洪等人对传尸病、尸疰的
定义颇精确。程杏轩认为,痨瘵即虚劳中具有传染性者,"传尸乃虚劳中另自
一种,虚劳无虫,传尸有虫,虚劳不传染,传尸传染",明确了两者的共性和不
同。自晋代,众医家就已经认识到本病具有传染性。《肘后备急方》中记载
"累年积月,渐就顿滞,以至于死,死后复传之旁人,乃至灭门"。程氏还指出,
痨瘵所患传尸之虫与其他虫病相异:"夫传尸之异在于虫,但其虫须俟人之疾
笃而后见,不比别病之虫,可先从吐从便而见也。"至于虫由何来,《中藏经》卷
上"论五脏六腑虚实寒热生死逆顺之法"认为,"人之血气衰弱,脏腑虚赢,中
于鬼气,因感其邪,遂成其疾也",明确痨虫为身中鬼气,外感所得。而明代新
安医家汪机在《医学原理》中指出,痨瘵是因嗜欲无节、起居失宜,损伤心肾精
血,致使阴精亏虚,虚火上炎,久而郁积生虫,认为痨虫为精血亏虚,内生所
得。然不论外感之虫或内生之虫,是否传染为辨病之关键。诚如程杏轩所
言,一家之中如因一人患虚劳至多人病亡,不论见虫与否,皆可断为痨瘵。

五、痨瘵病泻则必死

【原文】　痨瘵阴虚虫干血,积热骨蒸咳嗽痰,肌肤甲错目黯黑,始健不
泻下为先。

痨瘵至泻则必死,不泻能食尚可痊,初取利后宜详审,次服柴胡清骨
煎,虚用黄芪鳖甲散,热衰大补养荣参,皮热柴胡胡连入,骨蒸青蒿鳖甲添,
阴虚补阴诸丸剂,阳虚补阳等汤圆,咳嗽自同咳嗽治,嗽血成方太平丸。

（清代吴谦《医宗金鉴》）

按：江瓘在《名医类案》中言："劳瘵乃精竭血虚，火盛无水之症。"因气血不足，劳伤心肾，阴精亏耗，虚热内蒸，临床常以肺肾阴虚为主要表现，如咳嗽、咳血、骨蒸等。吴谦认为，痨瘵在疾病之初，饮食大便正常，没有出现泄泻，尤尚可治，泄泻则死。为何以泄泻与否作为治与不治的评判标准？古人云："脾阳不伤不泻。"痨瘵之证本属阴虚，津液耗伤，以致出现肌肤甲错、皮肤干涩证候，若泄泻，乃阴损及阳，脾阳虚衰之候。张仲景谓：是以良工治病，不患津之伤，而患阳之亡。风劳臌膈乃古时四大绝症，痨瘵作为四大绝症之一，乃九死一生。疾病之初阳气未损尚可耐受攻治，使热从下走，热退则可继用补益气血或滋阴养阳之药随证治之。待阴阳两虚之时，滋阴恐伤阳，扶阳虑损阴，故吴氏谓痨瘵病泻则必死。

第八章

水 痘 论 治

　　水痘作为一种常见的急性出疹性传染病,医学文献对其明确记载始于宋代,明清时期水痘、痘疮(天花、小天花)等痘疹的发病日趋频繁,新安医家对痘疹的认识亦逐渐清晰。结合对前人理论基础的传承和临床经验的积累,新安医家对包括水痘在内的痘疹的诊治逐步完善,并对后世水痘等痘疹的辨证产生深远影响。

第一节　概　　述

　　水痘是由水痘-带状疱疹病毒感染引起的小儿急性出疹性传染病,临床上以发热,皮肤分批出现斑疹、丘疹、疱疹、结痂为主要特征。水痘多为自限性疾病,一般10天左右可自愈,结痂脱落后不留瘢痕,预后良好,且病后可获得持久免疫,再患水痘者极少见。成人患者症状和皮疹较儿童患者较重,部分病例可出现皮疹继发性细菌感染、肺炎、脑炎、肝炎等并发症,合并脑炎者预后较差,甚至导致死亡。

　　水痘-带状疱疹病毒属疱疹病毒科,病毒呈球形,直径150～200 nm。病毒经上呼吸道侵入人体后,先在呼吸道黏膜细胞中增殖,2～3天进入血液,形成病毒血症,然后在单核巨噬细胞系统内增殖后再次入血,形成第二次病毒血症,并向全身扩散,引起各器官病变。主要累及皮肤,偶尔也可以累及其他脏器。皮疹分批出现与病毒间歇性入血有关。皮疹出现1～4天,机体出现特异性细胞免疫并产生特异性抗体,病毒血症消失,症状随之缓解。小儿初次感染水痘带状疱疹病毒时,临床表现为水痘,痊愈后可获得持久免疫力。但部分病毒经感觉神经纤维传入,潜伏于脊髓背侧神经根和三叉神经节的神经细胞内,形成慢性潜在性感染,成年后可反复发生带状疱疹。该病水痘患者是唯一的传染源,病毒存在于患者的上呼吸道黏膜和疱疹液中,发病前1~2天至皮疹全部结痂为止均有传染性,主要通过呼吸道飞沫和直接接触传播,人群普遍易感。

中医学的水痘以其形态如痘、色泽明净如水泡而得名。医学文献对本病最早的论述始于宋代,时称"水疱"。北宋著名儿科医家钱乙在《小儿药证直诀》中记载:"肝为水疱,以泪出如水,其色青小。"指出了水痘具有泪出如水、颜色发青、体积较小之特点。南宋陈文中在《小儿痘疹方论》中记载:"五脏六腑秽液之毒,发为水泡疮。"阐述了水泡之病因。明代王肯堂在《幼科证治准绳》中说:"上水疱者,俗谓之水痘也。"该书指出了水痘与水泡为同一种疾病。清代新安医家胡增彬在《经验选秘》中亦记载:"痘有五泡,曰水泡、脓泡、灰泡、紫泡、血泡。"水痘传染性强,人群普遍易感,且各年龄段均可发病,高发年龄为6至9岁。本病一年四季均可发病,以冬春季节为高峰。

水痘作为病名首见于南宋《小儿卫生总微论方·疮疹论》,其曰:"其疮皮薄,如水泡,破即易干者,谓之水痘。"指出了水痘的形态特征。明代张介宾在《景岳全书》中言:"凡出水痘,先十数点,一日后,其顶尖上有水泡;二日三日,又出渐多;四日浑身作痒,疮头皆破,微加壮热即收生……七八日乃痊。"该篇指出了水痘的病程与转归。

早于张介宾的明代新安医家徐春甫,在《古今医统大全》中论述:"痘出稠密,如蚕种,顶面平白,摸之,不碍手。痘中有清水者,此则为疹子。大者名曰水痘,非痘疮也。"人云痘疹与伤寒相似,明代孙文胤指出二者之区别,其曰:"寒由外入,痘自里出,故恶寒无汗,头痛脊强,左额青纹,面色惨而不舒,此伤寒之所有,而痘症之所无也;两眼含泪,鼻气出龐,睡中微惊,耳纹现,恶热不恶寒,此痘症之所有,而伤寒之所无也。"明代另一位新安医家孙一奎,在《赤水玄珠》中指出致痘(包括水痘)之由端,其曰:"缘痘禀于有生之初,父母之淫火伏于子之命门,为天行疠气感触而发。"徐春甫和孙一奎的祖师爷汪机,著《痘治理辨》专论痘疹,对前贤高论颇多留意,尤为推崇明初魏氏《博爱心鉴》的理论与治法,故罗列诸家治痘之论于前,而以魏氏理论辨之于后,对痘出日数、痘疹兼症治法做了详尽介绍,并附治痘方百余首。明代新安医家吴崑所著《医方考》中收录了痘证三四日前至痘证十日以后及妊娠患痘用方,共计60余首。

清代新安医家吴谦在《医宗金鉴·痘疹心法要诀》中指出:"水痘皆因湿热成,外证多与大痘同,形圆顶尖含清水,易胀易靥不浆脓",该篇明确提出水痘的病因责之于湿热。清代叶天士则提倡以卫气营血辨证论治水痘,其在《临证指南医案》中指出水痘的治疗当依据其病程进展的不同阶段分期施治。

由上可知,痘疹的相关文献记载始于宋代以后,明清时期是新安医学蓬勃发展的阶段,此期随着经济的发展、海内外贸易的往来、自然灾害的发生及战争的爆发等多种因素,使水痘等疫病的发生日趋频繁,亦是这个时期新安医家对水痘等痘疹的病因病机、出疹特点、病程转归的认识日臻全面,治疗方法丰富多样,尤其是叶天士以卫气营血辨证理论论治水痘,更加完善了本病的辨治思路。

水痘中、西医病名一致,根据文献所述,现中医学记载的水痘常证(邪伤肺卫证、邪炽气营证)与西医水痘的前驱期、出疹期相对应,变证(邪陷心肝证、邪毒闭肺证、毒染痘疹证)则与其并发症肝炎、脑炎、肺炎、皮疹继发细菌感染相对应。

第二节　病　因　病　机

新安医家将水痘等痘疹的病因病机概括整理为内火胎毒、复感疠气,元气亏虚、气血盛衰,肺脾不足、湿热内生,心火亢盛、邪炽气营四大类。

一、内火胎毒,复感疠气

新安医家认为,致痘(包括水痘)之由,缘于先天胎毒和天行疫疠。胎毒系受胎之初借父精母血而成形,男女交媾,无欲不行,无火不动,欲因火生,火因欲炽,欲火炽于其中,精施血就而成,待出生之后复感外邪,冲拨原受胎毒,相激而后发痘。正如明代孙一奎在《痘疹心印》中指出："缘痘禀于有生之初，父母之淫火伏于子之命门，为天行疠气感触而发。"孙氏将水痘、痘疮等病因归于胎毒，言其病机与父母之淫火伏于命门有关，感触时行疠气而发。明代徐春甫在《古今医统大全·痘疹泄秘》中指出，痘与疹虽皆中于胎毒，但二者临床表现和预后不同，并提出"痘、疮之发，常触于天行时气"所言痘、疮应是包括水痘在内的。明代汪机《医学原理》亦载："痘疹之毒，盖由男女交媾之际，淫欲之火附于精血之中，既成胎后，藏府之内一遇岁火大过之年，热毒流行，岁之同气相感而发。"清代吴谦认为，痘禀于胎毒，故一出不再，其曰："上古无痘性淳朴，中古有痘情欲恣。痘禀胎元出不再，毒之深浅重轻识。"清代胡增彬在《经验选秘》中言："痘者，胎中之阴毒也，必赖阳气以成之。"清代叶天士则指出："伤寒邪由外入，痘子热从内起，但时邪引动而出，与伤寒两途。"

二、元气亏虚，气血盛衰

新安医家认为，气血盛衰是影响水痘转归的一个重要因素。正如清代胡增彬在《经验选秘》中所言："痘之始终，全凭气血，但得气血充足则易出易结，血气不足，则变症百出。"明代徐春甫在《古今医统大全》中指出，气血不足是痘疮、水痘等痘后发痒的原因所在，其言："痘疮发痒，多是气血不足，故曰诸痒为虚，宜保元汤加芎、桂，十全大补汤之属。"明代孙文胤认为，元气充盛、气血流通可以祛邪外出，是痘疹应期而落的内在因素。明代孙一奎对水痘等痘疹之兼症目睛露白进行论述时提到："人之一身，必元气固则精血为之凝聚，而瞻视有常也。若元气虚损，则卫气受亏，是以督脉缩促，致睛上吊而露白也。"清代吴谦在《医宗金鉴》中论述妇女经行出痘若遇行浆时去血过多，乃气血虚弱不能统摄之故。清代叶天士亦强调，元气充盛是痘疹顺利发出、不生变证的根本因素，诚如其所言："其先天痘毒从至阴以达阳，全籍身中元气领载充长……元气内返，斯无变证。"

三、肺脾不足，湿热内生

《灵枢·百病始生》中曰："卒然逢疾风暴雨而不病者，盖无虚，故邪不能独伤人,此必因虚邪之风,与其身形,两虚相得,乃客其形,两实相逢,众人肉坚。"新安医家遵从内因为主的发病观,将正气强弱看作影响疾病发生发展的重要因素。小儿肺脏娇嫩,肺主皮毛,开窍于鼻而属卫,肺常虚而卫外不足,则易为水痘时邪所侵袭。此外,小儿脾常不足,素体脾胃虚弱,又外感于水痘时邪者,易蕴结肺脾,与内湿相搏,郁而化热,邪毒透于肌肤,发为水痘。如明代孙一奎在《痘疹心印》中指出:"夫痘全藉脾土以为依归,脾为仓廪,五脏皆仰给于脾,外主肌肉,行浆灌脓结痂,皆在肌肉,脾既受伤,则内热蕴闷……痘既外出,腹中虚矣。"清代吴谦认为,水痘发于肺、脾二经,由湿热而成,正如《医宗金鉴》所言:"水痘皆因湿热成,外证多与大痘同。"明代汪机在《医学原理》中指出,水痘等痘疹的病位主要在肺脾二经,其言:"痘疹之毒,……既见点后,俱在肺脾二经,盖肺主皮毛,脾主肌肉故也。"由此可知,水痘虽属外感病范畴,然肺脾不足、湿热内生亦是其发病过程的关键一环。

四、心火亢盛,邪炽气营

新安医家认为,心火亢盛是水痘发病的另一病因,若邪毒炽盛,内犯气营往往可引起昏迷、抽搐等变证。《素问·至真要大论》曰:"诸痛痒疮,皆属于心。"明代徐春甫认为,痘发于心经,正如《古今医统大全·痘疹泄秘》所言:"痘即疮也,非心火则不发。故每发热,心火炽甚,未出痘,先多有惊搐,可见发于心矣。况父母交媾之初,一皆心火镕冶而精血始得成胎,当此火毒之余,亦感通于儿之心脏,是盖以类而相从也。"邪热入里,致心火亢盛,热扰神明,故水痘等痘疹病程中多有惊搐、烦躁的表现。明代孙一奎所著《赤水玄珠》曰:"心经有热则烦躁,盖痘毒之热,击动心火,脾少津液,不能济之,此所以发为烦躁不宁,闷乱狂言等症也。"孙氏认为,心者生之本,神之舍也,痘毒本热,热气击动心神,心神不安而发惊搐、烦躁。明代程仑所著《程原仲医案》中载痘出不齐、昼夜不眠之案例,程氏辨其为邪热入里,心经火毒炽盛。明代汪机认为,心火太盛,则生风,风则惊搐,热气蒸盛,所以为惊搐、为烦躁、为痛痒,其曰:"痘疹本热,热能动心,理之自然。夫心火热,则肺金受克,不能制肝。

肝风旺,则脾土受克于中,上下气不循环,五行之气无以相制,故心独大热。气击动心神,必神不安而发惊"。

第三节　辨 证 治 疗

新安医家治疗水痘强调辨证论治,根据不同证型,分别治以疏风解表、发散透疹,调养真元、培补气血,解毒利湿、分消走泄,清心凉血,兼顾滋阴之法。

一、邪犯肺卫,以疏风解表、发散透疹为要

水痘时邪侵犯肺卫,卫表失固,肺卫失宣,故病初可见发热恶寒、鼻塞流涕、咳嗽喷嚏、痘疹稀疏、疱浆稀亮等肺卫表证。新安医家认为,此时当以疏风解表、发散透疹为第一大法,使痘出为安。明代徐春甫强调于痘疹(包括水痘)感发之际,治以解表透疹,则痘疹自轻而得吉,其曰:"凡小儿感时行发热,当用解毒发表之剂为第一法。若能于发热之初用力,则痘疹自稀,或稠亦势轻也。"清代吴谦亦主张,水痘等痘疹初起应解表,其曰"初起荆防败毒散",观其方药组成,前方为扶正解表之剂。明代汪机所著《痘治理辨》载:"痘之发热,必观小儿勇怯,若形色苍实……宜升麻葛根汤,微汗以解之。"汪氏认为,水痘等痘疹患儿形色苍实、表实无汗者,可选用升麻葛根汤微汗以解表。明代孙一奎提出,水痘等痘疹之解表应结合天时,治有辛温解表、辛凉解表、扶正解表之别,诚如其所言:"凡用发表之剂,务察天时,不可固执只宜平和之说,设遇冬寒及春行冬令之候,腠理致密,血气凝涩,痘必出迟,迟则蕴热,热不得汗,毒莫能泄,必多壅遏之变。急宜辛热之剂发之,桂枝葛根汤,或五积散去干姜。如天时热则腠理疏松,气血淖泽,防其发泄太急,恐罹溃烂之变,必以辛凉之剂解之。宜升麻葛根汤、双解散之类。如春秋天时温和,不寒不热,人参败毒散最佳。"其用意旨在务使毒气得解而已,气血和畅,营卫流通,表里无邪,其出则尽,其发则透,其收则时,则痘自愈。

二、气血羸弱，以调养真元、培补气血为主

新安医家倡导温补培元学说，强调惜元气、重根本，在痘疹（包括水痘）的治疗过程也重视培补气血的作用。清代胡增彬在《经验选秘》中强调，痘出应根据气虚、血虚及兼症之不同，施以不同的方药，总不离培补气血、疏通经络之大法，其曰："痘之欲出，阳气蒸腾，小儿发热，正是痘欲见苗，斯时气虚者，宜服补中益气汤；血虚者，宜服荆防地黄汤；兼寒者，宜服大温中饮，或大补元煎。察其体气之虚实，酌而用之，所谓培补气血、疏通经络，无不立奏全功。"明代汪机认为，治病防病需注重培补元气，在水痘等痘疹的治疗过程中尤强调补益气血的作用，其在《痘治理辨》指出："治痘之要，必须加治于气血。然气在内而外不及，则血载毒出为外剥；气在外而内不续，则血载毒入为内攻。即阳道虚阴泄从之、阴道虚阳泄从之之义。非保元汤姜补气血之过，则不能施其功妙，故用人参以固元，内实则能续卫气之不足；黄芪以补表，外实则能益其元气于有余；而又以桂制其血。血在内，引而出之则气从内入；血在外，引而入之则气从外出。而参芪非桂之逐血引导则不能树其功，桂亦非甘草平和气血则不能绪其条理，虽则随其土地所宜，以他药攻之，终不能出乎四品君臣之要剂也"。明代孙文胤与其观点一致，提出："调养真元，补益气血，诚治痘完策，不得已而欲攻，他症中病即已"。汪机在《医学原理》中进一步明确提出："大法必须调养气血为主，盖痘毒自内而发于外，非气弗领，匪血弗载，故气不足不能逐其毒，血不足不能任其毒。"

三、湿热内生，以解毒利湿、分消走泄为法

水痘病机之关键，乃邪毒与内湿相搏结，郁而化热，故治疗宜分利湿热、解毒祛湿。明代孙一奎《痘疹心印》中有"小热宜解毒，大热宜利小便""此毒留于肠胃之间，与谷气并，宜急下之"等论述。历代新安医家或据此立论，或合其义，创立有白术茯苓泽泻汤、加味导赤散、辰砂六一散等方治疗水痘等痘疹。白术茯苓泽泻汤出自明代吴崑《医方考》，以白术、茯苓、泽泻健脾利湿，主治痘而水

泡者。清代吴谦《医宗金鉴》之加味导赤散,由生地、木通、生甘草、连翘、黄连、滑石、赤茯苓、麦冬组成。方中木通、赤茯苓、滑石、生甘草清热利小便,导水湿之邪从前阴而出;生地、麦冬凉血养阴,利湿而不伤阴;黄连、连翘清热解毒,使邪毒从内而消。明代徐春甫《古今医统大全》之辰砂六一散,方含朱砂、滑石、甘草、冰片,煎加灯心增清心利水之力,诸药合用,共奏清热利湿解毒之功。明代汪机认为,痘疹治疗中当重视通利二便,给邪以出路,其《痘治理辨》曰:"痘已出足,而结脓窠,尚有热症见者,当利大小便,此恐里有余毒未尽,因而生疾故也。凡治痘疹,大小二便不可不通。一或闭焉,则肠胃壅塞,脉络凝滞,毒气无从而发泄,眼闭声哑,肌肉鳌黑,不旋踵而告变矣。或小儿气实烦躁、热炽、大便秘结,与犀角地黄汤或人参败毒散。又紫草饮,多服亦能利之。大便秘结,内烦外热者,小柴胡加枳壳最当,或少与四顺清凉饮。"

四、邪炽气营,以清心凉血、兼顾滋阴为本

新安医家认为,邪炽气营阶段,火毒炽盛,治以清营凉血为重,但因水痘等痘疹后期斑疹尽消,多有阴血亏虚之候,故治疗又当注意顾护阴津。明代徐春甫主张以蜡、红、白、黑四色辨痘色,其曰:"红色者,南方火,心之象也。火盛则色红,晦之道也,则当解乎心热,如凉血犀角地黄汤之类是也。"在火毒炽盛阶段,徐春甫强调清心泻火、凉血滋阴。明代程从周所著《程茂先医案》载:"热未退痘即见标,烦躁不安、昼夜不停案例,程氏认为系邪热炽盛、扰动心神所致,故用天水散重加辰砂,取辰砂性寒,能镇心神、除热毒、止惊悸之用,合以清热散郁之剂,效如桴鼓。"明代汪机在《痘治理辨》中言:"身热炽盛,则痘出愈难,乃血气为热塞闭,毒气弥盛故也。大便闭、小便如血,此里热实也。身上破裂,或生痈疱,此表毒盛也。皆由不善解利之过。宜小柴胡加生地黄、犀角地黄汤,重者四顺饮,选而用之。"汪氏认为,水痘等痘疹里热炽盛阶段常有气血壅滞,可用小柴胡汤加生地黄、犀角地黄汤。明代孙一奎在《赤水玄珠》中论及痘疹(包括水痘)出现发渴兼症之时,可用六味地黄丸加肉桂心、五味子,可以看出孙氏顾护阴津之用意。清代叶天士在《临证指南医案》

中,详细论述了水痘等痘疹不同阶段的治法用药,痘四五日、六七日应清气凉营,药用生地、金银花、连翘、丹皮、犀角、黄连、石膏之类;七八九日痘火色既退,浆不能透,或遇声哑,可用苇茎汤和葶苈大枣汤;痘之后期见咳嗽、夜暮身热、烦躁夜甚者,乃阴血亏虚之证,用以六味地黄汤及甘寒生津之品。

第四节 方 药 选 介

新安医家辨治痘疹(包括水痘)有相对固定的用药组对,常以人参-黄芪-甘草培补元气,白术-茯苓健脾利湿,当归-芍药滋培气血,使痘外发,紫草-牛蒡子清热凉营、解毒透疹,黄连-犀角清热解毒、凉营开窍,生地-麦冬养阴生津。组方配伍上针对不同证情,创有治疗水痘的经典方和专方。现选择其中6个用药组对和15个特色方介绍如下。

一、新安医家特色用药

1. 人参、黄芪、甘草

小儿肺脏娇嫩,脾胃虚弱,水痘时邪易从口鼻而入,蕴郁肺脾,与内湿相抟,蕴蒸于肌表,发为水痘,可见肺脾不足是水痘发病的重要内因。新安医家倡导温补培元学说,培元重参芪是其特色学术思想。明代汪机作为温补培元学术思想的先驱,对参、芪类的应用有独到的见解和体会,其在《痘治理辨》中言:"人参,味甘,气温,升也,阳也,能益元气而和中,生津液而止渴,治痘之圣药,非此莫能保固元气之大本也。黄芪,味甘,气温,升也,阳也,能固元气而益肾,温分肉而实肌。治痘用此,赖其里托外负,宜行王道,非此勿言治。取箭竿绵软不油者佳。每服五钱至七钱,旋锉。十日后痘发足未收,蜜炙用。甘草,味甘平,气微温,阳也,能解诸毒而泄火,健脾胃而和中。治痘,赖以分理阴阳,佐正君臣之道也。内坚实者佳。"清代胡增彬在《经验选秘》中亦云:"真阳充足,方能送毒出外以成痘。倘痘顶不起等症,皆元气不足之故,宜服党参、白术、黄芪、甘草之类以补之。"明代吴洋在《论医汇粹》中指出:"虚人胃气虚弱,又加作热,若用芩连凉剂,大便必然作泻,须重用参、芪以固其本,再加芩、连于内,则不作泻。"明代徐春甫所著《古今医统大全》中言:"甘草,味甘平,气温,治痘、解毒泻火,和中益脾胃,佐理阴阳之正。"水痘等痘疹之成与肺脾二脏不足密不可分,或因医之以寒凉解利太过,均可出现中焦虚损之象,此时以参、芪、甘草类培补中焦元气,收效颇显。

2. 白术、茯苓

健脾利湿是新安医家治疗水痘的基本原则。明代吴崑《医方考》载白术茯苓泽泻汤为治疗痘而水泡的专方,其曰:"中有实热,膈有停水,湿热外行,初则痘色晶亮,顷则痘皆水泡矣。此乃水不能润下,灶底燃薪、釜中发泡之义。是方也,白术甘而燥,能益土以防水。茯苓甘而淡,能益土以决防。泽泻咸而润,能润下而利水。水利湿消,泡自瘥矣"。明代徐春甫在《古今医统大全》中言:"白术味甘辛,气温健脾利水,升降阴阳。能发痘,灌浆,止泻。茯苓味甘淡,气温益脾止泻,利小便,除烦热,止渴生津,阳中之阴,降也。痘中不宜多服。"明代汪机《痘治理辨》亦言:"白术,味甘,气温,可升可降,阳也,能利水道而除湿,益脾胃而退热。治痘,不宜过多,非泄痢发水泡者,不加;浆毒溢盛不结痂者,多加不禁。"

3. 当归、芍药

明代汪机在《痘治理辨》中云:"当归,味甘辛,气温,可升可降,阳也,治各有条,能生血、止血、活血、养血。治痘,赖以助血归附气位,必加芍药以佐之,恐其活血流动,毒无定位。宜身大者佳。芍药,味酸平,性寒,可升可降,阴也,能健脾气而补表,止腹痛而收阴。治痘,血散不归,赖以收之而附气也;痘解不敛,赖以收之而成功也。宜白大者佳。"其再传弟子徐春甫著《古今医统大全》,书中载:"芍药,味酸平,性寒可升、可降,治痘血散不归,赖以收之而附气。泻脾火,止腹痛。"清代汪昂《本草备要》记载:"当归润肠胃,泽皮肤,养血生肌,血旺则肉长,排脓止痛……使气血各有所归,故名。血滞能通,血虚能补,血枯能润,血乱能抚。"明代吴崑《医方考》云:"痘至五六日,气尊血附之时,痘根淡者,为血弱。故用当归活血……芍药敛血。"清代胡增彬所著《经验选秘》中载:"痘疮全以发透为吉,起发必赖气血滋培,方能自内达外,齐苗灌浆结痂。"虽言痘疮,其实水痘也是如此。

4. 紫草、牛蒡子

新安医家认为,治疗水痘等痘疹应重视分段施治:外感水痘时邪,系温邪上犯,肺卫首当其冲,治当以疏风解表、利湿解毒为主。若邪毒炽盛,热入于里,则可内犯气营,此时治当清热凉营、解毒透疹。明代吴崐在《医方考》中记载:"紫草者,所以解毒发痘而活血也。"清代汪昂在《本草备要》中载:"牛蒡子,辛平。润肺解热,散结除风,利咽膈,理痰嗽,消斑疹,利二便,行十二经,散诸肿疮疡之毒。"明代汪机《痘治理辨》言:"紫草,味苦,气寒,能补中气而制诸邪,行痘毒而利九窍,不可过用。宜紫茸染手者佳。鼠黏子,味辛,气温平,能润肺而散气,利咽而退肿。治痘,专解余毒,不可缺。"明代徐春甫所著《古今医统大全》亦云:"紫草味苦,气温,能补中气而制诸邪,散痘毒,利九窍。鼠黏子味辛,气温润肺散气,利咽退肿。治痘毒,专解不可缺。"牛蒡子清气热宣降肺气,紫草凉营血透疹解毒,二者合用,适用于水痘气血两燔之时。

5. 黄连、犀角

新安医家认为,痘之出也,自内达外,心热则惊,肝热则搐,所以搐者风也,所以惊者热也,此时当清热解毒,凉营开窍。明代徐春甫所著《古今医统大全》载:"黄连味苦,气寒解诸热毒,泻心火,厚肠胃,用以解痘毒。犀角味甘淡,气寒解心火。治痘热炽,惊搐烦躁不宁,用此镇解。"清代汪必昌《聊复集》载:"犀角,苦酸咸而寒,入胃,解诸毒,治蓄血、惊狂诸病。连苦寒,土炒入阳明,泻伤寒、温热、瘟疫诸热毒。"明代汪机在《痘治理辨》中云:"黄连,味苦,气寒,下也,阴中之阳,能泄心火而散痘,燥胃湿而厚肠。治痘专,退余热,毒解之后,脸赤潮热,不可缺。"犀角苦寒,功可清热凉血、解毒、定惊,清代叶天士在《临证指南医案》中强调,"凡寒凉清火解毒,必佐活血疏畅,恐凝滞气血也",常用药为犀角、丹皮。新安医家在用苦寒药物治疗水痘等痘疹时,能做到灵活变通,精准谨慎,于寒凉清火解毒药中配以活血疏畅之品,恐凝滞气血也。

6. 生地、麦冬

痘疹时邪系温热邪气,性质属阳,病程进展中会不同程度地伤津耗血,后期斑疹尽消之时,阴血多有亏虚。故新安医家在治疗水痘等痘疹时,亦重滋阴,常用生地、麦冬等滋阴药物养津增液。明代徐春甫在《古今医统大全》中言:"麦门冬味甘辛,气微寒,生津止渴,清肺烦,解痘热。生地黄味苦甘,气微寒,行血凉血,阴中之阳。治痘疮血热,鼻衄、紫黑皆用。"治痘疮,如此,治水痘亦然。明代汪机所著《痘治理辨》中载:"麦门冬,味苦甘平,气微寒,阳中微阴,能清肺火而止渴,补心气而生脉。治痘,专止渴,清肺不可缺。"清代许豫和在《怡堂散记》中言:"生地黄,撅取鲜者捣汁,只入犀角地黄汤,及小儿痘症大热,斑狂失血之症。"清代吴谦《医宗金鉴》载加味导赤散治疗水痘等痘疹,方中生地苦寒入心、肝血分,可清热凉血,甘寒质润又能养阴润燥生津,麦冬既能滋阴以润燥,又可清心而除烦,滋清兼备,标本兼顾。

二、新安医家创方

1. 荆防败毒散
【出处】明代徐春甫《古今医统大全》。
【组成】荆芥、防风、羌活、独活、柴胡、前胡、川芎、桔梗、枳壳、天麻、地骨皮。初出不快加紫草、紫苏、僵蚕、葱白;泄泻加猪苓、泽泻,去紫草。
【服法】以上诸药,水煎,微汗热退为佳,热盛谵语烦渴,辰砂六一散调服。
【功用】祛风解表清热。
【主治】痘疹始终热毒之盛者。

2. 六味稀痘饮
【出处】明代孙一奎《赤水玄珠》。
【组成】山楂、紫草、牛蒡子、防风、荆芥、甘草。姜3片。
【服法】水煎服。
【功用】疏风解表,清营解毒。
【主治】将发痘。

3. 轻斑散
【出处】明代孙一奎《赤水玄珠》。

【组成】丝瓜、朱砂。

【服法】二味和匀,砂糖调下。

【功用】清热解毒,稀痘。

【主治】痘未见点时。

4. 稀痘如神散

【出处】明代孙一奎《赤水玄珠》。

【组成】丝瓜、升麻、芍药、甘草、山楂、黑豆、赤豆、犀角。

【服法】水煎服。

【功用】清气凉血解毒。

【主治】痘证。

5. 预服万灵丹

【出处】明代孙一奎《赤水玄珠》。

【组成】升麻、葛根、甘草、紫草茸、蝉蜕、僵蚕、连翘、白附子、山豆根、全蝎、雄黄、麝香、蟾酥。

【服法】以上诸药,和伴为丸,皂角子大,每服 1 丸,紫草汤下。

【功用】祛风解表,清热解毒。

【主治】痘疹初发热者。

6. 退火丹

【出处】明代孙一奎《赤水玄珠》。

【组成】六一散、雄黄、缠豆藤。

【服法】上药灯心煎汤,候冷调下。外用紫草、木通、蝉蜕、地骨皮、红花、大力子(牛蒡子)、羌活、片芩。

【功用】清热利湿,解毒稀痘。

【主治】痘初出标,大热不退,或稠密成片者。

7. 白术茯苓泽泻汤

【出处】明代孙一奎《医方考》。

【组成】白术、茯苓、泽泻。

【服法】水煎服。

【功用】健脾利湿清热。

【主治】痘而水泡者。

8. 安胎饮

【出处】明代孙一奎《古今医统大全》。

【组成】人参、当归、黄芩、大腹皮、川芎、芍药、香附、紫苏、砂仁、陈皮、甘草。

【服法】上药用水2盏,煎1盏,温服。

【功用】健脾清热,行气安胎。

【主治】妊娠出痘。

9. 归宗汤

【出处】清代吴谦《医宗金鉴》。

【组成】大黄、生地黄、赤芍药、山楂、青皮、木通、荆芥穗、牛蒡子。

【服法】引加灯心草,水煎服。

【功用】清气凉营解毒。

【主治】痘证毒火太盛。

10. 清解散

【出处】清代吴谦《医宗金鉴》。

【组成】防风、荆芥、牛蒡子、生甘草、升麻、葛根、桔梗、黄连、黄芩、蝉蜕、紫草、川芎、前胡、山楂、木通、连翘。

【服法】引加生姜、灯心草,水煎服。

【功用】清热解毒,发表透疹。

【主治】痘欲出而发惊搐。

11. 宽中透毒饮

【出处】清代吴谦《医宗金鉴》。

【组成】葛根、前胡、桔梗、青皮、厚朴、枳壳、山楂、麦芽、蝉蜕、连翘、牛蒡子、黄连、荆芥穗、甘草。

【服法】引加生姜、灯心草,水煎服。

【功用】清热解表,行气透疹。

【主治】痘欲出,发热呕吐烦渴,大便酸臭。

12. 苏解散

【出处】清代吴谦《医宗金鉴》。

【组成】川芎、前胡、牛蒡子、山楂、木通、甘草、羌活、苏叶、升麻、葛根、桔梗、荆芥、防风。

【服法】引加芫荽,水煎服。

【功用】祛风解表透疹。

【主治】痘发热三朝,应见点而不见点,为表邪风寒外郁不出。

13. 加味导赤散

【出处】清代吴谦《医宗金鉴》。

【组成】生地、木通、生甘草、连翘、黄连、滑石、赤茯苓、麦冬。

【服法】引用灯心草,水煎服。

【功用】清热利水养阴。

【主治】水痘,其形尖圆而大,内含清水,易胀易靥,不作脓浆。

14. 辰砂六一散

【出处】明代徐春甫《古今医统大全》。

【组成】滑石、甘草、辰砂。

【服法】将滑石、甘草末一半研匀,做六一散,治痘疹红紫黑陷、热渴。余一半加辰砂末,名辰砂六一散,治惊狂谵语。前方败毒之初,即用败毒散调下,解毒稀痘。若报痘后红紫属热毒者,春用灯心汤调,秋冬亦然;夏用新汲水调。二三岁者1钱,十岁者2钱。

【功用】清热解毒,稀痘。

【主治】痘疮热毒太盛,狂言引饮,红紫黑陷。

15. 大保元汤

【出处】明代孙一奎《赤水玄珠》。

【组成】黄芪、人参、甘草、川芎、官桂。

【服法】加姜枣水煎服。如气不行加木香,减去桂;若不食加人乳半盅。又方加白何首乌,黑豆蒸过用。

【功用】补中益气活血。

【主治】痘疮顶陷,根窠虽红而皮软薄,血有余而气不足。

第五节 名 医 验 案

新安医家治疗痘疹经验丰富,并留有相关医案记载,为后世医家辨治水痘等痘疹奠定了坚实的基础。现选取程茂先之清解太过致中虚逆证案及邪毒炽盛案,程原仲之痘出不起、烦躁不眠案,江瓘之心火蕴热毒案及脾土不足、湿热蕴蒸案,余国珮之湿蕴化燥案,叶天士之气血虚弱案,孙一奎之血热毒盛案8则医案介绍如下。虽不一定是水痘治案,甚至可能属痘疮(天花、小天花)病案,然于今水痘辨治,仍有重要的指导意义。

一、程茂先医案——清解太过致中虚逆证案

【原文】 康甫兄第四子,两岁时出痘,痘颇顺而毒本轻。医视之以为毒盛,不无过于解利,以致中虚,至八九日上,浆正行时仍复执于清热,不无过于寒凉,以致凝结其液,忽然身冷,面如土色,浆滞不行,人事昏沉,呼吸欲绝。高源叔视为必死,将移别室以待尽。夜半延余视之,予曰:速抱归卧房,可一剂而愈。盖此痘本非不治之症,乃寒凉太过,凝滞而然。予乃用保元汤重加桂附,一剂而红晕回,数剂而痊愈矣。

(明代程从周《程茂先医案》)

按:此案系痘证清热解利太过而致中虚,出现逆证。痘之始终全凭气血,盖痘毒从阴至阳而发出,全借身中元气领载充长。明代新安医家孙一奎强调,痘全赖脾胃气血冲和,方能灌浆结靥,故不可轻易用大寒大毒之剂。清代新安医家叶天士言:“若二三日痘苗已长……亦有表里两解治,亦有下夺者,但下法寒凉之中必须活血理气,防其凝涩冰伏。”清代新安医著《经验选秘·

痘证总论》中亦记载:"痘有四忌,一忌清热败毒……非有实火者,万不可用。"由此可见,治痘需因时察形辨证,不可罔投寒凉。该病者本痘顺毒轻,前医误以毒盛,过用寒凉之品,以致中焦虚损,身冷、面如土色、浆滞不行,均为中阳不足、失于温煦之候,故治以保元汤加桂附,人参、黄芪益气建中,肉桂、附子补火助阳,且肉桂温通血脉,可鼓舞气血生长、佐助参芪,又佐以甘草益气和中,用后很快痘色恢复红晕,数剂而愈。从中亦可窥见,水痘颜色、出浆情况亦是判断病情顺逆的重要依据,体现了望诊在水痘诊治中的重要作用。

二、程原仲医案——痘出不起、烦躁不眠案

【原文】 杨公闺玉,四岁患痘,出,五六日不起,昼夜烦躁不眠。医以其不起,用参、芪补剂,烦躁愈甚。自宝坻逆予回京,见其颜色红燥,此火证也,宜用清热解毒。医仍苦执以痘起胀时必当用补,虽去人参,仍加黄芪,服之不效。次日,予力主去参、芪,重加酒炒黄连于清解药中,服下即安卧。至十日后,眼目羞明红赤,又急用清肝火之药,目红始退。法云:验丧明于眼合羞明。噫! 非重清凉解毒于起胀之前,身体虽安,而目必不免矣。

(明代程仑《程原仲医案》)

按:此案系痘出不起,烦躁不眠案例。明代儿科医家翁仲仁在《金镜录》中言:"发热三日,当托里解表,使其易出。亦有气弱而不能出者,当微补其气,气和则出快。初不可用芪,恐腠理密而难出也,四、五、六日,以清凉解毒为主。清凉则无血热燥毒之患。"病者痘出五六日不起,昼夜烦躁不眠,实则为火热毒之内盛,前医误投参、芪,妄用壅补,滞碍气机,以致邪无出路、郁火内炽,故烦躁愈盛。程原仲力主去参、芪,治以清解之药,重加酒炒黄连。黄连苦寒,苦以泄热,寒以清火,酒炒则增行散之力,如明代孙一奎在《赤水玄珠》中言:"盖毒者火也。凡用苦寒之剂,必要酒炒,可以活血达表,且不犯胃气,切宜识之。"患者服后即可安卧,表明邪热鸱张之势已有所控制,清解之法奏效。后患者又见眼目羞明红赤,乃肝胆有火,治以清肝泻火之药。本案中,温补为误治之法,重用清热解毒乃为正治之道。患者初服清解之药有所缓解

之后,复见眼目红赤,可见其肝火之盛。故治痘需详参患者体质、仔细观察病
状,辨证论治,随证立法,方可有效。

三、江瓘医案——心火蕴热毒案

【原文】 江应宿治休宁吴氏子,八岁出痘,四日内两颊赤,肉痘不分。
医认作虚寒,将投附子保元汤。予曰:此红纱扑面症,乃心火蕴热毒也,宜
清凉解毒。犀角地黄加芩、连、紫草,二剂红退,痘疮起胀。七日上再与保
元汤,人参渐加至七钱而愈。初为热毒所攻,仍损一目。

(明代江瓘《名医类案》)

按:此案系水痘之心火蕴热毒案例。《素问·至真要大论》中曰:"诸痛痒
疮,皆属于心。"清代新安医家吴谦在《医宗金鉴》中记载:"痘出五脏主证形,
呵欠顿闷是肝经,肺证咳嗽痰嚏涕,心证惊烦面赤红。"痘毒邪热炽盛,深入营
血,郁阻血分,血热胶滞,瘀热互结,阻滞气机,邪无出路,故见两颊红赤、肉痘
不分,此为心蕴热毒,血分热盛,邪毒上扰之象,治宜清心解毒、凉血散瘀,方
用犀角地黄汤。犀角凉血清心、解毒透热,地黄清热凉血、滋阴复液,佐以酸
苦之芍药、辛苦之牡丹皮清热凉血、活血散瘀,以行血中之瘀、散血中之热。
诚如《素问·至真要大论》中言:"热淫于内,治以咸寒,佐以甘苦,以酸收之,
以苦发之",四药相配,凉血而不凝滞,止血而不留瘀,活血而不妄行,清热而
不伤阴。再加黄芩、黄连、紫草以解毒透疹,药至红退,痘疮起胀。之后再用
保元汤加人参,以助正复邪退。本案先误用温燥,继用清解救误,再以温补善
后,提示各种治法,皆应随证选用,因证治宜。

四、余国珮医案——湿蕴化燥案

【原文】 朱儿,出痘四朝,色暗不起,腹痛不食,舌有灰胎。前医以停
食攻发,余知其湿为燥遏,用生石膏、南沙参、蒌皮、薤白、芥子、木通(姜汁
炒)、归尾、知母、牛子、芦根、芹汁、梨汁,加蜜。一服痘起痛止,灰胎亦少,
再加玉竹三钱,痘即灌浆,有时泛恶,湿热上蒸也。去石膏、木通,加姜汁炒

川连五分、半夏七半,均愈勿药矣。痘症原无格外难治之处,但辨别燥邪之轻重,元气之厚薄,湿邪酿患与否,余无他法矣。

(清代余国珮《婺源余先生医案》)

按:此案系湿为燥遏之水痘案例。水痘时邪为风热阳邪从口鼻而入,蕴郁肺脾,与内湿相抟,蕴蒸肌表,因而易伤阴化燥。清代余国珮创"燥湿为纲"说,认为燥湿二气为天之常、变之气,燥为六气之首,六气皆为燥湿二气所化,人之受病,独重燥湿之气。出痘四朝,色暗不起,腹痛不食,舌有灰胎,系湿为燥遏之象,燥性干涩,易伤津液,故治以清热润燥、养阴生津之剂。石膏为清燥之君药,多育阴必佐石膏;南沙参、知母、牛子保肺养液;瓜蒌皮、薤白体滑而润,瓜蒌皮甘寒可解在里之燥,薤白辛香又能流利气机;白芥子辛润,化痰湿而利气机;燥极易致气滞血瘀,故以质润之当归尾,行血兼能补血润燥。全方润燥相合,以润为主,药到痘起痛止。后方加玉竹以润燥托邪,泛恶乃燥去湿热上蒸之故,又去石膏、木通,加半夏燥湿止呕,姜制川连清热燥湿,随证变法,调整润燥之品的比例,最终药到病除。

五、叶天士医案——气虚血弱案

【原文】　余见程氏女,年甫半龄,布痘极多,痘形软,色淡白。前症迭见,近地幼科金用荆、防、蒡、蝉、红花、楂肉、木通、胡荽、笋尖之属,方虽写而示以凶危。延余诊视,余曰:毒重气虚,法在不治。但身无热,见症虚寒,不因疠气表邪,焉用表药?考万氏始终以脾胃为主,以理中汤加丁桂与服一剂,肢暖呕止,再服,利缓痘起,再用参、归、鹿茸二服,以钱氏异功散而愈。

(清代叶天士《临证指南医案》)

按:此案系气虚血弱之水痘案例。叶天士言:"凡看痘,先论儿体强弱,辨肌色,如色白,则气虚。"痘顶属气,根盘属血,痘形软,色淡白为气虚血弱之候,患儿血气亏虚,肠胃薄劣,痘多而形软色淡,且无发热兼证,一派虚寒之象,治当补气健脾、温中祛寒。方以理中汤为主,干姜、人参温中健脾,补虚助阳,白术、甘草健脾补虚以助运化,服后方见痘起,后以当归、鹿茸温补精血,以钱氏异功散善后。

六、程茂先医案——邪毒炽盛案

【原文】 余孙逢祯,甫周岁时,十一月间方热一日,热未退而痘即见标,且先见于天庭、发际,皆值凶险之地,而烦躁不安,身体上窜,或向后仰,如反张状,昼夜不停者两日,药用升发凉惊,皆罔效。初疑痘发不出,恐是闭症,则危在旦夕。细察之肚腹不硬而又多啼,身热口干,此必热极而然。乃以天水散数钱,重加辰砂,一服而身定,两服而身凉,再用清热散郁之剂,痘俱出尽,独方广之上,贼痘一颗,大若梧桐子,色类沉香,殊为可畏,随用挑破,以药点之,浑身渐渐起发,半月成功。此亦痘之最险者,而功独赖于天水散,古云药当通神,非虚语也。

（明代程从周《程茂先医案》）

按:此案系邪毒炽盛之水痘案例。明代新安医家徐春甫言:"一出痘,才发热一日而便出者,为邪毒太盛,一发热即出,不待久而蒸出也。此所以为邪毒甚,必重。"病者一日热未退而即见痘,此为邪毒热甚之故,烦躁不安、身体上窜、如反张状,皆为热毒内炽于里,热盛伤津,故有口渴,以天水散治之。方中滑石性寒利清道,可下降疏导六腑之热;甘草佐之,清热和中,甘寒生津。重加辰砂镇心神、除热毒。后用清热散郁之剂宣展气机,引邪出表,痘俱出尽,诸症而安。

七、江瓘医案——脾土不足、湿热蕴蒸案

【原文】 一子十余岁出痘,热时出,根脚密,呕吐不食,腰背骨节痛,大渴,喉亦痛,全不食者半月余。脉浮弦洪而数。与参、芪、归、术、炙草、陈皮、茯苓、黄芩煎服之。至五日色淡,又加桂少许,归、芪再用酒制。至七日痒甚,加丁香数粒,附子少许,痒止。至八九日,渴大作而腹泄泻,痒,至午寒战,以参、术为君,芪、归、陈、茯、炙草、芩为臣。至十一日不靥,或时谵

语,但守本方服之,后自吐痰多而安。

（明代江瓘《名医类案》）

　　按:明代新安医家孙一奎在《赤水玄珠》中言:"大抵治痘之诀,妙在三法。曰发表,曰和中,曰解毒……每发表,须辛甘清阳之剂,羌活、防风、升麻、白芷、桂枝之类。和中须甘温之品,如人参、当归、甘草、芍药之俦。盖中不足,甘以补之。解毒须苦寒之辈,如牛蒡、连翘、葛根、芩、连、栀、柏、紫草之类。"病者热时出痘,呕吐不食,腰背骨节痛,大渴,乃脾土不足、湿热蕴蒸之故;脾失健运,故呕吐不食;中焦气机不畅,不通则痛,故腰背骨节痛;湿热伤津,故有大渴。治以参、芪、归、术补其气,当归活其荣,陈皮利其气,茯苓甘淡,健脾利湿,益土以防决,合甘草益气和中,黄芩除肺胃湿热。至五日色淡,加肉桂以温阳通脉,八九日腹泄泻,系痘内动与外邪搏击所致,无须治泻,以前方继服,数剂而安。后患者吐痰量多,可见此人确为脾虚痰盛之体,故其患痘亦以该证为主,治以益气健脾、燥湿化痰为正道。

八、叶天士医案——后期阴虚、余邪未尽案

　　【原文】　昔西郊吴氏女,年甫四岁,痘系顺证,幼科调治,至浆满成痂之日,忽发烦躁,夜热不寐,晨起安然。医用保元及钱氏五味异功加芍药与服,热燥益加。又更一医,曰:毒气未尽,乃误补之故。用桑虫浆暨凉解药,服后燥热甚而添泄泻。邀余视之,观浆痂形色,询平素起居,时日当午,即用六味地黄汤,一服而安。

（清代叶天士《临证指南医案》）

　　按:此案系布痘至结痂,一身脂液大损,阴血不足所致。水痘之证病至后期,自有阴虚之候,此时邪气虽已衰败,但余邪仍留伏阴分,且热久伤阴,阴液亦已枯涸,阴虚火动,故暮夜属阴时,燥热不寐,晨起安然。此乃阴分虚损、余热未尽之候,温补、清热皆不对症,治当滋阴补血、清降虚火。方用六味地黄汤,以熟地、山药、山茱萸肉滋补肝脾肾之阴血,三阴并补,牡丹皮清泄相火,

茯苓、泽泻健脾渗湿泻浊,助脾健运,六药合用,补泻兼施,滋补阴血而降相火,恰合患者此时病机,故能一服而安。

九、孙一奎医案——血热毒盛案

【原文】 郑都谏春寰公长君,四岁患痘,稠密烦躁,医者星罗,皆以为热盛不退,形枯色紫,顶有焦势,症逆,必不可为,将辞去。予至,细观之,见两太阳圆净,神气苍厚,谓当急为凉血解毒。用赤芍药、生地黄各三钱,紫草二钱,连翘、黄芩、贝母、山楂、木通各一钱,蝉蜕、甘草各五分,药成剂,而众止之曰:麻要清凉痘要温,故《博爱心鉴》以保元汤为良、吾侪将剂而进之,乃公独主寒凉,保元之谓何? 予曰:用药贵对症,保元汤良矣,必血活热清而后可用。今血热毒盛而用温剂,是火炽添油也。众曰:若虑毒未解,吾茗酵法甚佳,用桑虫、鸡冠血酒调服之,痘即立起。而慎氏、王氏、茅氏,皆茗上专门名家,亦以为言。予曰:此法亦可用于清解之后。经曰:诸痛疮疡,皆属心火。火未退而用,是以毒攻毒,其势愈炽。予故欲先清解,而后保元也。惟楚铜壁山人黄桂峰者,治痘高手也。独语郑公曰:孙公之剂,实与症对,众论皆胶固不达变者,第恐清解之剂,用迟一日尔。试煎服之,以观其后。郑公命仆速煎,众犹持议曰:如必服此剂,亦当拣去贝母、山楂。郑公听其减去。至夜予始闻,随语桂峰曰:减去二味,恐七八日后不能无它症。桂峰曰:何以故? 予曰:此痘内伤外感俱未清楚,今带热而出,故其腹犹膨胀,去贝母恐抢喉,去山楂恐泄泻,七八日痘毒出尽,腹内空虚,变从虚出,诸君素以痘专科,何不虑及此。其夜服药后,即嗒然而睡,天明痘色明润,焦顶尽退,血亦渐活,惟呕哕抢喉。众又以昨日之剂太寒所致。予曰:此火毒未尽撤也,宜进竹茹汤。而慎云峰怫然曰:吾家世世业痘,年亦七十有五,曾未见治痘用竹茹者。春寰公令弟乐津公,捡《痘疹全书》用竹茹者以正,慎语塞,悻然而去。药进而哕止。至八日,果泄泻、发痒。予以保元汤加白术以治泻,大加何首乌以止痒,一帖而痒止。至十四日,天庭两颧皆回浆作痂,惟两颐浆未回,泄泻不止。予因偶出北门,半日归,见其口开项软,手足痘气尽瘪,腹又作胀,已成内攻。举家啼泣,予亦茫然,不遑为计,叹息出门。乐津公把而送之,少间揖别,而闻衣间痘臭,语乐津公曰:公闻臭乎? 曰:闻。予曰:似有生意,亟还起之。予思两颐乃肾经部位,独不回浆者,肾元虚也。峻补肾元,庶可使活。先以紫河车一钱,用酒浆调服,固其元气,服后即睡。继以人参一两,黄芪、菟丝子各三钱,作大剂服之,一日夜服人参一两八钱。黄桂峰是夜自松江还,时已四鼓,亟叩门而入,郑语之变,且告之服药。黄曰:俟吾看作何状。见其结靥之下,复灌一线黄浆,赠痘尽起。桂峰曰:万全矣! 非孙公不能起此病。桂峰由此益昵予,出必联舟,归则同榻,相印正者三年。郑公感予而作序以赠,亲书孙宪副公册后,识不忘也。

(明代孙一奎《孙文垣医案》)

按:此系血热毒盛之水痘案例。孙一奎强调治痘宜依期施治,治贵通变。病儿初见出痘稠密烦躁,神气苍厚,乃血分有热也,治以凉血解毒。凉血则无血热燥毒之患,解毒则无壅滞黑陷之害,故用蝉蜕解肌疏表,连翘、黄芩、贝母、木通清热泻火,赤芍、生地、紫草凉血解毒以透疹,山楂可益脾去垢。众医皆以痘要温补,力主去山楂、贝母,患儿之父郑公听之,然孙氏认为喉之窍若管龠然,痘之初出,细小不觉,肌表之痘成浆,则内痘亦成浆,而其毒壅于会厌,乃饮食所进之处,故饮汤水不易进纳,则溢入气喉而发呛也,贝母可清金通窍,去之必致呛喉。痘疹多内耗津液气血不荣,七八日痘毒出尽,腹内空虚,变从虚证,山楂味甘、酸,性温、平,阴中之阳,能宽气消食、益脾去垢、治痘、专平气、解气滞,去之恐泄泻。七八日,果泄泻、发痒,为脾气、阴血俱虚之状,孙氏予保元汤加白术、何首乌,用黄芪能固表,人参能固内,甘草能解毒,用以治痘,令其内固外护、扶阳助气,则气于焉而旺,血于焉而附,气血无恙,白术可利水健脾,何首乌养血润燥止痒。十四日,唯两颐浆不回,此时患者手足痘气尽瘪,口开项软,形势危急。孙氏认为乃肾元虚之故,投以温阳补肾之剂,痘复起而灌浆,逆证转顺,患者转危为安。

第六节　医　论　医　话

明清时期,新安医家对痘疹的认识和诊治逐步深化和完善,成为中医学辨治水痘的一个重要组成部分,他们在不断积累探索的同时,形成了诸多独特的辨治水痘的经验,现选取其中 8 则医论医话介绍如下。所论痘疹范围较广,痘疮(天花、小天花)、水痘均包括在内。虽非专论水痘,然于今仍有现实指导价值。

一、治痘须察小儿形体之虚实

【原文】 凡看痘,先论儿体强弱,辨肌色。如色白,多气虚;色苍多血热;形象尪羸,有宿病,或渴乳。肌柔白嫩者,痘必鲜明;苍黑皮粗者,色必暗晦;羸瘦病质,色燥形枯,必须辨依期长养,内症安和。病躯出痘,即平常无奇,亦难调理。歌诀云:形体羸瘦骨如柴,肌肉枯焦神思衰,遍体铺排如此痘,纵能浆足亦堪嗟。

（清代叶天士《临证指南医案》）

按:叶天士指出,治痘须察小儿形体之虚弱强实,分辨肌色之善恶。凡体强质实者多火,宜适当以清凉之剂火解浆成,体弱羸瘦者多虚,宜适时培补气血以助痘发透。大凡小儿肌白嫩者多虚证。虚有血虚与气虚之分,血虚为热,气虚为寒。白嫩发痘,色必鲜艳,勿谓便是善证,苍黑者多实火,需注意虚热与实热之不同,虚热宜用滋清方药,实火宜以清解之品,但不可攻之过早。苍黑发痘,色必晦昧,勿便许为凶。总以神气安静,颜色日换,形象渐长为吉,反之则凶。

二、治痘亦须辨明表里之虚实

【原文】 发热恶寒身痛表,有汗为虚无汗实。实隐稠密灰红滞,虚平塌烂水浸湿。发热恶热硬痛里,便秘为实下利虚。实则板实根紧硬,虚则倒陷靥收迟。

（清代吴谦《医宗金鉴》）

按:痘出有发热恶寒、身体疼痛者,属表证也。若有汗,则为表虚;无汗,则为表实,表实闭塞,痘毒隐伏难出也。稠密者,痘出稠密也。灰者,痘色灰白也。红者,痘色红赤也。滞者,谓痘稠密。不论灰红,若带滞暗者,皆表毒盛也。若表虚之证，则痘平不起，塌痒无浆也。烂者，痘溃烂也。水浸湿者，痘脓水浸渍，湿而不干也。此辨表证之虚实也。痘出发热恶寒者，表证也；不恶寒恶热者，里证也。硬者，不大便而硬也。痛者，肚腹作痛也。此皆属里热之证。若便秘，则为里实；下利，则为里虚。板实者，痘囊板实不活动也。根紧硬者，根脚紧束，坚硬不松，皆里实证也。倒陷者，痘已出，复陷入于内也。倒靥者，痘正灌浆即收靥也。收迟者，痘已灌浆，日久不靥，皆里虚证也。此辨里之虚实也。

三、治痘当以解表发散为先锋

【原文】 解表一法，为痘疹之要。未出之前，解表之剂固为先锋。至有已出之际，或被风寒所感，却不能出，或发热，或狂言，或风搐，或遍身青紫，皆当发散，与惺惺散、姜蚕散。正出之时，被天气寒冷所折，毒气反伏而不出者，其证精神昏冒，面青发热，或谵语妄言，宜解肌表出之药，与活血散，调解发散；参苏饮，治外为风寒所折，内为食气所遏，大小二便不利。若出不快，二便自调，知其在表不在里也，当解表药，宜用升麻干葛汤、加味四圣散、紫草汤、快斑汤、丝瓜汤之类。虽是表虚，卫气不足，纵有保元汤，必兼之解表，方得快出。故解一法，治之必用，安得不为先锋！

（明代徐春甫《古今医统大全》）

按：徐春甫强调，治疗水痘当以始终调摄之法，不可不慎，自发热而于落痂，皆要随时观症，早为治疗。痘未出之前解表发散之剂为先锋，若能于发热之初用力，则痘疹自稀，或稠亦势轻也。痘即出之时，若遇风寒，当以发散；正出之时，复感天气寒冷，毒伏不出，当以解肌出表；疹出不快，但二便自调，仍当予解表。解表之法贯穿，痘方能快出快没，是故治痘以解表为先锋。

四、治痘需顾护小儿元气之本

【原文】 凡看痘，先看元气，痘儿元气，非有非无，唯心领意会耳。已如形色初善，而终变恶者，气内竭也。形色初恶，而终归善者，元气内强也。

元气,本也,形色,末也,故善者必求本。人知痘藉气血,不知痘之所藉,尤有超于气血者,元气是也。盖元气盛,则气血流通而领遂,有负戴并行祛毒,痘必应期而开落。元气一亏,则在外者内不续,在内者外不固,毒肆妄行,或出或入,而为外剥内攻矣。调养真元,补益气血,诚治痘完策,不得已而欲攻,他症中病即已。经曰:常毒治病,十去其八,无毒治病,十去其九。

(明代孙文胤《丹台玉案》)

按:孙文胤强调,治痘需顾护元气,元气乃人体最根本、最重要的气,是人体生命活动的原动力,亦是维持人体生命活动的基本物质,但因其无形,需得心领意会。小儿痘疹形色的善恶转归,是其内在元气强弱的征象。痘之始终全凭气血,盖痘毒自内发于外,非气弗领,非血弗载,故气不足不能逐其毒,血不足不能任其毒,但气血之本赖于元气,故元气盛,则气血充足、正气存内、祛邪外出,痘方能顺利发透、应期而落。故治疗过程中,需时刻注意元气盛衰。及时顾护充养元气,这对于痘症的转归、痊愈十分重要。

五、痘疮蜡、红、黑、白四色辨

【原文】 痘疮有蜡、红、白、黑四色,为吉凶晦吝之主,甚不可不辨也。何则? 蜡色即苍白而黄,为中央之正色。蜡色者,斯为吉兆也。红色者,南方火,心之象也。火盛则色红,晦之道也,则当解乎心热,如凉血犀角地黄汤之类是也。白色者,西方金,肺之象也。肺气虚则色白,虚甚则兼陷伏。痘见白色而陷中,吝之道也。则当大补气血,如保元汤加姜、桂、附子之类是也。黑色者,北方水,肾之象也。肾水不足以制火邪,火极变黑而似水也,俗谓变黑归肾。痘见黑而陷,凶之道也,则当解毒。如久闭者,用百祥丸,小承气汤下之;有虚之甚者,保元汤加桂、芎,从其热而用之之类是也。

(明代徐春甫《古今医统大全》)

按:大多医家认为,痘有五色,五色乃五行之精华,五色对应五脏,观五脏荣枯可窥其外色。凡五色光明者,为气血旺也,五色惨暗者,为气血衰也。徐春甫则与此观点不同,其言:"予每参合五脏立方,罔不应验,故录其方法于四色辨中以备全论,医者审之。"因而徐氏强调以蜡、红、黑、白四色辨痘色,他认为蜡色乃吉兆,症多轻;红色为心火亢盛之象,治宜清热凉血泻心火;白色属金应肺,痘见白色陷中为肺气虚弱之象,治宜补益气血;黑属水应肾,若肾水不足,无以制火,致坎离失济,故火极变黑似水。痘黑而陷乃凶兆也,治宜解毒。若里热壅盛、二便不利,宜小承气汤微下之,中虚明显者可用保元汤加肉桂、川芎。

六、痘疹发热表里甚微之辨

【原文】 痘子之热必显四脏之症,耳鳅冷,中指冷尻冷,面燥腮赤,呵欠顿闷,乍凉乍热,多睡咳嗽,喷嚏,惊悸,吐利。夫发热者,疮疹常候也。但热微毒微,热甚毒甚。微者勿药,甚者必宜及早清解。原痘无逆险,只在发热之初,调治之早。观其热重神昏,即以清解之剂投之。或发表,或攻里,法在不避。必使一昼一夜表里通和,热退为佳。盖毒解则热始退,热退痘出自然稀疏明朗。若不早为疏通表里,则毒无出路,虽小毒酿成大毒,迫及出齐则顺,逆险已定。顺者幸而无虞,逆者无所措手矣。古无顺逆险之名称,顺逆险者,自魏桂岩始也。

(明代孙一奎《赤水玄珠》)

按:孙一奎认为,痘疮之毒伏于四脏,故内出何脏,外即应之。发热乃疮证的常候,但需辨明热在表在里、热甚热微。若初发热时,饮食二便如常,精神清爽,痘必稀少,此热微,不须药;初发热时,浑身壮热熇熇然,不渴,清便自调,此邪郁在肌肤之间,宜轻扬之剂发之,升麻葛银汤,甚者羌活汤。初发热时,其热烙手,目赤、鼻干、唇燥、小便赤、大便秘、烦闷不安,此表里俱热,毒气壅遏。宜发表通里,双解散主之。同时孙氏强调,凡用发表之剂,务察天时,如天时热则腠理疏豁,气血淖泽,防其发泄太急,恐罹溃烂之变,必以辛凉之剂解之,宜升麻葛根汤、双解散之类;如春秋天时温和,不寒不热,只以人参败毒散最佳。初发热时,表不甚热,烦躁不安,口渴小便赤涩,此热甚入里,用紫草膏、保婴丹、辰砂六一散,犀角、山豆根之类清解之,甚者三黄丸微利之。孙氏强调原痘本无逆险之症,只需发热之初及时切当调治,务使热势尽早退去,热退则毒解,痘自稀。

七、痘疹皆出命门之阴阳

【原文】 命门具太极之理,而阴阳五行系焉,脏腑之所由生也。盖五行一阴阳,阴阳一太极也。天之与人成相感通,由其通,故天寒而人身寒,天热而人身热也。天之疠气一动,则所禀之毒,随感而发。阳感之则疹出焉,阴感之则痘出焉。阳浮而浅,故疹易出易敛。阴凝而深,故痘难出难痂。阴阳二劫之毒尽出,则向安矣。余故曰:人之出疹出痘,犹蚕之一眠、二眠、三眠也。痘难出于阴,而实成于阳,以气为之固也。疹虽出于阳,而实藉于阴,以血为之资也。何见之? 痘非气行则血不附,安得结痂。疹非血济则气失依,焉能收敛? 斯阴阳升降之理,一开必一阖,血之附气,气之依血,阴根于阳,阳根于阴,阴阳互为其根也。前人谓痘出于脏,不知指何脏,疹出于腑,不知指何腑,而云之也。又谓疹出心肺,故鼻涕而咳嗽。余谓此皆臆度套词,而非有真知一定之见也。即日疹出于腑,心肺独非脏乎? 按《内经》鼻为肺之门户,通天气,阳毒上发,热毒熏蒸,盖心肺位尊膈上,又肺主毛窍,毒从窍出,是干于肺而非出于肺也。要知痘之与疹,皆出于命门之阴阳也。

(明代孙一奎《赤水玄珠》)

按:孙一奎倡"命门动气"学说,这一思想同样体现在他对痘疹病的认识上。他否定前人所谓"痘出于脏""疹出于腑"及"疹出心肺"臆测之说,对于痘疹有鼻涕和咳嗽等症状,认为充其量只能说明与肺有关,但不能说明痘疹是出自于肺。孙氏认为,痘疹之证病机是淫火蛰伏于命门之间,随着"天之疠气一动,则所禀之毒,随感而发"。若"阳感之则疹出""阴感之则痘出",并从阴阳气血几个方面论述痘疹的发病机制。孙氏从命门、阴阳角度论述痘疹的发病病机,为从宏观把握痘证的病机发展和遣方用药提供了依据。

八、论顺逆险三痘

【原文】 夫痘有顺逆险三者,古无有也,愚意妄立之名,何则? 顺者,吉之象也；逆者，凶之象也；险者，悔吝之象也。治痘而执此三者，于以观形色、验吉凶，将无施而不当矣。盖痘之一症，始于见影，终见结痂，九十日之间而已。苟非三者，察形色之善恶，定性命之吉凶，尚有以决生死，人将治所不当治，不治所当治，妄投汤剂，被其枉死者多矣。是故吉不必治，治则反凶；凶不劳治，治则无益；至如险者，则宜治矣，治之则可以转危就安。予视痘三十年，见其顺者多，逆者少，惟险者介乎其间。要之，气血有厚薄之不一也。夫气血盛，斯毒易解，气血损则毒难愈。惟气血少弱者，虽毒不能顿解，然生意未始不固乎其中，故必加以补益扶持之功，斯其悔吝无不平矣！

（明代汪机《痘治理辨》）

按：医家之法，有望闻问切四者，所以审其症之由也。汪机论痘有顺逆险三者，顺者吉也，逆者凶也，险者忧虞也。治痘参以顺、逆、险三法为则，以观形色、验吉凶，以明可治、不可治之症，庶可施无不当。汪氏治痘三十年，所见大体以红活鲜明、饱满光洁为顺，紫黑干枯、色涩不荣为逆，干红少润、色惨不明为险。其强调治痘之要，在于关注素体气血少弱患者的气血盛衰，以气血而中，以气血而守，以气血而发，以气血而解，气血贯穿治痘之始终。若气失其政，则为热，为陷，为痒，为战，为塌，为吐，为泻，为狂烦，为白，为失色；血失其政，则为寒，为壅，为滞，为谵语，为紫，为黑，为褐。气不足则毒内攻，血不足则毒外剥。治气过于益则泡，治血过于益则斑，此施治之误也。故汪氏指出，凡观症用药，必先量儿厚薄、病热浅深，随证治之。临证以"治痘之法，但固元气为本""治痘者不可罔顾脾胃"等立论，气固本立，则毒不能外剥内攻。尝曰：小儿方不越参、芪、甘草而已，借之治痘，以人参为君，黄芪为臣，甘草为佐，上下相济，治虽异而道则同。盖黄芪能固表，固元气而益肾，温分肉而实肌，治痘用此，赖其里托外负，宜行王道，非此勿言治；人参能固内，益元气而和中，生津液而止渴，治痘之圣药也，非此莫能保固元气之大本也；甘草能解毒而泄火，健脾胃而和中，施之内固外护、扶阳助气，则气旺血附，气血无恙，一身之真元可以保合而无坏乱矣！故治痘须明顺逆险之象，重视气血的主导作用。

第九章

麻 疹 论 治

　　新安医家在长期临床实践中,对麻疹疾病的论治积累了丰富的经验,其理论体系在明清时期的新安医籍中有完整体现:对麻疹病因病机认识全面,各种兼证及变证辨证明确,对麻疹的治疗方式多样化,详列麻疹的相关禁忌,且注重病后的预防调护。可以看出新安医家对麻疹治疗的重视。明清新安医学麻疹治疗体系的完善,为后世医家论治本病提供了重要的借鉴和参考。

第一节　概　　述

　　麻疹是由麻疹病毒引起的急性发疹性传染病。临床以发热、流涕、咳嗽、目赤胞肿、眼泪汪汪、眼结膜充血、典型的麻疹黏膜斑、周身皮肤按序泛发麻粒样大小的红色斑丘疹、疹退时皮肤有糠麸样脱屑和色素沉着斑为主要特征。可引起肺炎、喉炎、脑炎等相关并发症,严重者甚至危及生命。感染过本病的患者,可获得终身免疫。

　　本病是以临床特征命名的病证。疹子稍隆起,扪之碍手,状如麻粒,故名麻疹。各地亦有“麻子”“痧子”“疹子”等俗称。明代新安医著《赤水玄珠·卷二十八·原疹》中载:“生生子曰麻疹浙地呼为瘄子,又曰沙子,吴地呼为疹子,新安呼为麻”,指出了麻疹病名的地域差异。中医认为,麻疹是感受麻毒时邪所致,病邪主要侵犯肺胃。麻毒时邪从口鼻而入,首先侵于肺,故出现发热、咳嗽、打喷嚏、流涕等肺卫失宣的症状。麻毒与气血相搏,正气驱邪外出,麻毒由里达表而出疹。反之，正不制邪，则麻毒由表入里，由肺及胃，出现腹痛、腹泻等肺胃蕴热的症状。若火邪内逼，毒火上行或下移，则出现呕吐、自利、滞下等兼证。若邪毒壅盛，内陷心肝，或毒邪闭阻于肺，则出现高热不退、烦躁不安、咳嗽气喘、扰乱心神，甚至神志不清、抽搐等邪毒闭肺、邪陷心肝之变证。

本病多发生在冬春季节，人群普遍易感。小儿稚嫩之体，气血未充，最易感邪而致病，故6个月至5岁小儿多发。本病在古时危害性大、病死率高，曾被列为儿科"四大要证"之一。近年来，随着麻疹疫苗的广泛推行，麻疹总体发病率逐年下降，流行程度逐渐减弱，并发症也显著减少。但由于麻疹疫苗并非终身免疫，以及存在初次麻疹疫苗免疫失败的可能，麻疹发病年龄呈双向偏移，6个月至5岁小儿发病率下降的同时，未经计划免疫或免疫失败（8个月以下小儿和15岁以上成人）的人群发病率有升高趋势。

麻疹作为独立病名，首先见于明代龚信《古今医鉴》，《古今医鉴·卷十四·麻疹》设有专篇对麻疹的病因病机、辨证治疗进行论述。明代以前的医家大多重痘轻疹，且多种发疹性疾病尚未进行系统鉴别，多合并在痘疮中一起论述。从汉代张仲景《伤寒杂病论》、隋朝巢元方《诸病源候论》、唐代孙思邈《备急千金要方》、唐代王焘《外台秘要》及宋代钱乙《小儿药证直诀》等书所载"发斑""瘾疹""赤疹""丹疹""疮疹"等病证中，可以看出其部分临床表现与麻疹初期证候相似，体现了明代以前医家对麻疹已有初步认识。明清时期，随着新安医学的发展，对于麻疹的论治更加系统和完善。新安医家孙一奎、吴谦等列有麻疹专篇，吴亦鼎则编撰麻疹专书。

新安医家在麻疹病因病机的认识和理法方药的创新上发挥了重要作用。明代徐春甫在《古今医统大全·卷九十一·痘疹泄秘》中，以临床特征命名麻疹，并提出疹出于腑的病机观点："疹子出于腑，故在皮肤之下而出皮肤之上，其形如麻，一出而役，俗名曰麻。"明代孙一奎进一步提出，麻疹是由时邪触发胎毒，如《赤水玄珠·卷二十八·原疹》载："麻疹……总由有生初之淫火伏于命门之间……天之疠气一动，则所禀之毒随感而发。阳感之则疹出焉……阳

浮而浅,故疹易出易敛。"明代孙文胤在《丹台玉案·卷六·小儿科》中指出:
"夫痧麻出自六腑,先动阳分,而后归于阴经,故标属阴,而本属阳也",并提出
治疗时"必先明其岁气",根据不同时令,选择辛凉、辛温、辛平之药。

　　清代新安医家对麻疹的认识更加深入。汪绂所著《医林纂要探源·卷
九·麻疹部》载:"麻疹乃六腑之留毒,发自足阳明胃,胃为六腑之海也。"吴谦
立足前人经验,丰富并发展了对麻疹的论治,其在《医宗金鉴·痘疹心法要
诀·卷四》中,详细论述了麻疹的病因病机、临床表现、发疹之轻重及治疗,是
新安医家论治麻疹较为全面的著作。吴谦提出麻疹的病因病机为胎毒伏腑,
感于邪阳之气,因其病机变化迅速,当需留神调护。其曰:"盖痘疹皆非正疹
也,惟麻疹则为正疹。亦胎元之毒,伏于六腑,感天地邪阳火旺之气,自肺、脾
而出……须留神调治,始终不可一毫疏忽。较之于痘虽稍轻,而变化之速则
在顷刻也。"对麻疹之轻重,吴谦认为:"气血和平轻而易,表里交杂重则难"。
他认为麻疹治疗涵盖三期,提出出疹时以透为先,忌寒凉伏毒,疹出后稍用清
利之品清解余热,收没后以养血为主。清代新安医家胡增彬在《经验选秘·
卷五·麻有四忌》中提出麻疹四忌:一忌荤腥生冷风寒,一忌骤用寒凉,一忌
误用辛热,一忌误用补涩。并将麻疹与伤寒做鉴别,提出:"发热之初,寒热往
来,咳嗽喷嚏,鼻塞声重,且流清涕,其症与伤寒无异。但麻症则眼胞略肿,目
泪汪洋而浮,腮赤,恶心,干呕,此为异耳。若见此症,必是发疹。"又提出"胎
麻""飘麻"的概念:"感风热而出麻者,俗谓飘麻,此皮肤小恙,不致伤人,只散
风清热而即愈矣。小儿初生弥月之内而出麻者,俗谓胎麻,可不药而愈。"清
代新安医家吴亦鼎编撰麻疹专书《麻疹备要方论》,对麻疹病原、脉证、各种兼
证、禁忌及备用治方均有系统论述,是参考价值较高的麻疹专著。

　　治疗上除内服药物以外,新安医家还提出了许多外治法治疗麻疹。明代
徐春甫在《古今医统大全·卷九十一·痘疹泄秘》中记载了治疗麻疹的淋洗
方,譬如胡荽酒(胡荽连根二三两细切,以酒二大盏煎热,以胡荽沃其中,以物
盖密勿泄气,候冷去滓复温,从头顶面目胸腹背微涂之,令遍,勿多涂面),痘
疹已发未发,或痛或痒,皆可用之。

本病中西医名称相同,均称麻疹。根据文献所论述的临床特征,中医记载麻疹即西医传染病学中由麻疹病毒感染引起的麻疹。典型麻疹分为三期:

(1)前驱期:从发热至出疹 3～4 日,起病急,以发热、咳嗽、流涕、流泪、眼结膜充血为主要症状。于病程 2～3 日可见颊黏膜粗糙,数量不等的直径 0.5～1 mm 的灰白色小点,周围有红晕的黏膜斑,多时可融合,对本病有早期诊断意义。黏膜斑一般 2～3 日消失。

(2)出疹期:于发热第 3～4 日开始出现皮疹,伴体温升高,症状加重。皮疹自耳后颈部开始,渐及额、面,自上而下蔓延到胸、背、腹及四肢,最后到达手掌与足底。2～5 日皮疹出齐。为玫瑰色斑丘疹,2～4 mm 大小不等,高出皮肤,压之褪色。皮疹高峰时全身毒血症状加重,高热可达 40 ℃,嗜睡,重者谵妄、抽搐、咳嗽频繁。结膜红肿、畏光,舌乳头红肿,全身浅表淋巴结及肝脾轻度肿大。肺部可闻湿啰音,X 线胸片可见轻重不等的弥漫性肺部浸润改变或肺纹理增多。

(3)恢复期:出疹 3～5 日,体温开始下降,呼吸道等全身症状明显减轻,皮疹按出疹的先后顺序消退,留浅褐色素斑,伴脱屑。1～2 周完全消失。无并发症者病程为 10～14 天。如此期体温未恢复正常或再次上升,提示有并发症发生。麻疹中医顺证与西医的前驱期、出疹期、恢复期相对应,逆证则与麻疹相关并发症肺炎、喉炎、心肌炎、中耳炎、麻疹后脑炎等相对应。

第二节　病因病机

新安医家认为,麻疹为时气和胎毒合而为病;由外感寒热和食滞痰积两端夹杂致病;本于阳、标于阴,以阳明火盛、肺胃郁热为主;麻为阳毒,易伤阴津,收没时气血津液耗伤,疹收之后阴血衰耗、余毒入肝传于心。

一、时气疫病,胎毒伏腑,合而为病

麻疹为病,新安医家认为系其触于时气疫病,源于胎毒伏腑。早在明清以前,关于"痧疹"类病证的病因病机就被广泛提出,医家多持"胎毒致病说",代表人物如北宋医家钱乙,其于《小儿药证直诀》中载:"小儿在胎十月,食五脏血秽,生下则其毒当出。故疮疹之状,皆五脏之液"。随着对本病认识的不断深入,诸多医家逐渐认识到时邪致病的重要性。有医家持"时气致病说",如明代鲁伯嗣于《婴童百问》中记载:"凡小儿斑疮之候,乃天行时气。"新安医家在此基础上,提出麻疹致病为时气和胎毒共同作用的结果。妇女在孕期将毒邪引入胎元,传于小儿,而后体内伏邪感受疫疠之气诱发。清代吴谦在《医宗金鉴》中明确提出,麻疹为"胎元之毒伏于六腑,感天地邪阳火旺之气,自肺、脾而出",指出麻疹的发病为胎毒先伏六腑,后感天地邪阳之气诱发。吴亦鼎在《麻疹备要方论》中指出:"疹之为病也,本乎胎毒,感时行沴戾之气而发,亦与痘同"。明代罗周彦在《医宗粹言》中指出:"淫火之毒从腑发出而为麻",其谓"淫火之毒"即"胎毒"。清代汪绂在《医林纂要探源》中提出:"麻虽触于时行,究竟本是胎毒。"明代孙一奎在《赤水玄珠》中载:"疹痘之发,虽曰胎毒,未有不由天行疠气。"

二、外感寒热,食滞痰积,表里夹杂

新安医家认为,麻疹为病责之内外两端:外感寒热和食滞痰积,二者常夹杂致病。脾为生痰之源,肺为储痰之器,小儿脏腑娇嫩,肺、脾常不足,故易出现食滞痰积。若小儿素来易患食滞痰积,再感天行时邪,则易发为麻疹。清代吴谦所著《医宗金鉴》载:"若素有风寒食滞,表里交杂,一触邪阳火旺之气,内外合发,而正不能制邪……则为重而难治者也""若兼风寒食热诸证,其热必壮盛,毒气郁闭,则难出而难透""麻疹腹痛者,由食滞凝结,毒气不得宣发于外"。清代吴亦鼎亦认为,麻疹若出现风寒或风热夹痰夹食滞等表里夹杂致病的情况,则较为难治。其《麻疹备要方论》载:"若素有风寒食滞,表里交杂……则为重而难治,急宜临机审察,果犯何逆,损其有余,扶其不足,毋稍存游移之见,此又万氏之法不可拘守也。"

三、本阳标阴，阳明火盛，肺胃郁热

新安医家认为，麻疹为阳毒，且本于阳、标于阴。出疹时，以阳明火盛、肺胃郁热为主。肺开窍于鼻，外合皮毛，脾开窍于口，外合肌腠，脾胃互为表里。小儿纯阳之体，感邪后多化热化火，麻毒时邪从口鼻而入、蕴于肺胃则麻患应生。清代胡增彬在《经验选秘》中提到"麻为阳毒，其热甚烈"。明代孙文胤在《丹台玉案》中指出："夫痧麻出自六腑，先动阳分，而后归于阴经，故标属阴，而本属阳也。"清代汪绂在《医林纂要探源》中提出："麻疹发于阳明、麻发于腑而归于阴耳""麻疹热发于胃""其热自脾胃而浮于心，自心而烁于肺，故每伤肺为甚"。对于为何麻疹多"伤肺为甚"，清代许豫和在《橡村痘诀》中解释道："麻出于腑，而甚于肺，是由腑而之脏，肺主皮毛故也……所谓先起于阳者，出于六腑也；后归于阴者，肺受之也。"清代吴亦鼎在《麻疹备要方论》中指出："疹出于六腑属阳，阳主气，故有形无浆，其症多实，有热而无寒""阴阳二气交感……阳中之火，伏于人之身，发而为疹"。清代叶天士认为，"麻疹出于阳，为阳证，阳证得阳脉，其脉洪大有力"。清代许豫和指出，"麻疹之出，不离肺胃两家"。足阳明胃经乃多气多血之经，阳明火毒炽盛难消，毒火上炎或下移亦可出现各种变证。清代吴谦提出麻疹若毒火炽盛，可致邪入心肝，毒入胃肠。其所著《医宗金鉴》载："麻疹一证非热不出，故欲出时身先热也""麻疹泻泄乃毒热移入肠胃，使传化失常也"，"麻疹作痢谓之夹疹痢，因毒热未解，移于大肠所致也"。吴谦还认为，肺腑郁热根据临床症状的不同，可分为热毒闭肺和火热灼肺，"失音者，乃热毒闭塞肺窍而然也""麻疹发自脾肺，故多咳嗽……已出咳嗽乃肺为火灼"。

四、阳毒灼阴，气血耗伤，津液亏损

新安医家认为，麻疹为阳毒，易伤阴津，收没时，责之气血津液耗伤。疹收之后，可出现发热、烦渴、烦躁、惊悸、神昏等证候，此为阴血衰耗、余毒入肝传于心所致。清代吴谦所著《医宗金鉴》载："麻疹属阳热，甚则阴分受伤，血

为所耗,故没后须以养血为主,可保万全。"清代汪绂在《医林纂要探源》中云:"大抵麻疹发于阳,阳则热盛而阴受伤""麻疹出后,过三日而不没,此内有实热,阴血不足,而阳不能复还也"。汪绂还提出,麻疹出疹后可因余热未清透彻,积留于肺胃肠道,而出现咳嗽、呕吐、泄泻等症。清代吴亦鼎在《麻疹备要方论》中曰:"且疹属阳,热重则阴分受伤,血为所耗,故没后必须养血,以保阴亏发燥,勿执泥于清利也。"明代孙一奎认为,"疹收之后,身虽不见羸瘦,但时发壮热,烦躁不宁,搐掣惊悸,神昏闷乱者。此阴血衰耗,致余毒入肝,而传于心也"。

第三节　辨证治疗

新安医家认为,麻疹治疗总以透发外达为要,初热期讲究一个"透"字,毒邪透发得当为顺,否则为逆。疹出之时,麻毒易入肺脾,当补养肺脾清解毒邪。表邪未解入里,则当托里解表,攻补兼施。若火毒炽盛,当防攻心灼肺之变,需清热解毒合化气阴,以防疹后变证丛生。麻疹后期阴血亏损,邪毒留恋,宜滋阴凉血,顾气阴,透余邪。若已生变,邪陷心肝,重投清凉养血,兼顾变证。

一、邪犯肺卫,发散透表以宣肺卫

麻疹之治,自古便有"麻不厌透""麻喜清凉"之说。新安医家对于麻疹初热期的治法高度一致,讲究一个"透"字。

明代徐春甫在《古今医统大全·下册》中载:"发热之初急宜表解,使脏腑胎毒及外感不正之气俱宜发散""解表一法,为痘疹之要……至有已出之际,或被风寒所感,却不能出……皆应发散。与惺惺散、僵蚕散。正出之时,被天气寒冷所折,毒气反伏而不出者……宜解肌表出之药,与活血散调解发散……若出不快,二便自调,知其在表不在里也,当解表药。宜用升麻干葛汤、加味四圣散、紫草饮子、快斑汤、丝瓜汤……故解表一法,始之必用,安得不为先锋？"明代孙一奎在《赤水玄珠》中提出："发热之初多似伤寒……但见此候,便宜谨避风寒,戒荤腥厚味,急表散之,使皮肤通畅,腠理开豁,而疹毒易出也。"书中还指出："疹痘之发,虽曰胎毒,未有不由天行疬气,故用药必先明岁气,兼之时令。如温暖时月,以辛凉发之,如防风解毒汤。暄热时月,以辛寒发之,黄连解毒汤。大寒月,以辛温热剂发之,桂枝解毒汤。时寒时暖,以辛平之药发之,升麻葛根汤。"明代孙文胤也在《丹台玉案》中提到,"如未出时,或已出而出之不畅者,即当发散,必先明其岁气"。

清代吴谦总结"疹宜发表透为先,最忌寒凉毒内含",认为麻疹一证,非热不出。若表里均无他邪则热势和缓,其疹出易透;若兼有风寒实热等证,致毒邪郁于内,则其热必盛,疹难出矣,宜宣毒发表汤。清代胡增彬在《经验选秘》中写道："当发热三日之间,急宜观形察色,审声辨症……如声重鼻塞……是为风寒所束,宜用加味升麻汤""如大热熏蒸……乃热毒壅盛故也,宜用栀子解毒汤……若为秽气所触而出不快,则用沉香、檀香、荆芥烧烟熏之。又有毒气本盛,元气又亏而出不快者,宜用人参白虎汤……孟氏治麻方。"

现代新安医家王乐匋在《老匋读医随笔》中写道："麻疹一症,俗有'来如水,去如火'之谚,故初期唯恐其不透,药物宣肺达表而外,视情况还可外用熏洗,目的为使疹子外透,以解邪热"。

二、邪入脾胃,托里解表攻补兼施

新安医学认为,麻疹表邪未解入里,当托里解表、攻补兼施。清代胡增彬曾言："麻为阳毒,其热甚烈,若存若没,早定之于方出之时。故发热三日,麻当现于皮肤。"此时麻疹进入见形期,麻毒由肺卫入侵脾胃、大肠,需得疹发透彻,单解表恐不能全,则当养其正而固其本。"养正能避诸邪",毒在肺脾,辨治大抵在于宣肺气、调脾胃、节饮食、中气足,则邪气消。清代吴谦在《医宗金鉴》中言："麻疹已出贵透彻……风寒升葛汤加味,毒热三黄石膏汤,气虚人参败毒散,托里透疹效非常"。

明代徐春甫在《古今医统大全·下册》中写道："其有所感入深,胃气原弱,又或因泻痢而出之不快或发之未透而随现随隐,久之,邪气渐入于胃,必泻不已而复发……凡觉出疹,略见虚弱,当先补养脾胃。欲出不出,急宜托里发表以助之""胃气弱者,以四君子汤为主随证加减。若或作泻者,急治之以豆蔻丸、参苓散之类"。明代孙一奎在《赤水玄珠》中写道:"疹出之时,自利不止,或泻稀水频数者……盖毒在大肠,非泻则毒不解。惟用平胃散加葛根、连翘以解之而已。疹一发透,依期而收,泻自止也。若疹已收而泻尤未止者,验其体热,疹必未尽,再用前药加连翘、黄连、牛蒡、木通、泽泻以分利之。六一散亦妙绝""疹毒入胃,久而不散,致牙龈黑烂,血出,为走马疳。传于两颊浮肿,久而穿颊破腮,缺唇破鼻,为崩砂、狐惑等危症矣。外用文蛤散、雄黄散搽之。内用人中白、芦荟、使君子、龙胆草、黄连、五灵脂,蒸饼为丸,滚水服之,以清胃火""疹出之时,曾作泻痢,未经清解,至疹退之后,变为休息痢……此余毒在大肠也。须分虚实治之,实者,三黄丸利之,或香连丸和之,后用黄芩汤。虚者从补"。

清代胡增彬在《经验选秘》中指出:"(麻疹)初起失于清解,则热蕴于胃,口鼻腥臭,必生牙疳,毒入大肠则成疳痢;发表太过,元气损伤则成疳积",推荐补中益气汤以补气散毒,托里透疹。此外,小儿脏腑娇嫩,形气未充,脾常不足,又小儿生机蓬勃,发育迅速,脾胃负担重,故治疗小儿麻疹需时时注意顾护脾胃。

三、阴亏邪恋,滋阴养血助清余热

经云:"疹秉于阳而成于阴,谓养血滋阴。"新安医家深以为然。对于此期的治疗,明代孙一奎在《赤水玄珠》中倡导:"四物汤加柴胡、黄芩、干葛、红花、牛蒡子、连翘之类,滋阴凉血而热自除,所谓养阴退阳之义也。此亦五死一生之症。外大青汤、玄参解毒汤,皆可选而用之。"明代徐春甫《古今医统大全·下册》记载:"若一出即收者,失之太速,或出之后,连延三四日不收者,此毒太甚,外发未尽,内有余邪所致。须予化斑解毒等汤,如玄参、石膏之属。"

清代吴谦撰《医宗金鉴》,指出麻疹后期主治大法乃"已出清利无余热,没后伤阴养血痊"，其解释曰："至若已出透者，又当用清利之品，使内无余热，以免疹后诸证。且麻疹属阳热，甚则阴分受伤，血为所耗，故没后须以养血为主，可保万全。此首尾治疹之大法，至于临时权变，惟神而明之而已。"吴谦推荐柴胡四物汤(炒白芍、当归、川芎、生地、人参、柴胡、淡竹叶、地骨皮、炒知母、黄芩、去心麦冬，加生姜红枣水为引，煎服)，以养阴益气、清解余邪。清代吴亦鼎在《麻疹备要方论》中指出："麻疹收没，期以三日为常……若当散不散者，内有虚热留滞于肌表也，切不可纯用寒凉之剂，以柴胡四物汤治之，使血分和畅……若疹已没而身犹热，昼夜不退，此邪火伏郁皮肤之间……宜芦荟肥儿丸治之，迟则不救。如疹没后身虽不见瘦削，但时发壮热，烦躁不安，搐搦惊悸，神昏志乱者，此阴血虚耗，余毒入肝而传于心，宜枣麦四物汤主之。一疹没绵绵发热，不知早知，则成疳症，必致腹胀，午后发热头痛，宜柴苓四物汤。"清代胡增彬在《经验选秘》中提出："麻疹初起多有咳嗽、喷嚏……总之，初起宜先表法透彻，最忌寒凉；已出时当用清利收散，后贵于养血；兼杂症者，则随症参治之。"

现代医家王乐匋在《老匋读医随笔》中指出："麻疹后期就恐其余热留恋，而此时患者气阴已伤，故又须顾气阴，透余邪，以善其后。"

四、麻毒内攻，大清伏毒兼顾变证

邪毒内陷，变证丛生，新安医家提出了相应的对策。清代胡增彬所著《经验选秘》中记载："麻为阳毒……故发热三日，麻当现于皮肤。若腠理紧秘，风寒严束，气滞于中，毒凝于内，不能出现，则毒作内攻，须臾告变。"麻毒若依期循序而发，倒不难治，火毒炽盛，唯恐入里生变。在麻疹变证中，邪毒闭肺、麻毒攻喉是临床较常见的证型。胡增彬就曾指出："凡麻发不透，气喘欲死。"清代吴亦鼎所著《麻疹备要方论》记载："若声哑喘咳，身热不退，肺金受克，宜清金降火汤。又有麻毒内攻，喘促胸突，肚急目闭者，九死一生之症，速用防风消毒饮治之""喘为恶候，麻疹厚为不宜，喘者开口而作，胸肋高叠，起止不定是也……用麻杏石甘汤，已出用清气化毒饮，或如神定喘汤亦佳""表邪郁遏疹毒,不能发舒于外,而咽喉肿痛者,元参升麻汤主之。里热壅盛,疹已发于外,而咽喉作痛者,凉膈消毒饮主之。若热毒闭塞肺窍,以致失音,初出用元参升麻汤,已出用加减凉膈散,没后宜儿茶散主之"。

明代孙一奎所著《赤水玄珠》对麻毒内攻出现的变证有较完备的叙述,书中载:"疹出之时,咽喉肿痛,不能饮食者,此毒火怫郁上熏也。宜甘桔汤加玄参、牛蒡子、连翘,更以十全散,玉锁匙吹之。不可妄用针出血也""疹出之际,咳嗽,口渴,心烦者,此毒在心肺,发未尽也。泻白散加天花粉、连翘、玄参、黄连以泻之,或黄连杏仁汤""疹退之后,微微咳嗽者,此余毒未尽也。用清肺饮加消毒饮主之。若咳甚气喘,连声不住,名为顿嗽。甚至饮食、汤水俱呛出,或咳出血者,此热毒乘肺而然也。宜多服麦门清肺饮加连翘。若见胸高如龟背,作喘,血从口鼻出,摇首捶头,面色或白,或青,或红,或枯黯者,乃不治之症。然亦有肺气为毒所遏而发喘,连声不已,但无嗽咳血出、呛食之症者,宜用清肺饮,倍加人参治之。尤不可拘于肺热之一端,而纯用清肺解毒之药""疹退之余,声哑不出,或咳,或喘,或身热不退,以致日久而不愈者,此热毒未尽,肺金受克故也。宜清金降火汤加竹沥、姜汁主之"。

五、邪陷心肝,重投清凉养血安神

麻疹变证之一,即邪陷心肝证,此乃麻疹最严重的变证。临床以皮疹未出或已出、高热不退、烦躁谵妄,甚至神志不清、抽搐、舌红绛、脉数有力等为主要表现。新安医家指出,此期多为邪毒壅盛、内陷心肝、扰乱心神所致。

明代孙一奎在《赤水玄珠》中记载:"疹收之后,身虽不见羸瘦,但时发壮热,烦躁不宁,搐搦惊悸,神昏闷乱者。此为阴血衰耗,致余毒入肝,而传于心也。宜养血安神。四物汤加麦门冬、酸枣仁、淡竹叶、灯心、甘草、石菖蒲、龙胆草、茯神、黄连、辰砂为治,或以前药为末,用蒸饼,猪心血为丸服亦可""疹退之后,有余热未尽,或热甚而失血者,犀角地黄汤合解毒汤。或四物汤加茵陈、木通、犀角之类""疹收之后,余热未尽,日夜烦躁,谵语狂乱者。辰砂益元散,灯心汤下,或辰砂五苓散加芩、连治之。若初起烦躁、谵语者,升麻葛根汤调辰砂益元散主之"。清代胡增彬在《经验选秘》中写道:"一眼白赤色,声哑唇肿,心烦口渴,腰腹疼痛,口鼻出血,人事不清,大小便秘,狂乱不宁,舌苔黄黑,口气腥臭,此名闭症,毒滞于中而不得出,将作内攻,最危候也。"他认为,见此候须急以清毒解表汤(升麻、防风、荆芥、麻黄、连翘、牛蒡子、桔梗、石膏、知母、黄芩、蝉蜕、麦冬、甘草)以大清麻毒,热去则神明自安。若服药后疹能出可救,疹发不出难救。

此外,遍阅新安医家历代典籍,知麻疹变证可见于麻疹的各个时期。清代吴亦鼎在《麻疹备要方论》中就有多处指出:"凡麻疹烦渴者,乃毒火壅甚也,心为热扰,神志不得安然……初出用升麻葛根汤,加麦冬、天花粉,已出用白虎汤,没后用竹叶石膏汤""谵妄一症,乃真气昏昧,神识不清所致。夫心藏神而主火,病则热气归焉。麻疹胃中热甚,上乘于心,心为热冒,则神明昏乱,而言无伦次,遂成谵妄之语。未出宜三黄石膏汤治之,已出用黄连解毒汤治之""麻疹发搐……若没后壮热不除,忽作搐者,宜导赤散,加人参、麦冬,送七味安神丸……如见痰多,或用抱龙丸,或以四物汤,加麦冬、酸枣仁、淡竹叶、龙胆草、甘草、黄连、茯苓、辰砂、石菖蒲之类"。

第四节　方药选介

麻疹的治疗,新安医家常用的药对有:紫草-粳米透邪却不伤正,升麻-葛根治疗初热疹未出,麻黄-石膏用治麻疹逆证,当归-白芍补血用于麻疹收没期,牛蒡子-荆芥轻透用于麻疹出疹期。组方配伍上,新安医家针对各种不同证情,创有治疗麻疹经验方。现选择其中5个药对和28个特色方介绍如下。

一、新安医家特色用药

1. 紫草、粳米

紫草味甘、咸,性寒,具有凉血、活血、解毒透疹之功效。清代汪昂在《本草备要》中载:"治心腹邪气(热也),水肿五疸,癍癣恶疮,以及痘疮血热毒盛

（血热所致），二便闭涩者（血热则毒闭，得紫草凉之，则血行而毒出）"。明代陈嘉谟在《本草蒙筌》中，总结其功效为"合膏敷疥癣疮疡，单煮托豌豆疮疹。"明代徐春甫所著《古今医统大全·下册》言："紫草……能补中气而制诸邪，散痘毒，利九窍。"

粳米，其味甘、苦，性平、微寒。得天地中和之气，功在补中益气、健脾养胃、和五脏、通血脉。《本草蒙筌》言："谷大多芒，米黏曰粳……益气填补中焦，止泄平和五脏。"新安医家在治疗痘疹时，遣方用药多可见紫草。譬如紫草膏，用于治疗痘疹出不快或被风寒隐蔽者；化毒汤，用于治疗痘疹欲出、浑身壮热、不思饮食；透骨解毒汤，用于治疗小儿痘疹、寒战咬牙；活血散，用于治疗痘疹血虚血滞或出迟倒靥；紫金散，用于治疗痘疹倒靥出不快者等。

紫草解毒透疹之力虽强，但恐其寒凉太过损及胃脾，粳米味甘、性平，补养脾胃，故多与粳米合用。诚如明代孙一奎在《赤水玄珠》中所言："大凡用紫草，必用黏米，以制其冷性，俾不损胃，无泄泻之患。惟大热大便燥者，不必黏米。"有方名为夺命散，方中则以紫草、粳米配伍使用，用于痘疹初发气盛，或热毒势甚，是取粳米可以制紫草之冷性。紫草为新安医家治疗痘疹之要药，与粳米合用，一寒一平，透邪却不伤正，如此才相得益彰。

2. 升麻、葛根

升麻味苦、甘，性平、微寒，气味俱薄，浮而升，阳也，能清能和，主解百毒。葛根味甘，性平、寒。气味俱薄，体轻上行，浮而微降，阳中阴也。明代陈嘉谟在《本草蒙筌》中曰："（葛根）散外疮疹止疼，提中胃气除热。"

新安医家认为，麻疹初期，发热壮盛，此邪实于表也。经曰："轻可以去实，故用升麻、葛根以疏表。"清代汪昂在《医方集解》中言："阳明多气多血，寒邪伤人，则血气为之壅滞。辛能达表，轻可去实，故以升、葛辛轻之品，发散阳明表邪……斑疹已出者勿服，恐重虚其表也。麻痘已见红点，则不可服。阳明为表之里，升麻阳明正药。凡斑疹欲出未出之际，宜服此汤以透其毒"。表之实邪逐渐由太阳深入阳明，然麻毒尚未透发，则以辛轻之升麻、葛根发散邪气。明代吴崐在《医方考》中曰："诸疹未出，升麻、葛根能出之；诸疹已出，升麻、葛根能散之"，二药能出能散，是麻疹透邪达表之利器。明代孙一奎所著《赤水玄珠》中载有升麻葛根汤、防风葛根汤、升麻解毒汤等方，清代吴谦所著《医宗金鉴·卷五痘疹心法要诀·麻疹未出证治》推荐宣毒发表汤治疗麻疹未出。上方中均以升麻、葛根两药配伍，以辛凉解毒、解肌透疹，助邪气发散达表。

两药均为寒性，相须为用，清热解毒之力更强；又气味俱薄，轻清上浮，故有透表、升散之功。正由于此二者配伍所具有的解毒、透疹、升散三力，新安医家常用二药治疗麻疹初期、热疹未出之时。

3. 麻黄、石膏

麻黄味甘、辛，性温，气味俱薄，轻清而浮，升也，阳也，功在宣肺平喘，又能透解麻毒。石膏味辛、甘，大寒，体重而沉，降也，阴中阳也，主清泄肺胃之热而生津，心下逆气惊喘。明代陈嘉谟在《本草蒙筌》中记载："石膏……辛能出汗，解肌上行而理头痛；甘则缓脾，益气生津以止渴消。"石膏味辛、性寒，辛能解肌热，寒能胜胃火；麻黄走皮毛，使在表之邪从外而散；此即表里分消之意。麻黄得石膏宣肺平喘而不助热，石膏得麻黄清解肺热而不凉遏，且石膏倍量于麻黄，不失为辛凉之剂，又是相制为用。清代吴谦在《医宗金鉴·卷五痘疹心法要诀·麻疹见形证治》中，推荐三黄石膏汤以清凉解毒、透疹达邪，方中以麻黄、石膏为君为臣，即取此处之义。吴谦又谓"三黄石膏发斑疹，表实热盛有奇功""热盛神昏谵妄生，未出三黄石膏治"，指出若出现喘急、神昏谵妄等逆证症状，亦可用之。清代汪昂在《本草备要》中载："麻黄……盖皮毛外闭，则邪热内攻……汗后无大热而喘者加石膏"。"石膏……为发斑、发疹之要品"。清代《本草经解》言："麻黄气温，禀天春和之木气，入足厥阴肝经；味苦无毒，得地南方之火味，入手少阴心经。"又言："阳明邪实，则妄言妄见，如有神灵，若邪鬼附之。石膏辛寒清胃，胃火退而邪妄除，故云除邪鬼也。"可见二者皆有定喘、安神的作用，可用于麻疹邪毒闭肺及邪陷心肝之变证。麻黄、石膏相辅相成，能治疗麻疹逆证患者，用于麻出即没效果亦佳。

4. 当归、白芍

当归，味甘、辛，性温，气味俱轻，可升可降，阳也，阳中微阴，长于补血活血。精不足者,补之以味,固本培元。明代陈嘉谟所著《本草蒙筌》记载:"殊不知当归非独主血,味兼辛散,乃为血中气药。"白芍味苦、酸,性微寒,气薄味厚,可升可降,阴中之阳,长于养血敛阴。清代汪昂在《本草备要》中载:"白芍:补血,泻肝,涩,敛阴。"

麻疹收没期阴血亏虚,余热留恋,急需滋阴养血兼清余邪,新安医家常遣二药相须为用,主以滋阴养血。如清代《本草经解》言:"(芍药)同人参补气,同归身补血……"明代徐春甫所著《古今医统大全下册》载:"当归……治痘赖以助血归附气位,以芍药佐。"然当归味辛气温,养血之过则生余热,虽扶正却恐留邪。芍药味苦性寒,正好又能抑制其温热之性。诚如明代孙一奎在《赤水玄珠》中所言:"大凡用当归活血,须以芍药收之,免辛散助热。"已有名方四物汤,以当归为君,白芍为臣,则为治血之总剂,故新安医家多用此方化裁治疗麻疹阴亏邪恋之证。如清代吴谦治疗麻疹收没后壮热神烦等,予枣麦四物汤;发热头痛等,予柴苓四物汤、柴胡四物汤。明代孙一奎倡导四物汤加柴胡、黄芩、牛蒡、连翘之类,滋养阴血以散热邪,是取其养阴退阳之义也。以上均以四物化裁,全面地体现了新安医家在治疗麻疹收没期阴亏邪恋总的治疗原则。

麻疹收没期阴血亏虚、余热未清,而当归、白芍一散一敛,既能补血养阴,又防当归辛散助热,为新安用药一大特色。

5. 牛蒡子、荆芥

牛蒡子味辛、苦,芳香而散,性寒。清代汪昂在《本草备要》中曰:"牛蒡子……润肺解热,散结除风,利咽膈,理痰嗽,消斑疹,利二便,行十二经,散诸肿疮疡之毒,利腰膝凝滞之气。"荆芥味辛、苦,性温,芳香而散,气味俱薄,浮而升,为阳也。归肝经气分,兼行血分,其性升浮能发汗。《本草备要》载:"荆芥……清热散瘀,破结解毒(结散热清则血凉而毒解,为风病、血病、疮家圣药)。"明代陈嘉谟在《本草蒙筌》中总结荆芥功效为:"发表能解利诸邪,通血脉传送五脏。下瘀血除湿痹,破结聚散疮痍。"因气味特性,二者均长于清热解毒、发表透疹。新安医家在治麻疹出疹期,常以解表药为主,此类药物清热解表又轻扬辛散,重在"轻透"二字,牛蒡子、荆芥当为此类药物之先锋。如清代《本草经解》中载:"牛蒡气平清热,味辛散郁,郁热清则目得血而能视矣,所以明目……风伤于卫,卫附皮毛,皮毛者肺之合也,辛平疏肺则皮毛解散,所以除风伤也。"清代汪绂所著《医林纂要探源》中曰:"疹过期不没,有热症者,加牛蒡子、荆芥。"明代吴崑《医方考》记载:"牛蒡子疏喉中风壅之痰,荆芥穗清膈间风壅之热",又言:"辛甘发散为阳,故用防风、甘草。斑之为患,热药治之则血溢而益盛,寒药治之则血凝而不散,惟辛凉之药为宜,故用牛蒡、荆芥。"由此可见一斑。

二、新安医家创方

1. 升麻泽泻汤

【出处】明代孙一奎《赤水玄珠》。

【组成】猪苓、泽泻、滑石、赤茯苓、甘草、黄连、升麻。

【服法】水煎服。

【功用】发表透疹,清热利湿气。

【主治】麻痘自利。

2. 黄芩芍药汤

【出处】明代孙一奎《赤水玄珠》。

【组成】黄芩、白芍、升麻、甘草。

【服法】水煎服。

【功用】清热止痢,缓急止痛。

【主治】麻痘滞下。

3. 芦荟肥儿丸

【出处】明代孙一奎《赤水玄珠》。

【组成】芦荟、龙胆草、木香、蚵蚾(蟾蜍类)、人参、麦芽、使君子、槟榔、黄连、白芜荑、胡黄连。

【服法】上研末,猪胆汁糊为丸,黍米大,每服五六十丸,米饮下。

【功用】清肝健脾,消积杀虫。

【主治】麻后发热,日夜不退,肌肉消瘦,骨蒸劳瘵。

4. 三仁膏

【出处】明代孙一奎《赤水玄珠》。

【组成】火麻仁、松子、桃仁。

【服法】上研烂,加芝麻1合,微炒,研细,入蜜水,研极烂,以帛滤去壳,同前三仁蜜汤调下。看大小用之。

【功用】润肠通便。

【主治】痘疹,大便坚实不宜下者。

5. 三花丹

【出处】明代孙一奎《赤水玄珠》。

【组成】梅花、桃花、梨花。

【服法】取已开未盛开者,阴干为末,等分,取兔脑为丸,雄黄为衣,用三豆汤(赤小豆、绿豆、黑大豆)送下。

【功用】清热透疹。

【主治】痘疹将出。

6. 十全散

【出处】明代孙一奎《赤水玄珠》。

【组成】黄芩、黄连、黄柏、苦参、延胡索、硼砂、乳香、孩儿茶、雄黄。

【服法】共为细末,每用少许吹入。

【功用】清热毒,消肿痛。

【主治】麻疹咽喉肿痛。

7. 清金降火汤

【出处】明代孙一奎《赤水玄珠》。

【组成】当归、白芍、生地、陈皮、贝母、瓜蒌仁、甘草、白茯苓、枯芩、山栀、玄参、天冬、麦冬、杏仁、桑白皮、石膏、紫苏梗、酒黄连。

【服法】水煎服。

【功用】清热化痰,宣肺平喘。

【主治】麻后热乘肺金,声哑不出,或咳或喘。

8. 茅花汤

【出处】明代孙一奎《赤水玄珠》。

【组成】白茅花、当归头、丹皮、生地、甘草。

【服法】水煎服。

【功用】清热解毒,凉血止血。

【主治】麻痘鼻衄。

9. 透骨解毒汤

【出处】明代孙一奎《赤水玄珠》。

【组成】紫草、甘草、当归、防风、陈皮、赤芍。

【服法】水煎服。

【功用】解毒透疹,理气养血。

【主治】小儿痘疹,寒战咬牙。

10. 雄黄散

【出处】明代孙一奎《赤水玄珠》。

【组成】雄黄、黄柏、麝香。

【服法】先用艾汤净洗,后搽药。

【功用】解毒杀虫。

【主治】麻毒入胃,牙肉黑烂出血,走马疳症。

11. 预服万灵丹

【出处】明代孙一奎《赤水玄珠》。

【组成】升麻、葛根、甘草、紫草茸、蝉蜕、僵蚕、连翘、白附子、山豆根、全蝎、雄黄、麝香、蟾酥。

【服法】上13味,和拌为丸,皂角子大,每服1丸,紫草汤下。

【功用】清热解毒,透疹达表。

【主治】痘疹初发热者。

12. 黄连解毒汤

【出处】明代孙一奎《赤水玄珠》。

【组成】黄连、黄芩、黄柏、山栀、牛蒡子、甘草、防风、荆芥、知母、石膏、桔梗、玄参、木通。

【服法】水煎服。

【功用】清热解毒,宣肺透疹。

【主治】时令暄热,麻痘初发热。

13. 养阴解毒清痢汤

【出处】清代王勋《慈航集》。

【组成】当归、银花、甘草、枳壳、陈皮、白芍、车前子、煨广木香。

【服法】水煎服。

【功用】滋阴养血,解毒清利。

【主治】小儿痘疹后,毒热未清之痢,面赤,手足温者。

14. 养阴消毒汤

【出处】清代汪绂《医林纂要探源》。

【组成】当归、生地黄、川芎、半夏、陈皮、茯苓、炙甘草、瓜蒌仁、桔梗。

【服法】水煎服。

【功用】养阴清热,理气化痰。

【主治】麻后咳嗽,积热遗于肺,而郁热成痰癖者。

15. 四物滋阴汤

【出处】清代汪绂《医林纂要探源》。

【组成】当归、生地黄、芍药、川芎、牛蒡子、连翘、干葛根、黄芩、红花、柴胡、赤柽柳。

【服法】水煎服。

【功用】滋阴养血,清热透疹。

【主治】麻疹暗黑焦枯,热盛不退,阴血受伤。

16. 益元汤

【出处】清代程云鹏《慈幼新书》。

【组成】人参、黄芪、白术、甘草、陈皮、当归、川芎、升麻、桔梗、生姜。

【服法】水煎服。

【功用】益气健脾养血。

【主治】痘疹，元气虚弱者。

17. 枣麦四物汤

【出处】清代吴砚丞《麻疹备要方论》。

【组成】当归、芍药、川芎、熟地、麦冬、酸枣仁、黄连、石菖蒲、淡竹叶、龙胆草、茯神、甘草。

【服法】水煎服。

【功用】清热养血，豁痰定搐。

【主治】麻疹发搐而见多痰者。

18. 防风消毒饮

【出处】清代吴砚丞《麻疹备要方论》。

【组成】荆芥、防风、牛蒡子、甘草、枳壳、桔梗、石膏、苏叶、百部、马兜铃、葶苈子、桑白皮。

【服法】水煎服。

【功用】化痰止咳，宣肺平喘。

【主治】麻毒内攻，喘促胸突，肚急目闭者，九死一生之症。

19. 羌防内托散

【出处】清代吴砚丞《麻疹备要方论》。

【组成】羌活、防风、葛根、桔梗、山楂肉、地骨皮、蝉蜕、僵蚕、连翘、甘草。

【服法】生姜、大枣为引，水煎服。

【功用】清宣肺卫，解毒透疹。

【主治】风寒外闭，麻疹欲出不出，热重无汗者。

20. 清热黄芩汤

【出处】清代吴砚丞《麻疹备要方论》。

【组成】黄芩、赤芍、木通、防风、葛根、桔梗、山楂肉、元参、连翘、蝉蜕、僵蚕、天花粉、石膏、地骨皮。

【服法】水煎服。

【功用】清热解毒,宣肺定喘。

【主治】麻疹。风寒外闭,欲出不出,热重无汗,内外有不可解之势,而见隐影紫色,热甚气喘者。

21. 滋阴凉血汤

【出处】清代吴砚丞《麻疹备要方论》。

【组成】当归、白芍、川芎、柴胡、葛根、牛蒡子、黄芩、连翘、红花。

【服法】水煎服。

【功用】滋阴清热,凉血养血。

【主治】麻疹。

22. 疏风解毒饮

【出处】清代吴砚丞《麻疹备要方论》。

【组成】荆芥、牛蒡子、丹皮、玄参、贝母、苏叶、黄连、甘草、麦冬。

【服法】水煎服。

【功用】疏风清热,凉血解毒。

【主治】麻出毒甚,烦躁不眠,紫滞不红活者。

23. 黄芩橘皮汤

【出处】清代吴砚丞《麻疹备要方论》。

【组成】黄芩、陈皮、干葛根、杏仁、枳实、麻黄、厚朴、甘草。

【服法】水煎服。

【功用】清热解毒,凉血消斑。

【主治】麻出夹斑,为蕴毒发斑者。

24. 甘桔汤

【出处】清代吴砚丞《麻疹备要方论》。

【组成】甘草、桔梗、连翘、玄参、防风、牛蒡子。

【服法】水煎服。

【功用】清热、解毒、利咽。

【主治】麻疹,咽喉肿痛,不能食者。

25. 柴苓四物汤

【出处】清代吴砚丞《麻疹备要方论》。

【组成】当归、芍药、川芎、熟地、茯苓、黄芩、陈皮、甘草、柴胡、黑山栀、木通。

【服法】水煎服。

【功用】滋阴养血,清宣透表。

【主治】疹没绵绵发热,不知早治,而成疳症,腹胀,午后发热,头痛。

26. 疏风散

【出处】清代吴砚丞《麻疹备要方论》。

【组成】羌活、当归、白芍、连翘、升麻、苍术、干葛根、生地、柴胡、甘草。

【服法】水煎服。

【功用】疏风清热,滋阴凉血。

【主治】麻疹收没后,生疮,发热不退者。

27. 胜金散

【出处】清代吴砚丞《麻疹备要方论》。

【组成】青黛、明矾、雄黄、文蛤、皂荚、山栀子、血余、冰片。

【服法】上为细末,瓷瓶收贮。临用以米泔温洗净后敷之。

【功用】清热解毒,凉血消疳。

【主治】麻疹没后牙疳,口鼻坏烂。

28. 如神定喘汤

【出处】清代吴砚丞《麻疹备要方论》。

【组成】黄芩、川连、栀子仁、桔梗、天花粉、赤茯苓、贝母、牛蒡子、瓜蒌仁、杏仁、麦冬、生石膏。

【服法】水煎服。

【功用】清热解毒,宣肺平喘。

【主治】 麻疹已出,热实气喘,大便坚结,小便赤涩,热重不退。

第五节　名医验案

新安医家从麻疹病因病机入手,对于麻疹出疹及收没时出现的各种情况,如久病致麻疳、麻闭急证、麻疹收没过早兼泄泻、麻疹热盛难出、麻疹后肺肠郁热、骤遇风寒后麻闭不出、麻疹出迟没早、正气亏虚疹出不畅等均有医案记载,理法方药完备,为后世医家治疗本病提供了借鉴和参考。

一、洪桂医案——麻疹久病致麻疳案

【原文】 妹柔川,十一岁,六月八日,病久体弱,脾肺俱伤,咳嗽或轻或重,呼吸不利,间有痰音,耳痒,目眶红、生眵,腹软膨大,便薄。年前曾见四肢浮气。据云六龄出麻之后,即身弱而多病,以现象观之,忧虑趋入疳候。脾肺同治,一定之理。鄙见:少佐清和肝木,总以王道图之。

生苡仁一钱半,苦杏仁一钱,橘红五分,野料豆一钱半,野茯苓一钱半,菊花一钱,蒸百部六分,京半夏五分,蒸紫菀八分,款冬花八分,冬瓜子一钱半,菖蒲二分。

(清代洪桂《洪桂医案》)

按:此为麻疹病后失于调养,久病致麻疳。麻疹热自肺脾,出麻之后尤当留神调护,防余热未清,积留肺胃。清代新安医家汪绂认为,麻疹出疹后可因余热未清透彻,积留于肺胃肠道,而出现咳嗽、呕吐、泄泻等症。正如《医林纂要探源》所言:"麻后咳嗽,积热遗于肺,而郁湿成痰癖,麻后泄泻,积热遗于大肠,麻愈后有不能食者,脾胃虚热耳。"本案患儿因麻后失于调护,以致余热积留肺脾,其表现出的咳嗽、呼吸不利、间有痰音、腹软膨、大便薄,年前曾见四肢浮气,皆属肺脾虚热证候,耳痒、目眶红、生眵为肝经虚热。治病求本,患儿虽为疳证,因有邪热未清,当以清利肺脾为主,不可妄加补益,防闭门留寇之虞。药用薏苡仁、茯苓、冬瓜子利水渗湿消胀,薏苡仁、冬瓜子性凉,兼具清脾胃之虚热;杏仁、橘红、百部、紫菀、款冬花清肺化痰,野料豆取养肺平肝之意,少佐菊花清和肝木。全方寓清于补,药多性凉,合本案治疗思路。

二、程杏轩医案——麻闭急证案

【原文】 肖翁三郎心成兄,幼时出麻,冒风隐闭,喘促烦躁,鼻扇目㽷,肌肤枯涩,不啼不食,投药莫应。翁商于予,见其势已濒危,谓曰:"此麻闭急证,药非精锐,蔑能挽救。"方疏麻杏石甘汤与之。一服肤润,麻渐发出。再服周身麻出如痱,神爽躁安,目开喘定。继用泻白散,清肺解毒。复用养阴退阳之剂而愈。予治麻闭危候,每用此方获验。盖麻出于肺闭,则火毒内攻,多致喘闷而殂。此方麻黄发肺邪,杏仁下肺气,甘草缓肺急,石膏清肺热。药简功专,所以效速。可见仲景方,不独专治伤寒,并能通治杂病也。

(清代程杏轩《杏轩医案》)

按:此案例因疹出之时感受风寒,致使邪毒闭阻,表现出喘促烦躁、鼻扇目㽷、肌肤枯涩、不啼不食等一系列危候。清代新安医家胡增彬在《经验选秘》中指出,麻疹危候的表现,表明"急以清毒解表汤主之。若疹能出可救,发不出难救"。程杏轩方用麻杏石甘汤,辛凉疏表、清肺平喘。取麻黄发肺邪,杏仁下肺气,甘草缓肺急,石膏清肺热,升散之中寓清凉之意。一剂之后即肤润麻出,再服周身麻出如痱,神爽躁安,目开喘定。两剂后予泻白散,取其清肺解毒泻热。再投养阴退阳之剂而愈。本案程氏所用三方,体现治麻三法:升散、降火、养阴。正如清代新安医家许豫和所言:"治麻大概有三法,一升散,一降火,一养阴。善用者,升散之中,即寓清凉之意;养阴之剂,不离生发之机。"

三、王乐匋医案——麻疹收没过早兼泄泻案

【原文】 张某,男,4岁。1960年春间患麻疹,初诊时发热咳嗽已有5天,皮疹出而即没,额际少数疹点,色淡不荣,精神困倦,四肢不温,口渴溲

短,大便溏泻,两手纹色略显青紫,舌质红,上罩腻苔。此属风温兼滞,因泄泻无度,致脾肾之阳受损,不能载邪外出之象。拟鼓舞脾肾之阳,兼以透疹之药,并配合外治法,是邪实迅速从外而达。

煨葛根 4.5 克,焦白术 4.5 克,熟附片(先煎)3 克,炮姜炭 2 克,赤茯苓 9 克,炙黑草 2.4 克,炒扁豆衣 12 克,六神曲 6 克,炒车前 6 克,米炒荷蒂 2 枚,水煎服 1 剂。外用芫荽一握,煎汤,擦面部及躯干四肢。

二诊:面部及颈项、胸前均见疹点,色亦鲜活,大便次数减少,舌质红,上罩之腻苔黄白相兼,是邪势已得外达,病机由阴转阳的佳兆,但大便犹然不实,精神尚觉萎靡,仍需防其邪陷。对于这类虚实相兼之病,前人即不避寒温并用之法,例如舒驰远即曾以附子与石膏同用,若与寻常看法衡量,势必认为其杂乱无章,其实这是从病的实际出发。今以术附配银翘,一以逐邪,一以扶脾肾之阳气。

煨葛根 4.5 克,焦白术 3 克,熟附片(先煎)2.4 克,炒扁豆衣 12 克,赤茯苓 9 克,炙黑草 2.4 克,桔梗 3 克,连翘 9 克,银花炭 9 克,枳实炭 9 克,炒车前 6 克,米炒荷叶 12 克,水煎服 1 剂。躯干四肢仍用芫荽煎汤外擦。

三诊:面部、躯干皮疹尽透,四肢亦已见点,发热口渴,咳嗽痰稠,泄泻基本不作,舌质红,苔腻黄,邪势已得外达,而肺胃之热甚炽,拟再清化肺胃之邪热,参以豁痰镇咳之剂。冬桑叶 9 克,连翘 12 克,银花 12 克,前胡 4.5 克,干苇茎 18 克,象贝母 9 克,桔梗 3 克,生粉草 3 克,熟牛蒡 6 克,清炙枇杷叶 12 克,水煎服 2 剂。

四诊:出齐之皮疹渐次打回,但身热退而未尽,咳嗽未辍。原方之银翘各改 9 克,加瓜蒌皮 9 克,生谷芽 12 克,去冬桑叶,接服 2 剂。

上方服 2 剂后,身热已退,咳亦减轻,嘱其取白茅根 30 克煎服,同时吃生荸荠,以甘寒益胃,并清化未尽之痰热,以后即停药。

(现代王乐匋《老匋读医随笔》)

按:麻疹正常从发热至出疹需 3～4 日,出疹 3～5 日方逐渐消退,1～2 周完全消失。本案患儿皮疹出而即没,只额际少数疹点,色淡不荣。麻疹过早收没,因疹出不透,致使邪不能随疹外出,而郁积于内,出现发热咳嗽,此为邪热郁肺的表现。两手纹色青紫为瘀热内结，舌质红、苔腻为湿热证候。同时患儿还有精神困倦、四肢不温、口渴溲短、大便溏泻等脾肾阳虚的表现，表里夹杂为难治。因脾肾阳虚不能载邪外出，故拟鼓舞脾肾之阳，兼透疹之药，并配合外治法。药后二诊时面部及颈项、胸前可见疹点，色鲜活，大便次数减少，舌质红，上罩之腻苔黄白相兼，此为邪势外达，病机由阴转阳之候。对于麻疹虚实夹杂证候，王氏不避寒温并用之法，白术、附子配银花、连翘，逐邪兼扶脾肾之阳气。三诊时面部、躯干皮疹尽透，四肢亦已见点，泄泻基本不作，出现肺胃热盛证候，此时邪已外达，治以清热透邪之药。四诊时皮疹渐次收没，身热退而未尽，仍有咳嗽，方药稍加调整，以善其后。

四、程原仲医案——麻疹热盛难出案

【原文】 忆昔万历己亥春，予乡麻疹盛行，逆予治者甚广。至三月二十五日，诸兄弟侄邀往严镇视赛神，午间同饮酒肆。予自知麻疹尚未出，因鼻塞声嗽，绝不食荤酒。薄暮遄归，已遍体发热，头眩身胀，睡卧不宁，即服柴葛解肌之剂，热愈增而体愈胀，复重用清凉解表药，不效。次日，以灯火视之，麻疹隐隐见于皮肤之间而不能出，再用麻黄诸表药，连进二剂，仍不出。热燥烦闷，如坐甑中，遍体手足之间，其胀痛苦楚难以名状。予思胃火极盛之时，不任味辛发散之品，非石膏不能以退胃火。前解肌等汤虽已加，但不多耳。今重用一两为君，再佐以柴胡、干葛、升麻、防风、荆芥、黄芩、知母、甘草煎服。方下咽时，甘美异常，诚如菩提甘露。药服尽，火随降而下，遍体麻疹须臾尽出。大都麻疹一证，属阳明者居多。方火盛之时，愈发散而愈不解，惟凉胃即出。此白虎化斑汤所以称神也。因自经验，遂笔记之，以俟参考。

（明代程仑《程原仲医案》）

按：此为程原仲患麻疹自诊自疗之案。发疹前自觉遍体发热、头眩身胀、睡卧不宁，此为邪热内壅之候，当即服柴葛解肌之剂，反而热愈增体愈胀，复重用清凉解表药，仍不效。后麻疹隐见于皮肤之间而不能出，继服麻黄诸表药,连进二剂,疹仍未出。热燥烦闷,如坐甑中,遍体手足之间,其胀痛苦楚难以名状。后用白虎化斑汤,方用石膏、黄芩、知母清肺胃郁热,尤重用石膏清胃热,柴胡、干葛根、升麻、防风、荆芥宣散透表。医者于麻疹出疹前,曾三次投用清宣透表之剂,以期疹毒从肺卫出,热势加重后更换治疗思路,专攻胃火,直言"胃火极盛之时,不任味辛发散之品"。医者借此案例现身说法提醒后世,麻疹胃火炽盛当先凉胃,切勿宣散,体现了麻疹治病求本的思想。

五、孙一奎医案——麻疹后肺肠郁热案

【原文】 仆子孙守,以中麻后咳嗽无痰,上唇厚肿,体热,大便燥,声哑。以麦门冬、知母、瓜蒌仁、甘草、白芍药、桑白皮、地骨皮、石斛、枳壳、五味子服后,嗽减其七,乃减去瓜蒌仁、枳壳,以其大便已溏,加生地黄、当归、薏苡仁调理而安。

（明代孙一奎《孙文垣医案》）

按:患者中麻后表现出咳嗽无痰、上唇厚肿、体热、大便燥、声哑,证候为太阴郁热。热毒内闭、毒气上行,则出现邪热闭肺,以咳嗽、声哑为主要表现;毒气下行,则出现滞下、大便燥等兼证。治以泻肺润肠为要。方中麦门冬、知母、桑白皮、地骨皮甘寒润肺,清肺热,芍药、五味子酸甘化阴,枳壳、瓜蒌仁润肠通便,兼降肺气。药后咳嗽明显缓解,说明肺气得降,故去瓜蒌、枳壳,大便由燥变溏,说明大肠郁热得解。加生地黄、当归养阴,薏苡仁健脾渗湿调理善后。本方运用甘寒养阴、酸甘化阴之药泻热,以防麻疹余热伤阴。

六、叶天士医案——骤遇风寒麻闭不出案

【原文】 费。暴寒骤加,伏热更炽。邪郁则气血壅遏,痧疹不肯外达,痰气交阻,神迷喘促,渐入心包络中,有内闭外脱之忧。热注下迫,自利黏腻不爽。法当开其结闭,消毒解其脑中之壅。必得神清,方保无变。连翘心、飞滑石、石菖蒲(炒)、金银花、射干、通草煎化,牛黄丸一丸。

（清代叶天士《临证指南医案》）

按：麻疹邪毒因寒伏于体内，致使气血壅遏、热毒内困，出现痰气交阻、神迷喘促、热注下迫、自利黏腻不爽等证候。清代新安医家胡增彬所著《经验选秘》载："麻为阳毒，其热甚烈，若存若没，早定之于方出之时……若腠理紧密，风寒严束，气滞于中，毒凝于内，不能出现，则毒作内攻，须臾告变。故痘则虑难成浆，麻则惧其不出，麻前痘后最为紧要，此古今之通议也。"现代新安医家王乐匋在《老匋读医随笔》中指出麻疹逆证的情况："患者表现气急鼻煽，或高热烦躁，甚则神志昏迷，或伴有大便溏泻等症状。"本案患者证候与上述麻疹逆证对应，为邪热闭肺、邪陷心肝之危急重证。治疗当先清热开闭，药用石菖蒲、牛黄丸醒神开窍；金银花、连翘清解心肺郁热；滑石、通草利尿通淋，清泻下焦热毒；射干苦寒，清肺热。

七、江瓘医案——麻疹出迟没早案

【原文】 一儿三岁，患疹，出迟而没早，发热咳嗽，昏闷不食。予诊视，曰：疹出不透，出见风寒，没早，宜急发之。以葱煮麻黄八分，四物换生地，加杏仁、天花粉、葱、姜，煎服，重复出一身，比前更多，三日尽而愈。凡疹症出自六腑，宜养阴抑阳，刚剂决不可服（二陈谓之刚剂，四物谓之柔剂），犯之即发喘渴闷乱，失于收救，多致夭折。如参、芪、半夏、白术常品温燥之药，亦所当忌，只宜清热养血。如出迟者，少加升散之药，送之达表而已。

(明代江瓘《名医类案》)

按：此为麻疹出迟没早案例。出疹时因感受风寒之邪，致邪毒内闭，疹出不透，发热咳嗽、昏闷不食为毒热内蕴肺脾，并有邪陷心肝的趋势。因寒主收引，急以辛散发表之剂驱邪外达，方保无虞。治以发表透疹为要，方用麻黄、葱、姜辛温祛邪外出；杏仁、天花粉清肺热、止咳，恐邪热内闭耗伤阴津，辅以四物汤补血养阴；生地易熟地，寓清热凉血养阴之义，而无滋腻碍脾之弊。麻为阳毒，疹出六腑，故江瓘言治宜养阴抑阳，勿用人参、黄芪、半夏、白术等温燥之品，宜四物汤清热养血之辈。如出迟者，少加升散之药，送之达表即可。

八、许豫和医案——正气亏虚疹出不畅案

【原文】 一儿三岁,病患疟痢,两月未痊,正气大亏,传染出麻。发热咳嗽,麻点隐隐,淡白不见,气不足以息,目无神,四肢冷。予曰:麻初见点,原无补法,但此儿正气大虚,又当破格用药。因以荆、防、蝉蜕、前胡各四分,人参、升麻、甘、桔各三分,加生姜少许。一剂麻透,除升麻加牛蒡。二剂喘定,麻渐退。

(清代许豫和《橡村痘诀》)

按:患儿因患疟痢两月不愈,久病体虚,传染麻疹后出现疹出不畅、麻点隐隐、淡白不见、气不足以息、目无神、四肢冷为主的虚损证候。麻为阳邪,非热不出,本例患儿所得麻疹,系因正气亏虚无力抵御外邪被传染,并非肺胃郁热。相反麻点淡白不出、气短、双目无神、四肢冷,为肺脾阳虚的表现。治疗亦不拘于常法:补透并用,于荆芥、防风、蝉蜕、升麻、前胡、桔梗、生姜一众宣透药中,配伍人参、甘草,拟以人参败毒散之意,益气解表散邪。清代吴谦所著《医宗金鉴》载:"又有正气虚弱,不能送毒外出者,必面色㿠白,身微热,精神倦怠,疹色白而不红,以人参败毒散主之。"一剂则疹透,去升散力较强的升麻,加牛蒡子,取其宣肺祛痰,利咽透疹。二剂喘定,麻渐退。盖治麻疹虚实表里夹杂之证候,虽曰随证治之,但须不忘治病求本,火盛者当以泻火为要,体虚者当以补虚为先。

第六节　医论医话

新安医家通过长期的临床观察及经验积累,除了传统的病因病机、辨证分型、治法方药体系外,还就疹出六时、麻疹护理、孕妇患麻、麻疹四忌、疹色疹形等提出了独特见解,进一步完善了对麻疹的认识,对临床亦有显著指导意义。

一、疹出以六时即收为度

【原文】 疹出常以六时辰即收为率,如子时为阳,午后收,午后为阴,子后即收。乃阳生阴成,阴生阳成,造化自然之妙也。故渐出而渐收者,其势轻可,若一出之后,热不退,连绵三四日而不收者,此毒火太盛,外发未尽,内有余邪所致。须以化斑汤、三味消毒饮加玄参、石膏、桔梗为治。

(明代孙一奎《赤水玄珠》)

按:麻疹出疹时间以 12 个小时为最佳,譬如夜半 23 点至次日凌晨 1 点之间出疹,则次日 12 点之后应当开始收没,若白天 12 点以后出疹,则夜半当收。这是因阴阳互根互生,阳生由阴成之,阴生由阳成之,阴阳五行相生相合,相互依存,此乃万物生长之源。相生相克,有生有克,生克得宜,万物相互借力,以取得平衡发展。所以渐出而渐收者,符合阴阳生克规律,则症状轻。若因调摄不谨,或为风寒所袭,或为邪秽所触,一出而三四日不见收没,或一二日疹即收没,皆为妖者。乃是毒火炽盛,毒郁于内,是重症,可用化斑汤、三味消毒饮加玄参、石膏、桔梗治疗,以清热解毒,透疹达表,防止麻毒进一步内陷。

二、麻疹调摄不可忽略

【原文】 麻疹一症比之出痘似轻,然调治失宜,其祸反不旋踵。盖痘由胎毒而发,其形势多少,轻重吉凶,自可预断。至疹之出,则虽由感受邪气而发,然其轻者可重,重者可轻,皆在于调治有方,故其饮食禁忌,比痘尤甚。若误食鸡、鱼,则终身皮肤粟起如鸡皮之状。但遇天行出疹之时,又令重出。误食猪肉,则每岁出疹之月,必然下痢脓血。误食盐、醋,致令咳嗽,则每临出疹之月,必复咳嗽。误食五辛之物,则生惊热不时,必待四十九日,或百日后,方无禁忌也。

(明代孙一奎《赤水玄珠》)

按:古往今来,多言麻疹较之水痘为轻,但若调治失宜,麻疹亦为危重矣。水痘多由胎毒导致,即使病重,多可以预测,但麻疹轻重吉凶却不得知,而全在于调治。孙一奎提出，麻疹饮食禁忌相比于水痘更值得注意。不可误食鸡、鱼、猪肉，盐醋也应当减量或不食。另外，饮食宜清淡，忌食辛辣燥火之品。清代谢玉琼也曾在《麻科活人全书》中明确提出"避风寒，忌恣食生冷物、骤用寒凉药，忌食辛辣热物"等。麻疹的护理工作极为重要，无论在初热期、见形期或收没期，都不可忽视。如果护理得当，可有效减少并发症，使患者顺利康复。

三、孕妇患麻主安胎清热

【原文】 孕妇麻疹，但当以四物汤倍加白术、条芩、艾叶，安胎清热为主。使胎无虞而疹易没也。如胎气上冲，急用苎麻根、艾叶煎汤，磨槟榔并服之。更多服上药为妙。

热毒熏胎，胎多受伤，而母实无恙也。盖疹与痘不同，痘宜内实，故胎落而母亡，疹宜内虚，故胎下而母安。虽与其胎去而母存，孰若子母而全之为愈也。

（明代孙一奎《赤水玄珠》）

按：麻疹多见于小儿，然孕妇体质多为虚热，阳气旺盛，盖麻疹本由胎毒复感时邪疠气而发，毒蕴于体内，故孕妇调适不当，也可能使麻毒郁而发之。此时可予四物汤倍加白术、条芩、艾叶，旨在安胎清热，胎安则麻毒自去。如胎气上冲，见呕吐、头痛等，孙一奎建议用苎麻根、艾叶煎汤，磨槟榔并服之。热毒熏胎，使胎儿受邪，而母体反无大碍；麻疹入内，多耗伤阴血，胎失所养，多为不吉，久则损伤母体，故有胎下而母安之说。

四、行医当明麻疹四忌

【原文】 麻有四忌。

一忌荤腥生冷风寒：夫谷气通，肉气滞，凡是荤腥俱有滞毒，所以忌也。果生则难克化，物冷则能冰伏，冰伏不化毒，乃滞留，又当忌也。若风寒闭塞，毛窍不开，则毒气何由出乎？此数端者俱不可犯也。

一忌骤用寒凉：麻虽热症，固不宜用辛热之剂，然初热之际，虚实之症未形,轻重之势未见,遂骤以苦寒之药而峻攻之,几何不冰伏其毒而不得出,其反至于内攻乎?故善治者唯达毒而不郁毒,只解毒而不冰毒也。

一忌误用辛热:麻本热症,若复投辛热之药,是犹火上复加薪也。以火助火,其毒不愈横乎?然麻症初起之时,亦有四肢厥冷者,然热极似寒之故,切不可妄认虚寒而妄投以热药也。即遇天时大寒,亦宜置暖室,切不可因严寒而遂投以辛热之物,以济腹中之火也。

一忌误用补涩:毒火之发,最要疏通,尤嫌补涩。盖疏通则毒得外泄而解,补涩则毒滞内留为殃。但初发之时症多吐泻,愚夫愚妇急欲止之,若误用参、术、砂仁补涩之药,则关门闭盗,毒滞于中,必作内攻之祸矣。

(清代胡增彬《经验选秘》)

按:新安医家胡增彬认为,麻疹治疗有四忌:一忌荤腥生冷风寒,其认为荤腥生冷之品俱有滞毒,易留伏于体内。麻疹本是初生之淫火伏于命门之间,与阴阳五行系焉,脏腑之所由生也。遇天之疠气一动,则所禀之毒,随感而发。再复感荤腥生冷之毒,阳浮而浅,阴凝而深,再遇风寒闭塞,毛窍不开,则疹难发。二忌骤用寒凉,新安医家提出治麻大法"疹宜发表透为先,最忌寒凉毒内含"。麻疹初热之际,尚未探明虚轻重,若骤以苦寒之药而峻攻之,有使邪毒内郁之嫌。冰伏毒热,则必不能出透,多致毒气内攻,喘闷而毙。是故凡麻疹贵出透彻,宜先表发,使毒尽达于肌表。三忌误用辛热,如上述同理,麻本为热证,若复投辛热之药,好比是火上浇油。麻疹初发时可能出现四肢厥冷症状,缘是热极似寒、真热假寒,或是见天气寒冷,此皆不可妄投以热药。四忌误用补涩,人生有火毒邪气,重在疏通发散,尤忌用收敛,否则使邪气郁闭于体内,更不得治。麻疹发生发展过程中,可能出现呕吐、泻下,乃为火邪内迫,侵犯胃肠。胃气冲逆则见吐,可予竹茹石膏汤和中清热;毒热入肠,传化失司则见泻下,可予升麻葛根汤或黄连解毒汤类治之。万不可投以补涩之药,恐关门留邪,反而内攻。麻疹一病本不难治,即发则根据其发展规律循序善诱,若不明其禁忌,不慎生变,则难治矣。为医者明白麻疹四忌,是治疗麻疹的关键。

五、疹辨形色以分轻重

【原文】 麻疹出时非一端,其中轻重要详参,气血和平轻而易,表里交杂重则难。

麻疹已出贵透彻,细密红润始为良,若不透彻须分晰,风寒毒热气虚详。风寒升葛汤加味,毒热三黄石膏汤,气虚人参败毒散,托里透疹效非常。

(清代吴谦《医宗金鉴》)

按:麻疹出时有轻重之分,临证时须要详察,新安医家多从素体虚实及疹色、疹形来进行辨别。麻疹见形期,贵乎透彻。若患者一身气血和平,平素无其他疾病,虽感麻毒时邪,正亦能制邪,则症见发热和缓,微微汗出,疹出透彻,不疾不徐,渐收渐没,疹见细密红润,是为轻而易治者也。若疹出不透彻,或久不出疹,或久不收没,并见身热无汗、烦躁口渴者,则为重而难治者也。此当细察其因。如素有风寒食滞,闭塞皮毛,一触邪阳火旺之气,表里交杂,内外合发,而正不能制邪。风寒闭塞重者,疹色淡红而黯,宜用升麻葛根汤加苏叶、川芎、牛蒡子;毒热壅滞重者,疹色赤紫滞黯,宜用三黄石膏汤;正气虚弱者,疹色白而不红,可予人参败毒散主之。

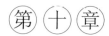

现代医家论治疫病

　　新安医学上下千余年间,可考证的医家近 1 000 位,著作 800 多部,名医名著,名派名说,名药名方,博大精深,异彩纷呈,灿烂夺目。新安医家在历代传承过程中形成众多的"家族链"和庞大的"师承链",这种依托家族与师承的方式,为新安医学传承至今起到了重要作用。无数的"家族链"和"师承链"纵横交错,使新安医家代有传人,不断发展,长盛不衰。随着社会的进步和经济的发展,特别是近现代以来,部分新安医家走出"新安地域"至外行医,或本身虽不出生于新安地域但师出新安医家,其本质仍与新安医学一脉相承。如龙川胡氏医学胡震来,中医大家程门雪,新安王氏内科王任之、王仲奇、王乐匋等,"张一帖"内科李济仁,国医大师徐经世,全国名中医胡翘武、胡国俊等,这些中医名家为新安医学的现代传承创新和发展做出了重要贡献。

第一节　胡震来论治疟疾

　　胡震来(1896—1943 年),字雨田,古徽州绩溪县龙川胡氏医学第 10 代传人,世医胡爻吉之子,近代新安名医。

一、学术渊源与著述

　　安徽绩溪龙川胡氏医学是徽州地区具有代表性的新安名医世家之一。据史料记载,绩溪龙川胡宗宪宗族早在 400 多年前就开始设置医馆,至 36 世胡仲伟开创了独具特色的内妇儿科诊疗方法,造就了龙川胡氏世家口授心传的家族传承医学,胡仲伟则被尊为"龙川胡氏医学"之始祖。据嘉庆《绩溪县志》中载:"胡仲伟,字环溪,龙川人,诚朴谨慎,世传外科,尤精方脉,屡获扁鹊名。"作为龙川胡氏医学第 10 代传人,胡震来幼从伯父胡象离习医,承袭家学。其临证经验主要来源于师授与善学,学术思想根植于《黄帝内经》《伤寒论》等名著,旁征于李东垣、朱丹溪、徐灵胎、喻嘉言、陈修园、王孟英、陆以湉等名家思想,形成重视辨证、诊必求细、法必求良的辨治思想。

龙川胡氏医学,至今已经传承到第 13 代,以医为业者共有 25 人,至今仍有第 8 代传人胡在邦所著《懿德新编》(未付梓),以及后世《胡震来医案》《胡节君医案处方手稿》《家传单验方手册》等未刊本医著存世。

二、临证治验与学术特色

1. 尊崇经旨,重视辨证

胡震来临证辨治思想以《黄帝内经》《伤寒论》为渊源主线,在病案施治中大量活用李东垣、朱丹溪、徐灵胎、喻嘉言、陈修园、王孟英、陆以湉等诸家著论名法,颇能体现胡氏"崇名法,重辨治"的学术特色。然其遵师不泥古,采众家之长而独具己见。

胡氏受明代新安医家孙一奎"重明证,不拘方"思想的影响颇深,对其"凡证不拘大小、轻重,俱有寒热、虚实、表里、气血八个字,苟能于此八个字认得真切,岂必无古方可循?"认识颇深,深刻理解"医难于认证,不难于用药"的临床意义。如其在"湖村,聘珍令郎"案中体会到"辨症之难,甚于用药,二症虽一时臆断幸中,然不外乎,医以意会也,阅者审之"。其在所列疟案中,分别治以芳香化气、分消化浊、疏气和中、扶正分利、标本兼施等法,突出"同病异治"的辨治原则。在辨明证候的基础上,立法、遣方、用药,灵活加减,以期达到法随证立、方从法出的治则思想。

在辨明不同病证诊断基础上,选择历代名家治则方法进行论治,这种重辨证、择名法的有效组合思想,适应临床治病需要,也大大提高了临床疗效。

如其治温疟案,认为暑风原为阳邪,善行而数变,仍以轻清之法,谅与病机相宜,守原意出入可也。其治寒疟案,患者脾胃亏虚,每到午后怯冷、形瘦神疲、口水不时涌吐,则仿理中汤意治之。又如其治"麻疹,亟仿钱氏升麻葛根汤意加味""红疹,姑仿陈修园之冲和汤加味"等,这些名家法则及名方,在胡氏案例中大量运用,体现出胡氏在临证中将辨证与论治相统一,法则与名方相结合,形成了独特的辨治思路,具有鲜明的个人特色。

2. 强调"既病防变",防患危重

人体患疾病的过程是一个不断变化的过程,疾病的实质也是在不断变化的。胡震来先生认为,辨证论治的意义,还包含要随时掌握疾病实质的变化,相应地改变治疗措施,判决顺逆,提前干预,防止误判误治,即在临证过程中要做到"未病先治,既病防变"。通过对胡震来医案中温热病、伤寒、疟疾等病例的分析发现,其通过收集临证不同病证反应,以四诊合参辨别病情进退与顺逆趋势,从而判断疾病的预后,防范病情传变,鉴别患者生命体征,显示胡氏"有所为有所不能为"的临证治疗意义,从而把辨证论治提高到可以判断预后、决定生死的新高度,也进一步丰富了胡氏特具的辨治思想体系。

在胡震来医案医话中,危重患者占据了一定的比例。依据患者病情,胡氏积极主动干预治疗,防止病情逆转,同时叮嘱病家配合治疗及注意事项,以利于病情向良性方面转归。如他在治风温痰证一案中指出:"风温内蕴,厥阴之气凝滞,痰热怫郁而不化。左偏胁部隐隐作痛,痛及肩臂,咳嗽,气分不利。风温证治法,宜以清疏,姑仿其例,冀应热达于外,转为吐痰,方许无虑"。再如治温病头痛案:"头痛如劈,神形烦躁,乃温邪蕴伏阳明,胃浊壅遏,清阳失其展舒故也。势有转剧,幸勿大意为要"。又如治年老患者病:"年华已逾花甲,体元累衰,势防变幻,幸勿疏忽"。其案例末语,不仅是警示医者须注重防病于未然,也是医者对病家的承诺和提示。

3. 论治疟疾学术特色

(1)疟非专属少阳

对于疟疾病机的认识,《素问·生气通天论》中指出,暑热内蕴加之"形弱气烁,穴俞以闭"导致正邪交争,从而出现"寒热往来"。后世医家则有争论,如金代张子和强调邪热深蓄可发"寒战",而邪热出表可发"燥渴";明代张景岳则强调"疟惟阴暑为病耳",疟疾之典型特征为"寒热往来"及"定时发作",类似于《伤寒论》中的"少阳病"。后世医家根据《伤寒论·辨少阳病脉证并治》之"寒热往来,休作有时"及《金匮要略·疟病篇》之"疟脉自弦",多将疟疾归属于"少阳病",从而产生"疟疾不离少阳"之病机观,如清代医家喻嘉言、徐灵胎及陈修园等均主张"疟疾专属少阳"。

也有医家持不同观点,如清代医家叶天士、王孟英等则认为"疟疾不专属少阳"。叶天士认为,疟之为病,多因脾胃受病,其观点如下:"大方疟症,须分十二经,与咳相等……庸俗但以小柴胡去参,或香薷葛根之属,不知柴胡劫肝阴,葛根竭胃汁,致变多矣。"根据胡震来所存医案可以看出,胡氏将疟病分为疟疾、温疟、肺疟(风疟)、牝疟(寒疟)、脾疟,治法有行气化湿、芳香化浊、疏气和中、扶正分利等法,认为疟疾病因有风、寒、暑、湿等异,也有寒、热、虚、实之变,不可专属少阳论治,临证不可不辨。

(2)治肺疟"轻以去实"法

《黄帝内经》中有温疟、瘅疟、寒疟和六经疟等记载,在《金匮要略》中又有牝疟、疟母等。后世医家,根据本病症状之差异,有风疟、寒疟、暑疟、温疟、痰疟、食疟、瘅疟、疫疟、正疟、劳疟等之称。胡氏所载风疟案,据其病因病机和临床表现,因肺部症状突出,故又名"肺疟"。如案中载:"风温上受,肺气著滞,间日寒从背起,移时热从内灼,举作数次,肺阴累虚,致令鼻衄,是名肺疟,用轻以去实法。"

"轻可去实"一词出自南北朝徐之才的《药对》。该书根据功用将药物分成宣、通、补、泻、轻、重、滑、涩、燥、湿10类。此书所言"轻",指薄荷、荆芥穗、麻黄等轻扬宣散、解表发汗一类方药,"实"则泛指病邪。元代王好古《汤液本草》一书明确提出了轻可去实之说:"轻可去实,麻黄、葛根之属是也"。其所著《医垒元戎》中亦多处体现了"轻可去实"思想的运用,所载解表方剂多轻清简约。如对于邪实束表,治以轻宣疏解,对于风、寒、湿邪侵袭肌表,腠理密闭,用轻扬之剂发汗解肌而解。

胡震来治肺疟,明确指出用"轻以去实"法,轻剂所去之实,根据肺的生理功能和病理特性及轻剂的性能进行分析,此处应指外邪犯肺、肺气郁闭、宣降失司所导致的肺实证。另外从病位上考虑,肺疟之疾,病位于上焦或皮毛,处方用药宜轻不宜重,即吴鞠通所言:"治上焦如羽,非轻不举",宜多用花叶类质轻的药物,煎法不宜过久,以免药过病所,疗效反差。《温病条辨·上焦》中银翘散方后注有时时轻扬法,正是此意。肺居上焦,外合皮毛,开窍于鼻,是人体最先受邪的部位。轻剂性能轻扬升散,适用于肺系病证。如肺疟案中,胡氏仅以苏花粉一钱、贝母一钱五分、炒赤芍八分、杏仁两钱、蒸桑叶一钱、扁豆衣三钱、料豆衣二钱、炒白薇八分、野茯苓三钱、粉甘草一钱五分、枇杷叶二片,量少而轻,亦可应手取效。

(3)治疟六法,药忌竣猛

胡震来现存医案所载疟疾案有疟疾、温疟、肺疟(风疟)、牝疟(寒疟)、脾疟5类,据案分析病因病机及遣方用药,有"清、宣、化、和、疏、利"6法,具体为行气化湿、芳香化浊、疏气和中、扶正分利等治则。如疟疾风湿两感案,以芳香化气之法;疟疾浊邪盘踞中焦案,以分消之法;又一疟疾案则以标本兼治,以期从速就痊。

诸多治法中,胡氏又以和、解之法用得最多。如一肺疟案中,患者风湿内侵、肺失清肃、胃少和降,以清解之法;一疟疾案患者,风湿内侵、脾少运用、胃少和降、肺失清肃,用疏和之法;一牝疟案患者,寒少热多、时欲泛恶、予疏解之法,以防变幻;一脾疟案患者,咳嗽日久、脾肾累虚、肺气不利、脾胃失和、间日寒作,用和解法治之莫不取效。从症状分析寒热往来,休作有时,应是正疟也。虽同为疟疾,因病因不同,病机各异,故治当有别,分别采用芳香化气、分消化浊、疏气和中、扶正分利、标本兼施,此同病异治也。

胡氏治肺以轻宣灵动见长,又时时兼顾脾、胃、肾。其在一疟疾案中,治疗脾虚湿滞、寒热间作,以建中之法,佐以扶正分利;在一脾疟案中,以和解之中加济生肾气丸一钱五分,每日吞服,顾护肾气;在一牝疟案中,患者脾胃亏虚,午后怯冷,则仿理中汤意治之。

胡震来治疟提倡"轻以去实",药物以轻灵简约为主,无量大、性烈之品,观其疟疾案中,药物量重者不过三钱,少则三分,均无大寒大热、量大质重者,无不体现胡氏治疟的鲜明特色。

三、医案赏析

胡震来医案所载疟病有疟疾、温疟、风疟、寒疟、脾疟五类,以下所列第一至第五案,从症状分析寒热往来、休作有时,应是正疟也。虽同为疟疾,因病因不同、病机各异,故治当有别。五案分别采用了芳香化气、分消化浊、疏气和中、扶正分利、标本兼施五种治法,此同病异治也。案六为温疟案,采用轻清之法,不用寒苦之药,清宣理气、祛暑生津。六案也恰恰体现了胡氏临床治疗重视辨证、崇尚名法、效仿名方的治疗特色。

选胡震来疟疾系列医案,共计6则,介绍如下(右指女性患者,左指男性患者)。

案一:右,八月二日。

风湿雨感,气分著滞,有时怯冷,有时身热,头眩晕不爽,食入则胸脘作胀。治以芳香化气之法,俾转疟乃吉。藿香梗一钱,制川朴一钱,川通草一钱五分,新会皮一钱,白蔻花一钱,广木香六分,半夏曲一钱五分,川加皮一钱五分,焦六曲一钱五分,炒冬瓜子三钱,野赤苓三钱。

按:患者淋雨受寒,风湿之邪由外侵入,困阻中焦,清阳不升则头眩晕不爽,中土受困,脾胃气机不畅,因此食入则胸脘作胀,故以芳香之品行气化湿,气机得通,湿邪自化。

案二:左,十一月五日。

浊邪盘踞中区,脾阳不运,胃气翳滞。形色黧黄,入晚寒热交作。姑予分消之法,以期转疟乃吉。川朴根一钱,川通草六分,法半夏一钱,安桂片四分,炒冬瓜仁三钱,广陈皮一钱,焦六曲一钱五分,粉猪苓二钱,野茯苓三钱,煨草果仁一钱五分,大腹皮二钱,荷叶包饭一块(煨炭,入)。

按：患者浊邪蕴阻中焦，湿浊盘踞缠绵难愈，此时必须采取分消之法，使湿浊邪有出路，方能化湿去浊，因此案中在行气化湿的基础上加入了冬瓜仁、大腹皮、猪苓、茯苓，以此通利三焦经隧水道，同时使用安桂片、煨草果仁温燥以加强化浊之力，从而使胶结之湿浊得以分消而散。

案三：左，十月二十八日。

风湿内侵，脾少运用，胃少和降，肺气失其清肃。咳嗽，背部压胀，寒热类疟。用疏和法。炒牛蒡一钱五分，玉苏子一钱五分，橘红衣一钱五分，苦杏仁二钱，炙紫菀一钱，川朴花八分，炒甜茶一钱五分，炒白芥子一钱五分，粉甘草一钱五分，野茯苓三钱。

按：患者感受风湿内袭，致中枢升降失运，然母病及子，土气既郁，肺气亦失宣肃也。其本在于气滞不畅，治当疏和为要，疏者疏肺脏清肃之气，和者和脾胃中转之机也。

案四：左，方村，四月二十一日。

脾虚湿郁，气分著滞。寒热间日乃作，热来汗多，口渴喜饮，形色晦黄。脉象濡缓。治以建中之法，佐以扶正分利，以期向安。潞党参三钱，扁豆衣二钱，炒白术一钱，白蔻花一钱五分，炒白薇一钱，无花果一钱五分，生苡仁三钱，炒黄芩八分，广陈皮一钱，野茯苓三钱，六一散（荷叶包）三钱。

按：本案脾虚湿郁而形色晦黄、脉象濡缓，脉证合参可知其乃邪中夹虚之象，《瘟疫论》中有云："疟邪未去者，宜疏；邪去而疟势在者，宜截；势在而挟虚者，宜补。"此案即势在而挟虚者，因此使用建中之法补之，扶正分利以解之。

案五：先进，九月十日。

肺之治节，其经下行，胃之降和，渐见恢复，风温转化为疟，是为佳象矣。但寒热往来分清，日轻夜重，温邪行将退解，禀质累虚，更以标本兼施，意以期从速就痊。炙升麻两分，炙毛柴胡四分，炒白术一钱，炒白芍一钱，当归一钱，白蔻花六分，煨草果仁四分，炒陈皮一钱，生苡仁三钱，野茯苓三钱，炒甘草六分，炒小青皮六分，法半夏一钱。

按：所谓"先进"，古指长辈，这里特指家中至亲的长辈。本案为温邪行将退解之期,但患者禀质虚弱,此时当禀"急则治其标,缓则治其本,本虚标实则标本兼顾"之原则,治扶正以祛邪,标本兼施为顺。

上述五案,足可见胡氏临证辨证之精微,毫厘之间病同而法异,体现其法随证立、方从法出的治则思想。

案六:温疟,锦章姻弟。

初诊:八月十二日。

暑风外逼,阻遏气机,热遂内郁,俨然上蒸,体经汗泄,而余热终然退却不清,热中间或怯冷,其为温疟可知。盖暑风原为阳邪,善行而数变,仍以轻清之法,谅与病机相宜,守原意出入可也。净连翘一钱,建泽泻一钱五分,扁豆衣三钱,寒水石一钱五分,干荷叶(米炒)一钱,佛手花六分,苦杏仁二钱,忍冬藤一钱五分,无花果一钱,苏花粉(米炒)一钱五分,川通草六分,粉甘草六分,干淡竹叶(蜜炙)一钱。

二诊:八月十六日。

暑风外逼,热蒸汗耗,阴分累亏,于今头痛,发于初醒时间,遂告平息。此为标邪未却,阴分亏虚,已可概见。方书所谓:外感头痛无休,内虚头痛,时作时已是也。仍仿原方加减,可冀就痊。熟女真二钱,炙龟板三钱,寒水石一钱,炒知母一钱,明天冬一钱,粉甘草六分,夜交藤三钱,干荷叶(米炒)一钱,建泽泻(盐水炒)二钱,川黄柏(盐水炒)四分,肥玉竹(淡秋石四分,泡水,炒)一钱五分,磁珠丸一钱五分(分吞)。

按:《素问·疟论》中提到温疟,所指的是"先伤于风而后伤寒,故先热而后寒"的疟疾。张仲景在《金匮要略·疟病篇》中云:"温疟者,其脉如平,身无寒但热,骨节烦疼,时呕,白虎加桂枝汤主之。"因本案四诊信息有限,胡震来从热中间或怯冷诊断温疟,从经书可知,先热后寒,热多寒少,发有定时,是辨别温疟的关键。案中提到当与夏季暑热之邪充斥阳明经腑,热灼营阴,引动足厥阴之肝风,热蒙手厥阴之心包清窍所致之暑风区分。从临床表现中未见颈项强立、四肢抽搐、角弓反张、昏迷不醒的临床表现,从遣方用药中亦未窥及熄风止痉之意。原案记载"盖暑风原为阳邪,善行而数变",当为风邪之特点。吴鞠通在《温病条辨》中又记载有暑温一病,言"暑温者,正夏之时,病之偏于热者也"。夏至之后,立秋之前,具有炎热、升散之特性的暑邪活跃,暑气太过,侵入人体,而易发生暑温。其发病具有明显的季节性。《素问·热论》有云:"凡病伤寒而成温者,先夏至日者为病温,后夏至日者为病暑"。暑温之邪,乃亢盛阳热之邪,阳亢则伤阴,灼伤人体津液,虽与本案区分不易,但暑温之人当无怯冷之症,可资鉴别。温疟者,一般以桂枝二越婢一汤、柴胡石膏汤、清瘟败毒饮、白虎桂枝汤等治之。然此案患者乃体经汗泄之后,而余热未清,暑湿挟风邪外侵,虽仿清热之义,却用轻清之法,不以苦寒峻剂,体现了胡震来崇名法、重辨证的精神。暑多兼湿,有耗气伤津之虞,方中清热药用量少而精,配伍大量清宣理气、祛暑生津之品,意在通阳护阴。

第二节　程门雪论治温病

程门雪(1902—1972年),名振辉,号九如、壶公,晚年有"书种室""晚学轩"等号。著名中医学术思想家、中医临床家、中医教育家。毕生致力于中医临床和教学工作。专精于中医内科,对伤寒、温病学说亦有独到的理论见解。临证选方用药不拘于时,善将经方、时方熔于一炉,化裁复方以治疗热病和疑难杂症,用药轻简灵验而功专。

一、学术渊源与著述

程门雪出生于古徽州府婺源县(今属江西省),年少时师从婺源县新安名医汪莲石。汪莲石精研《伤寒论》,服膺于舒驰远《新增伤寒集注》,著有《伤寒论汇注精华》一书,临证治病注重温补崇阳,善用经方,用药偏于辛燥、刚猛剽悍,程门雪深得其真传。后在汪莲石的介绍下,拜在名医丁甘仁门下学习。丁甘仁为孟河四大名医之一,信从叶天士、薛生白的温病学说,临证用药以平淡轻巧见长。1916年,丁甘仁在谢利恒、夏应堂等同道支持下,创办了上海中医专门学校和广益中医院。程门雪入学就读,成为该校首届学生,毕业留校执教,后出任教务长兼任上海广益中医院医务主任。丁甘仁办学主张读书和临床相结合,要求学生融汇古今,这对程门雪有较深刻的影响。中华人民共和国成立后程门雪就任上海中医学院首任院长,并先后任上海中医学会主任委员、华东血防九人小组成员、上海市卫生局顾问、中共中央血吸虫病科学研究委员会副主任委员、卫生部科学委员会委员,当选为第二、第三届全国人大代表。

程门雪一生严谨治学,强调"要从诸家入,而复从诸家出,取其精华,融一炉冶",对伤寒和温病学说有较高的学术造诣。其崇奉张仲景和叶天士,主张学伤寒的必须联系温病,学温病的必须联系伤寒,要把伤寒和温病对热病证治的理论统一起来。治疗热病常依据其标本缓急,稳健进退,自出机杼,着重阴阳虚实辨证,治疗各种疑难危症。后期用药总体以简洁、轻巧、灵动见长。著作有《金匮篇解》《伤寒论歌诀》《校注未刻本叶氏医案》《程门雪医案》《程门雪诗书画集》等。

二、临证治验与学术特色

1. 倡导寒温一统论

程门雪一生崇奉张仲景和叶天士,深得伤寒和温病理论精髓,极力主张把伤寒和温病对热病的辨治理论统一起来。早年他在《未刻本叶氏医案》校读记中就指出:"天士用方遍采诸家之长,而于仲师圣法用之尤熟……近人以叶派与长沙相距,以为学天士者,便非长沙,学长沙者,不可涉天士。真真奇怪之极。其实即以温热发明之故,貌似出长沙范围之外,宗奉者复加以渲染,或逾其量。如柴胡劫肝阴,葛根耗胃液之类,下语太死,引起反感。宗长沙者,因而大诋之,愈积愈深,竟成敌国。承其后者,竟不窥天士一字,但知谩骂鄙弃,不知叶氏对于仲师之学,极有根底也。"他认为,"伤寒本寒而标热,温病本热而标寒,病源不同,治当各异。伤寒是基础,温病在伤寒的基础上有较大的发展",叶氏卫气营血辨证是仲师六经辨证的发展和补充。他进一步指出,温病偏重于救阴,当处处顾其津液;伤寒偏重于回阳,当处处顾其阳气;强调温病救阴是对伤寒回护阳气的一个发展,甘寒生津,重在肺胃,咸寒育阴,重在肝肾。

伤寒由经入腑入脏,由表及里,与温病由上而下,两者是统一的,并没有根本上的分歧。程氏基于叶氏之理,追溯先师仲景之源,力求在理论结合实践的基础上,将伤寒与温病的方药证治有机融合,极大地促进了现代中医热病学的创立与发展。

2. 温病治疗特色

(1)重症之辨,首参四诊

中医历来重视辨证论治,而辨证的前提是四诊信息的收集。对于重症患者,通过四诊信息辨病势轻重缓急,做到早诊断、早治疗,可以防患未然,救人于危难。程门雪尤善以舌苔之薄滑厚腻,辨湿热之孰重孰轻,并以苔腻之部位前、中、后,明辨三焦病位之上、中、下。以色白为挟寒,色黄为化热,色灰或黑为热盛。舌质红为阴伤、质淡为阳虚。参以问诊,口腻、口淡属湿,口干属热,湿多于热则口甜,热多于湿则口苦。于湿热互阻之证,每以小柴胡汤、泻心汤、三仁汤合法应用;对阳证阴脉者则可以原方使用,对热度较高的患者要酌情加减。

(2)学宗叶氏,尤擅透法

程门雪治疗温病重症,能攻能守,善于应变,以稳扎稳打著称。程氏汲取了叶天士温病学说的精髓,将其灵活运用于湿热重症。程氏指出:"凡治外感,如无痰浊湿热瘀滞之类,则'体若燔炭,汗出而散',不致迁延时日;若有痰浊湿热瘀滞内外合邪,则病必纠缠难解,因而必须详细审证,才不失治疗时机。"程氏对于春温重症,尤擅于透法,如初期每以豆卷、桑叶、甘露消毒丹清热透气;中期用鲜生地、鲜沙参、豆卷、桑白皮、牛黄清心丸等气血双清;极期撤去豆卷、桑叶等气药,加入鲜石斛、玄参、鲜菖蒲,改牛黄清心丸为至宝丹以清营开窍,兼防痉厥;病情转危为安后,用鲜生地、鲜石斛、玄参、桑白皮、川贝、象贝、竹沥等以养阴清肺化痰,后期撤去鲜石斛、玄参,而用天花粉、芦根等善后调理。

(3)重症之治,下法为要

伤寒、温热、湿温重证,究竟可下与否?根据程门雪遗稿中的记载,其曾对伤寒温病下法运用有过深入研究。他认为,湿温、温热均伏邪也,伏邪蕴发之地,昔有少阳、阳明、少阴三说不同,亦有谓乘虚而舍,发无定所者。程氏以为三者均有之,而以阳明为根据,其邪势炽张,病发缠绵者,均阳明伏邪也。他指出,《伤寒论》有云"三阳合病,必自下利",所用黄芩、黄连、大黄均为苦寒清泄热毒之品,可征其自利为温毒伏邪蕴发无疑。并参仲圣之治,三阳合病之伏邪,轻用苦寒清热,重用承气汤之法;少阴伏邪,轻用咸寒清润,重用承气汤之法。合而观之,程门雪得出这样一个结论:仲圣之法非特不忌通下,且以通下为要务焉。

程门雪认为,伏邪出路有二:一是无形热由肠胃募原三焦而达于肌表,则为瘄为疹,瘄疹层层透发,热毒亦渐次化解;二是有形秽滞由募原肠胃,从后阴而出,所下如胶如冻。二法并重,各有所宜,初起自利不爽,腹痛苔腻,即以下达为适合。前贤谓温病下不嫌早,程氏以为应早下为最好。他解释为:盖肠之所以伤,由温毒秽滞、蒸酿腐烂也。秽滞不除,热毒不解,如聚薪于灶,火已燃矣,犹持杯水滴之,欲其不煽焰扬威,乌可得乎?通下秽滞,去其凭借,即移薪灭火之意。既畏其将来之肠破出血,必先减其所以致此之根原,此正良法。

3. 用药特色

(1)轻以去实,用药轻灵

程门雪临床用药风格经历了三个不同的阶段,始受汪莲石的影响以"大刀阔斧"见称,继受丁甘仁平淡法的熏陶以"轻清灵巧"为主,终创"复方多法"为要形成自己的特色风格。其将经方的精炼与时方的轻灵融于一体,造就了轻清灵巧、轻可去实的用药特色。程氏非常推崇吴鞠通的三焦用药原则,尤其在治疗上焦心肺的病变,每用轻灵平稳之品,或药简量小之轻剂,体现其轻清灵动的用药风格。如程门雪治疗风温邪热在肺胃气分者时,常用金银花、连翘、豆豉、山栀子等清透轻宣之品;治湿温上焦气滞者,常用橘皮、厚朴花、白豆蔻壳、佛手花、郁金等芳开轻宣之品。

程门雪针对温病每每虚中夹实证的特殊性,常灵活运用轻攻邪气及轻补正气之法,每获正复邪祛之效。如湿温病后期,邪恋阴伤者,症见虚热起伏、小便短黄、苔腻舌尖红、脉濡滑数等,程门雪辨明病机,认为此时用药每有养阴与燥湿之相碍,从而提出以三仁汤合玉泉散化裁治之。选用沙参、石斛等以轻润肺胃之阴,再以金银花、白豆蔻壳、野蔷薇露、白薇、青蒿等轻清之品以芳开余湿。其不落俗套之处在于化湿避免厚朴之偏燥,养阴不用生地黄、玄参之偏腻。程氏明机法活的诊疗思路,善用轻攻轻补的用药特色,由此可窥见一二。

(2)苦寒之药,轻重不同

程门雪认为,温热病尤当慎用苦寒之品,操之不当,易助邪为患,重伤阴液。他指出:"苦寒药中之栀子、黄芩、黄连,运用时是有区别的。初起有表邪,宜用栀子,往往与豆豉相配,因栀子有透达的作用;第二步用黄芩,或认为不宜施用过早,以免有遏邪之弊,但亦不必过于拘泥,如温病一开始以口苦为主症即可用,再如葛根芩连汤即用于表证未解,挟热下利之初期;至于黄连,对心烦、舌红、呕吐之症,尤为相宜。"如对于治疗温病后期、阴血未复而余热留恋之黄连阿胶汤,程氏认为其苦寒与咸寒并进,清余热与养阴血兼施,用药配伍精简得当,同时他强调是方以阿胶为君,进一步体现"温病偏重于救阴,处处顾其津液"的诊疗思想。

程门雪指出,温病易挟湿,湿温重见苔黄腻或边尖红绛时,宜重用苦寒药,取其苦能燥湿,寒能清热,如黄白腻苔,除用苦寒药外,应配合厚朴、橘红等燥湿之品。程氏认为,温病始用苦寒之品多以口苦为见症,但临证不必拘泥,对于口中甜腻者,亦可将苦寒清燥与芳香温化之属相伍使用。

三、医案赏析

案一:姚某,男,成年。

1955年2月16日初诊:病起五日,寒热高亢,得汗不解,头痛,胸闷泛恶,腹鸣泄泻,苔腻口苦,脉浮濡滑数,春温之邪挟湿热互阻,肠胃运化失常,证势邸张,毋忽。清水豆卷四钱,黑山栀二钱,银柴胡一钱,薄荷叶八分(后下),辰赤苓三钱,块滑石四钱(包煎),福泽泻二钱,银花炭四钱,煨葛根一钱半,制半夏一钱半,姜川连三分,酒炒黄芩一钱半,甘露消毒丹五钱(包煎),一剂。

二诊:热势较低,泄泻已瘥,腹痛未尽,胸闷泛恶见减,夜不安寐,苔腻口苦,脉濡滑数。春温邪湿互阻,肠胃三焦不和。再投葛根芩连加味,原方出入为继。改姜川连为水炒川雅连四分,加薄橘红一钱半、焦六曲三钱,去薄荷叶、半夏,一剂。

三诊:泄泻止,寒热退,胸闷泛恶亦轻,夜寐较安,苔薄,脉濡小数。再以原方出入,以尽余波之意。上方改银花炭为炒银花,加霜桑叶三钱,象贝母三钱,生薏苡仁四钱,梗通草一钱,减甘露消毒丹为三钱,减黑山栀为一钱半,去葛根、川连、黄芩、焦神曲,三剂。

四诊:寒热虽退,头眩仍甚,胸闷噫嗳,神疲肢倦,苔薄脉濡。再以平剂为治。冬桑叶三钱,炒杭菊二钱,白蒺藜三钱,煅石决四钱(先煎),辰茯神三钱,炙远志一钱,块滑石四钱(包煎),福泽泻一钱半,薄橘红一钱半,生薏苡仁四钱,梗通草八分,酒炒陈木瓜一钱半,桑寄生三钱,荷叶边一圈,二剂。

五诊:寒热退后,神萎气怯,头眩仍甚,胸闷纳呆,口淡而干,便通而燥,溲赤渐清。再以化湿和中法治之。川朴花一钱半,白杏仁三钱,白蔻壳八分,生薏苡仁四钱,辰赤苓三钱,块滑石四钱(包煎),竹沥半夏一钱半,陈广皮一钱半,佛手花八分,冬桑叶三钱,炒杭菊二钱,陈大麦四钱,干芦根八钱,荷叶边一圈,三剂。

按:本案用栀子豉汤、小柴胡汤疏解表邪,治发热胸闷;用葛根芩连汤清阳明经腑,治高热便泄;用泻心汤开泄湿热,治其泛恶;佐用辛凉解表,宣散头面风热,以治头痛;淡渗之品清利湿热,兼实大便。遣方用药明机活法,主次分明,步步为营。本例脉症,脉浮数属表热,滑为里有痰湿,后见濡则为邪退正虚;苔腻为有湿、滞,口苦属热。一般外感证如不兼有里邪,可以"体若燔炭,汗出而散"。今患者初诊时已得汗而不解,可知非唯表不和,乃兼内湿之滞故也。此方用柴胡、豆卷、葛根以疏解表邪,黄芩、黄连、山栀等均为清里药。表里同治,不使内外合邪,为程氏常用之法。五诊之时,程氏方用三仁汤合桑菊之味,乃取"轻攻祛邪"之意。汗泻之后,虽邪势渐消,而正气亦损,故见"神疲气怯,头眩不适"诸证,此时邪轻正虚,不可投峻烈攻伐之品,宜用轻宣灵动之属,以尽其余波足矣。对于外感病变,程氏基于轻可去实的指导思想,临证选方用药多轻简灵动,尤善活用大豆黄卷。在《程门雪医案》首篇——寒热篇中共载医案 17 则,取用大豆黄卷者多达 8 则,盖取大豆黄卷轻清祛湿之功,法遵叶氏"湿祛热孤"之义。程门雪用本品诸案,多见于寒热、四肢酸楚、口腻或甜、舌苔厚腻等症。纵观《程门雪医案》中用本品,处方首味者五案七方,足见程门雪对大豆黄卷之重视。

案二:曹××,女,72 岁。

1940 年 6 月 2 日初诊:寒热不清,呕吐不能纳谷,已数日矣。胸脘闷痛,气塞不舒,苔腻口苦,脉濡数左弦。湿热痞结于中之故,高年防生变端,姑以和解宣化治之。银柴胡一钱、竹沥半夏一钱半、酒炒黄芩一钱半、姜川连三分、块滑石四钱(包煎)、辰赤苓三钱、广陈皮一钱半、白蔻壳八分、生薏苡仁四钱、姜汁炒竹茹一钱半、广郁金一钱半、干芦根一两、白通草一钱、佛手花八分,一剂。

二诊:昨投和解宣化法,时寒时热,呕吐不食均大为减轻,仍从原法出入:原方加川朴花一钱半,去竹茹、黄芩,一剂。

按:本案湿温病情来势颇重,以小柴胡汤、泻心汤、小陷胸汤、三仁汤合法,轻剂见效。患者感邪虽不盛,但湿热互阻,痞结不开,三焦气机窒塞,尤以上焦之气不行,则为胸闷而痛(痛是湿热交结证之较重者,如伤寒"结胸"之象),中焦之气不通,则上逆而呕吐不食,方中仅用银柴胡一钱,即能退热,可知其表轻于里;而于治疗湿热则投以很多力量,如生姜、半夏之辛开,黄连、黄芩之苦泄,此皆泻心汤之主药,亦为开解湿热交结之要法(半夏、黄连合瓜蒌即小陷胸汤)。药用陈皮、白豆蔻壳、佛手、厚朴花、郁金芳香宣化之属,取其"气化湿亦化"之意;佐以淡渗之品,通水道利肺气,复肺主气之权,则湿邪各得出路;兼用姜川连、姜竹茹,此乃除烦、降逆、止呕之圣药也。

第三节　胡翘武论治麻疹

胡翘武(1915—2002 年),名邦宁,号翘武,古徽州绩溪县人,祖籍歙县,安徽中医学院（现安徽中医药大学）教授、主任医师，全国首批 500 名老中医药专家学术经验继承工作指导老师，安徽省名中医，现代新安医家。

一、学术渊源与著述

胡翘武 1915 年生于皖南新安中医世家，幼承庭训，入塾学文，继习医经，其父胡承源先生，曾于宣统元年（1909 年）应同乡会之邀，至郎溪县主持同乡会一切事务，期间辄用继学岐黄之术，为街坊乡里民众诊病疗疾，由于疗显效彰而声名鹊起。年仅 15 岁的胡翘武，于 1930 年被其父送回徽州歙县富褐拜新安名医汪泽民为师。因其父胡承源与其师汪泽民与"新安王氏医学"传人王养涵及其子王仲奇交往甚笃，故胡翘武学术理念受新安王氏医学影响颇深。五年卒业，悬壶郎溪县城，未及几年便名噪乡里。1946 年参加南京中央考试院国医考试，顺利通过获得中医师证书；1979 年首膺举荐调安徽中医学院执教，任第一附属医院内科主任医师，并获安徽省名中医称号；1991 年被国家人事部、卫生部，国家中医药管理局遴选为全国首批名老中医药专家学术经验继承工作指导老师。曾历任中华全国中医学会宣城地区中医学会第一副会长、安徽省中医内科学会理事、新安医学会顾问、《中医临床与保健》杂志顾问、安徽省高级职称评审委员会委员、全国中医老年病学会委员等职。

胡翘武先生诊治内科杂症，强调脏腑辨证，重调理阴阳、活泼气血；于外感热病中，重视将伤寒与温病学术思想融为一体；主张辨证与辨病相结合，认为辨病用药一定要与辨证相一致，才能互相协同、提高疗效；崇尚实践、厌恶空谈，如临床常大剂量使用葶苈子治疗体虚与小儿咳喘者，甚效，选用《冷庐医话·疳门·证治准绳》"集圣丸"治疗小儿疳积皆获痊愈，从而证明"人参不怕五灵脂"。胡翘武调理脾胃，除宗张仲景、李东垣及叶天士之甘温益气清润等法外，尤其重视新安医家吴师朗《不居集》之"理脾阴"学术思想，强调因世人皆囿于"脾为阴土，喜燥恶湿"，宗"脾喜刚燥"之药，不知脾有气阳之虚，更有营阴之亏，认为补脾阴不仅补李东垣之不逮，还与叶氏"养胃阴"之法相得益彰。著有《中医临证三字诀》《老中医经验集·胡翘武专辑》《橘井一勺·四时常见感症求径》《壶天秉烛》等书。

二、临证治验与学术特色

1. 重视"卫气营血"辨证，以透为要

中医认为，麻为阳邪，以口鼻为径，而两者为肺之官窍，加之小儿肺脏娇嫩未充，诸功尚未健全，故易染受麻邪为病。胡翘武宗新安医学先贤叶天士学说，非常重视"卫气营血"辨证在麻疹治疗过程中的作用。他认为"在卫汗之可也"，指邪在卫分，可以使用辛凉透达之法，意在宣肺透解，使邪热外透而出，并非使用辛温药物发汗之意；"到气才可清气"强调不可过早使用寒凉清热药，否则会导致寒闭气机，邪伏难出。"入营犹可透热转气，入血直须凉血散血"指出邪入营血时，当使营分之伏邪先转于气分，再达于卫分，层层透发，使邪去而病自解。所谓火郁发之，重点在给邪气以出路，关键仍在于一个"透"字。

2. 药凉非寒，兼顾阴液

麻疹之治，自古便有"麻不厌透""麻喜清凉"之说。胡翘武指出，麻疹发于小儿，小儿肺脏娇嫩，特别要遵守"治上焦如羽，非轻不举"的原则。在药物的选择上，应以轻清辛凉宣透之品为主，不可早用或者过用、纯用寒凉之品，否则有气机郁闭、邪痼难化之弊。正如清代医家章虚谷所言："邪在卫分，汗之宜辛平表散，不可用凉，清气热不可寒滞，反使邪不外达而内闭，则病重矣"。麻疹为阳热之毒，易伤阴液，应时时顾护阴液。胡翘武每于案中重用芦根，并配天花粉、麦冬之类，皆是此意。

3. 麻疹重症，擅用紫雪丹

麻疹顺证，若调养适宜，正盛邪退，可轻药或不药而愈；若调护失宜，邪盛正衰，可致变证丛生，多涉及心、脑、肺、肠等脏腑，即叶天士所谓"温邪上受，首先犯肺，逆传心包"之变证。临床常见并发肺炎、心肌炎、喉炎、脑炎、痢疾等，若护理不当，病情变化迅速，十分危险。胡翘武认为，逆险之证候大多在麻点四五天，此时高热肢凉、无汗、烦躁不安、唇焦齿燥、麻点深红色或紫色。

胡氏特别强调,若麻点密闭后,在两天内渐有收没之势,气粗声嘶,舌尖红,上罩有黄垢之苔,脉多洪实,此象提示热毒内陷,由卫气进入营血,侵犯心脑而伤及肺金,此时用药应以快、精、简为原则,宜清解、宣透、醒脑熄风,在正邪交锋之际有效施治,若贻误病机,正气一溃,恐难以挽回。

遇此危候,胡翘武常用紫雪丹水调灌服,并视患儿病情轻重和年龄大小有所不同。如 3 岁以下每次两分,3～5 岁每次三分,5 岁以上每次五分。服药后若病情缓解,第二次可隔 3～4 小时再灌服一次。大多数患儿在服药 2～3 小时即可脱险,可见麻点渐收,又复红于体表,烦躁之症亦能缓解。因内陷之麻疹有重复外透之机,热毒亦随之外泄。紫雪丹为温病热入心包营血之凉开三宝之一,其组方药用量少,尤宜于幼童灌服。又因其具有芳香开膑、熄风凉血泄毒功效,对麻疹之热毒留恋气营、热势颇甚、疹出不透时,也可选择为防治之用,无须等到神昏痉厥时使用。若有虚寒之见症者,则不可妄投。

三、医案赏析

1979 年郎溪县麻疹流行期间,部分患儿并发肺炎,甚至进展为危急重症,在县医院经大量抗生素治疗后病情未见转机,且持续恶化,遂邀胡翘武先生前往诊治。会诊十余位患儿,皆有持续高热、剧烈咳嗽、呼吸急促症状。现选取其中三位患者的诊治过程介绍如下:

案一:林某,男,1 岁。

1979 年 3 月 24 日下午 3 时初诊:患儿疹出不透,热毒内陷,疹没八日之后,仍持续高热不退,肤糙无汗,唇焦面赤,极度烦躁,干咳,呕逆不止,大便溏泄,舌质干红,脉细数。胡翘武先生辨证:邪热伤阴耗津、津愈伤而邪愈陷,正气虚惫,神昏惊厥,内闭之险象立至。此刻需急投生津泄热、清营透邪之法,以观其进退。处方:鲜芦根 30 克,冬瓜子 30 克,薏苡仁 30 克,杏仁 10 克,蒲公英 20 克,地骨皮 10 克,蝉蜕 9 克,桑白皮 10 克,一剂。当日下午煎服,嘱少量频饮,至第二日清晨尽剂。半夜即溱溱汗出,旋即热退,咳呕大减。3 月 25日维持原方再进一剂。

3月26日二诊：连续二日进生津泄热之剂，本已陷营分之热已由气分透出，得汗热退，然久伏肺经之邪热，使清虚之脏已失清肃之令，故咳嗽未止。险关已过，余邪未尽，脏腑仍虚，因此再投千金苇茎汤加味，以清化肺气为宜。芦根30克，薏苡仁30克，冬瓜子30克，杏仁9克，桑白皮10克，马兜铃9克，地骨皮10克，蒲公英15克，二剂进服。

3月28日三诊：偶有干咳，午后颧红唇燥，精神萎靡。此乃热病之后肺阴受损之候，一时难复，宜慢慢调护为宜。遂投生脉散加益肺生津之品，续服一周。约半个月后家长告知，患儿已痊愈。

按：热病有致斑者，有致疹者，区别在于斑出于胃，疹出于肺。麻疹为六淫内侵所致，治当随邪之所入而导出，若失治误治，见淫邪波及营血，此当逆流挽舟，使内陷之邪还出于表而解，亦合"入营犹可透热转气"之意。如叶天士在《温热论》中所言："乍入营分犹可透热，仍转气分而解"。胡翘武先生宗叶氏之旨而重视卫气营血辨证的运用，他认为邪未扰营血之分，其病尚轻而易解，故言邪在卫在气者，可宣可清，入营及血者，须透须散。此例患儿邪陷入营，津液大伤之象明显，胡翘武先生以生津泄热为主，未用犀角、羚羊角、玄参等清热凉血之药，旨在考虑热虽入营，仍属早期，存有透热转气之机，尽量少用凉血之品。温热之病最易伤津，此案津伤液耗已显，津耗则汗出无源，邪无出路，因此生津可充汗源，为营分之邪透入气分创造了物质条件。同时，津液得充，热邪易可自泄。方中芦根和茅根为清热充津之要药，且有入营入气的双重特点。佐以冬瓜子、薏苡仁、杏仁、桑白皮、地骨皮、蒲公英，起到清热化痰、宣利肺气的作用。组方体轻性活，可升可降，符合"治上焦如羽，非轻莫举"的原则，方药与病机合拍，自然药到收效。

案二：龚某，男，7岁。

1979年3月24日初诊：疹后高热不退，形瘦如柴，剧烈咳嗽几不停口，咽痛声音嘶哑，颈粗胸痹，呼吸急迫，两脉细数，舌苔厚腻。胡翘武辨证：此乃疹后肺胃两经蕴热，痰热之邪留恋，阻塞气机，有升无降，亟须清热化痰，肃降肺气，以存津液。仿金匮方义治之。拟方：射干10克，蒲公英20克，桑白皮9

克,杏仁9克,海浮石12克,法半夏9克,瓜蒌皮9克,川贝母9克,天花粉10克,郁李仁10克,金银花20克,葶苈子9克,两剂。

3月26日二诊:前方服一剂后,患儿剧咳大减六七,呼吸由急促变为平静,热势见缓。次日服第二剂后,患儿发热消退,喉中已无痰鸣之声,咳嗽大减,几无所闻。颈粗胸痹已失,但舌苔仍然厚腻。胡翘武辨证:升腾之气火得降,痰热之邪尚存,病势虽遏,为防止祸端再起,守前方稍作增减续进。拟方:鲜芦根30克,胆南星6克,天花粉10克,射干10克,海浮石12克,川贝母9克,薏苡仁20克,葶苈子9克,金银花20克,甘草3克,桃仁9克,四剂。上方连服四剂后,诸症消退,嘱停药回家调理。

回家半个月内两度复热,一次为外感,一次为食复,再次予以中药调服后很快痊愈。胡翘武言:此患儿食复发热,诊得腹胀,嗳出酸腐浊气,舌苔黄腻,立投攻下导滞之药,下颇多臭粪之后,发热即退,腹胀亦消。患者虽大病羸弱之躯,若畏其虚弱不敢攻下,必将养痈为患,贻害无穷。虚实之间,必须辨证得当,方能药到病除。

按:该案患儿初诊时高热不退且剧咳不已,颈粗胸痹,呼吸困难,综合舌脉表现,四诊合参辨证为肺胃之气火上冲不得降泄所致。一诊按《金匮要略》"火逆上气,咽喉不利,止逆下气者,麦门冬汤主之"之论为据,火逆上气为因,咽喉不利是果,止逆下气是治法。麦门冬汤原方主治虚热肺痿、咳嗽气喘、咽喉不利、咳痰不爽,或咳唾涎沫、口干咽燥、手足心热、舌红少苔、脉虚数者;或胃阴不足证,症见呕吐、纳少、呃逆、口渴咽干、舌红少苔、脉虚数。本病虽为麻疹,但本质上火气上逆是共同的病因,因此仿止逆下气之法。本病的火逆上气是因为痰热之邪久蕴肺胃两经,借火性炎上之势而酿成,三诊均有舌苔厚腻就是重要佐证。从一诊中可以看出,一派清热寒凉药中,独一味半夏辛温,何也?于大队清热化痰中佐一味半夏意在取其辛润滑降之性,得以和胃降逆,配伍其他降气药共增降逆下气之效。

案三:张某,男,5岁。

1979年3月24日初诊:疹出未透,发热不已,咳、哮不休,又复下痢,时而燥粪坚硬难下,舌质淡,苔黄垢厚,脉数。辨证:疹后喘、痢均为逆症,此乃热毒余邪蓄于肺传于肠,肺与大肠相表里,宜先清肺热,兼利肠垢,拟清肺利肠为治。药选杏仁9克,枳壳9克,桑白皮10克,葛根10克,炒黄芩9克,连翘10克,鲜芦根一尺,芒硝(冲)4.5克,射干9克,两剂。

3月26日复诊:患儿药后衄血大作,随即高热退净,咳、哮顿减,大便畅,舌苔改为灰垢,邪热未从汗泄,反从衄解,此乃"红汗"是也。续以泄肺利肠、上下分解之法,承势再进。药用枳壳6克,杏仁6克,麦冬6克,蒲公英10克,败酱草12克,大黄1.5克,赤芍6克,枇杷叶10克,桑白皮9克,甘草3克,两剂。服药四剂,诸恙悉愈,嘱其调养休息。

按:麻疹并发肺炎、痢疾,中医称为"疹后喘""疹后痢",均为危急重候。脉证合参,乃肺热移于大肠,治当重在清泄肺热,兼清肠垢,处方有桑白皮汤和葛根芩连汤。一诊药后,未得汗出反得衄血,邪热随衄血而出,壮热也随之速退,大便也趋于正常。衄血,中医也称为"红汗",血汗同源而异流也。"红汗"是源于《伤寒论》衄血愈病的自愈方法。衄血从鼻而出,鼻为肺窍,肺主皮毛,可知"红汗"的本质仍同于汗法,均为祛邪而设。如《伤寒论条辨》中云:"伤寒太阳病,脉浮紧,发热身无汗,多汗而愈,但也有不汗而在鼻衄后自愈者。"此种鼻衄被称为"红汗"。但两者不仅有病气、病血之异,尤有津出腠理、血出脉络之不同。因汗血同源,前贤多将"伤寒衄血"喻为"红汗",其目的在于通过衄血驱邪外出而治病。伤寒失汗致衄,是邪寻出路的一种表现形式,郁热之邪可借衄而泄,病情随之减轻或愈。一诊之后,邪随衄解,但虑其邪热扰血,恐再生他变,故在二诊中加入大黄、赤芍等血分药,旨在气血两清之意也。

第四节　王乐匋论治温病

王乐匋(1921—1998年),笔名老匋,别名默庐,安徽省歙县人,新安王氏内科医学第五代传人。王乐匋继承家学,始在绩溪行医,1956年调安徽中医学院任教,历任中医基础理论教研室、中医文献研究室主任,教授、硕士研究生导师,中华中医内科学会(现为中华中医药学会)理事,安徽省中医药学会常务理事。王乐匋对新安医学的继承和发展做出了重要贡献。

一、学术渊源与著述

王乐匋医术源于曾祖王学健(履中),据《王氏家乘志略》载:"履中公尝学于冯塘程思敏先生,先生讳有功,名重一时。门弟子受业者数十人,履中公最为先生所赏识,立雪程门,代应诊务有年。"子王心如、孙王养涵得其所,传至养涵公医名更著。《歙县志》载称:"幼承家学,专精医术,远近求医者皆归之,称新安王氏医学"。王养涵传子王仲奇,王仲奇光大家学,为徽郡名医,名噪沪、浙、皖、赣。仲奇传医术于三弟王殿人、四弟王季翔、七弟王弋真等,王季翔传子王乐匋。"新安王氏医学"以治疗内科、杂病及虚劳病等见长。其开山祖王学健随歙县冯塘程有功学医有所成,程氏著《冯塘医案》一书,书中医案多以重视调补脾肾为主,用药多轻灵,王学健随程氏学医有所成。王乐匋治疗杂病时亦多注重脾肾,用药多守常达变,不一味进补,常施以调和气血之法,使气机通畅,以通为补。

20世纪60年代至70年代初,王乐匋教授开始着手系统研究徽州的医学文献,并率先从地理文化和历史沿革角度提出"新安医学"的研究命题。其在伤寒与温病学领域研究造诣颇深。王氏崇尚伤寒学说,认为阳厥与闭证常随,阳厥为脱证先兆,治疗上强调寒温并重、寒温并用,在附子的应用上,有独特的经验和风格。主编《新安医籍丛刊》《新安医籍考》《续医述》,著有《老匋读医随笔》《诊余诗草》等书。

二、临证治验与学术特色

1. 倡导寒温并重与寒温并用

王乐匋认为,伤寒和温病学术体系间是继承和发展的关系。既往由于医家对伤寒和温病认识角度的不同,抑或有某种学术偏见,形成了"寒温之争"

"寒温对立"的局面。他认为,张仲景伤寒学说是在继承发展《素问·热论》理论基础上形成的,温病学说则是在继承伤寒六经分证中的热病辨证理论及长期临床实践的基础上,形成的以卫气营血辨证和三焦辨证为核心的理论体系,并经后世医家的不断补充和创新,逐渐形成了一门独立的学科。鉴于此,伤寒学说和温病学说在学术体系上为继承和发展的关系,两者结合临床病变规律,倡导寒温并重。王氏在临证过程中,无论外感病还是内伤杂病,对于寒温并用的治法都运用得十分精妙。认为凡是症见寒温相杂或本虚标实者,均可根据具体情况,考虑采用寒温并用治法,即于寒队药中少加入热药,或于热队药中少加入寒药,此谓"反佐之法",并从《景岳全书·伤寒典》《通俗伤寒论》等医著中,悟出"回阳之中必佐阴药,滋阴之中必顾阳气"的观点,创立了一系列寒温并用、邪正合治的方剂。

2. 推崇吴鞠通护阴与化湿

(1)治温热病以护阴为要义

王乐匋认为,津液存亡为温病治疗得当与否、预后良恶的关键,因此,他对吴鞠通提出的温热病以顾护阴液为第一要义的原则非常重视。《温病条辨》中以上、中、下三焦分证,以"护阴"为其证治总则,即其所强调的"存得一分正气,便有一分生机"。王老认为,温病之治,虽然忌汗,却又必须借汗使邪有出路,辛凉透邪之法足以适应。如初起误用辛温解表之剂发汗,必然会张其焰而耗其阴。因温病本易耗阴,而汗为人体五液之一,此汗一出,势必加重病情,因此,轻者宜服桑菊饮、银翘散,重者宜服白虎汤,视其发热、口渴程度的轻重予以选用。王老在研究吴鞠通用下法治疗里实证时,总结了以下四种情况下必须兼护其阴:一是温病不大便,阴干液涸者;二是下后邪气复聚;三是病至阳明而神昏,不得徒持攻下一法;四是已下之后。王老还在研究吴鞠通里实用下法时提出了两点要义:"一是因液少而溺少,务在滋其液;二是慎用苦寒之品,苦寒虽能泻火,却更劫其液。"此时方药中多用甘寒之剂,亦有苦寒之品,须甘苦合化,如冬地三黄汤,足见其对苦寒之品应用的慎重。当温邪深入下焦损及肝肾阴液时,当以咸寒之复脉汤为主,急复肝肾阴液。

(2)治湿温病以化湿为关键

吴鞠通在《温病条辨》中指出："湿温较诸温病,势虽缓而实重",对于湿温的发病情况提出："湿温一证,半阴半阳,其反复变迁,不可穷极""施治之法,万绪千端,无容一毫执着,篇中所述,亦只举其一隅"。强调了湿温病的复杂及其证治在临床中的重要性,进而提出"化湿法"为治疗湿温的总原则。王乐匋强调,湿邪伤人,最易伤脾胃之阳。其中湿温之候,主要表现为中焦脾胃证候,很少出现上焦证候,即使出现也比较短暂,故湿温病的治疗当于中焦求之,临证中常用芳香化湿、苦温燥湿、淡渗利湿等治法。对于湿入中焦的热湿和寒湿的分类,王乐匋则提出因湿蒸热郁者为热湿,因湿盛而戕害阳气者为寒湿。王氏同时指出,湿热相合证候,苦寒之剂不必忌,而湿邪常以小便为出路,故淡渗一法亦不必忌,并强调这两点"不必忌"与温热病截然不同。王氏对吴鞠通论述湿温证邪入下焦"水流湿""湿伤于下"的病机及其证治有深刻体会,强调化湿的同时亦需固本。对于湿与少阴,王氏指出,因少阴属癸水,湿之质也是水,故湿邪易与肾水相合,而致水湿泛滥,故治少阴之湿,须扶肾阳,使火能生土,又因肾与膀胱相表里,故又须泄膀胱之水。对于湿与厥阴,王氏强调水能生木,若邪水太过,则正水反亏,木反不生,木无生气,失其疏泄之性,故治厥阴之湿,恢复风木之本性为要,使其疏泄功能正常发挥。

3. 伏温治以养阴、泄热为法

(1)养阴顾其正

王乐匋精研清代柳宝诒《温热逢源》论治伏气温病,总结出养阴与泄热为柳宝诒治温之精要。王乐匋指出,阴虚阳盛为伏温内发的主要病机。因冬寒一旦酝酿成温而为阳邪,阳盛则阴虚,而阴虚者致使阳邪反盛,故治疗伏温养阴与泄热为其两大法门。柳宝诒治伏温养阴法的灵活运用在临床中有重要的指导价值。《温热逢源》中治疗伏温"当步步顾其阴液"的治疗观对温病学影响深远。冬寒酝酿成温而化热,邪热燎原,最易灼伤阴液,阴液一伤,变证蜂起。阴液存亡是温热病尤其是伏气温病预后转归的关键,王乐匋尊崇此思想并在临证中有深刻的体会和独到的见解。如柳宝诒治疗一案:此人曾患时邪,现已是邪少虚多阶段,因素体阴虚,邪即乘虚内陷,因阴气不充,其力不足以鼓邪外出,故在他人可一汗而解之病,在此患者身上,可能屡汗而热不解,甚至汗愈出,阴愈伤,亦可由此延成损法。王乐匋总结柳宝诒在本案里养阴一法的运用实旨:全在邪机将退之时,只要汗便两畅,使邪机外出有路,通达不滞,便可专意于养阴,"助阴气以托余邪",不可畏其留邪而致贻误。养阴之剂中,除性味酸涩收敛者必须避之外,余类多滑润,不致有留邪之弊。如伤寒之复脉汤、黄连阿胶汤,温病之三甲复脉汤、大定风珠、小定风珠等大队滋补剂,正是用于邪机未尽之时,并无留邪之弊。王氏指出,其原因在于阴气一充,则化热之邪自能鼓之外达。因此,在阴气不充,邪机将退未退的关键时刻,强调应专意养阴,不必虑其留邪。

(2)泄热除其邪

《温热逢源》指出,冬令受寒郁久而发者为温病,病初即里热炽盛,或为"外虽微有形寒,而里热炽甚",所以柳宝诒主张泄热以除邪。论伏邪发病证治,柳宝诒运用黄芩汤加豆豉、玄参方。黄芩汤为清泄里热之专剂,复加豆豉以宣发少阴伏邪,加玄参以补养肾阴,此方且泄且透且补,熔清、透、养为一炉,充分体现了柳宝诒治疗伏气温病的独到经验。王乐匋对此治疗思想亦十分推崇,并提出了自己的临证体会。王氏强调,伏温内发,其人肾阳虚馁,致邪机冰伏,是病变关键,因而成为半化半伏、欲达不达之证,临床最为棘手。就热而论,已有热扰厥阴之险,泄热亦刻不容缓,但内伏之邪又因肾阳虚馁而无由外达,造成了专用泄热之凉药则邪机愈滞,若用温化又如抱薪救火,所以采用麻黄汁制豆豉、附子汁制生地黄,再配合凉肝熄风等药物,以托邪出表、清泄里热。

三、医案赏析

温邪内陷案:患者,女,40岁。

1957年5月22日初诊。初起呕逆泄泻,继则寒热交作。曾就诊于医院,服藿香正气、三仁汤等剂,而热恋不退。延至诊时,呕泻已止,口渴喜热饮,时时烦躁,而四末厥逆,面赤戴阳,神志时明时昧,舌色红,尤如涂朱,并不干燥,脉濡细。此由患者中阳不振,正气不能托邪,龙相之火飞越于上,乃由阳转阴,由实转虚之局。其舌赤如涂朱者,正所谓肾水凌心,逼其心阳外越也。拟陶氏加减回阳急救方,药用:红参(另炖)6克,生附片(先煎)6克,炙甘草3克,北五味子3克,麦冬9克,细生地15克,煅龙骨15克,煅牡蛎18克,肉桂5克。另:用六神丸20粒分2次吞服。

服1剂后,神志渐清,面部阳色亦退,已不烦躁,四末厥逆渐温,舌色仍红,脉濡弱。本原意出入,再进一筹。方用:吉林参(另炖)6克,生附片(先煎)6克,炙甘草3克,麦冬9克,干地黄15克,煅磁石24克。另:至宝丹1粒吞服。1剂服后,厥逆已回,神志亦清,舌虽红但已无涂朱之状。拟予益胃阴法以善其后。

按:此案为温邪内陷,脾肾气阳不振,阳厥转阴,病情趋于危重阶段,一旦误诊,处理不当,则变生于俄顷。王乐匋虽尊《温病条辨》之旨,强调化湿之中需顾护阴液,但其临证中亦能辨证思虑,并非一味养阴而轻温阳。结合临床实际来看,阳厥不是没有向阴厥转化的可能。不振则湿不化,湿不化则热不休,予温通阳气而化湿浊,若得湿开热透,可使湿热两分而病解。患者温邪内陷,伤及真阴而阳气不振,无以托邪外出,在顾护阴液基础上,果敢地运用附子,以助阳气,温经托邪。

王乐匋认为,湿温证中,若素体阳虚,或久施重投苦寒之品,湿邪适逢阴寒之助而暗中滋蔓,阳气为湿所困,无以透发,每多病程缠绵,病情复杂。王氏对此强调:"用药宜刚而忌柔。不一定寒湿才会伤阳,湿为阴邪,湿温湿热证,在一定条件下,同样可以伤阳。即湿温病湿从燥化,往往余湿犹滞,即使燥邪一去,湿仍可卷土重来。治疗中当用附子扶阳逐湿,使阳得援而振奋,湿浊之邪自然可逐。如蓦然投以清滋苦寒之剂,其热将不可挽回。"

第五节 李济仁论治温热外感病

李济仁(1931—2021年),原名李元善,安徽省歙县人,国家非物质文化遗

产新安名医"张一帖"第十四代传承人。全国首批"国医大师""全国首批 500
名老中医",首批国家级名老中医学术经验继承人指导老师,中国中医科学院
学部委员,首批全国硕士学位授予研究生指导老师,全国中医药传承博士后
合作导师,"中国百年百名中医临床家",国务院政府特殊津贴获得者,中华中
医药学会终身成就奖获得者。

一、学术渊源与著述

1931 年 1 月 6 日李济仁出生于安徽省歙县,1943 年,年仅 13 岁的李济仁
跟随新安名医汪润身学习,1946—1950 年,又师从"张一帖"传人、定潭名医张
根桂,并在 1957 年与张根桂之女张舜华结为伉俪,两人均为"张一帖"第十四
代传承人,共同为新安医学的发展和"张一帖"内科的传承做出了巨大贡献。
20 世纪 40 年代末李济仁开始行医,1955 年、1958 年两度被选派到安徽省中
医进修学校(安徽中医药大学前身)师资班学习。1959 年调入安徽中医学院,
任《黄帝内经》教研室主任,1970 年院校合并而任安徽医科大学内科医疗组组
长,1972 年调任皖南医学院中医教研室主任,后一直在皖南医学院及其弋矶
山医院工作。著有《济仁医录》《痹病通论》《新安名医考》等书,自创治疗冠心
病的归芎参芪麦味汤、治疗乳糜尿的苦参消浊汤、治疗慢性肾炎蛋白尿的蛋
白转阴方等效方、验方。

二、临证治验与学术特色

1. 平衡寒热,扶元培土

"张一帖内科"之名来源于明嘉靖、万历年间的新安歙县定潭张——张守
仁。张守仁研制出一种粉状药剂——末药,此药由 18 味组成,号称"十八罗
汉",有疏风散寒、理气和营、健胃宽中、渗湿利水之功,用于治疗劳力伤寒、肠
胃疾患,并可扶助正气,防病患于未然。张氏临证,辨证精、用药灵,往往以一
剂而直起沉疴,受惠病家遂誉之为"张一帖"。张氏一脉自张守仁开始,就十
分重视健脾和营、扶助正气,祖传秘药"十八罗汉"就是其代表。传至 13 代张

根桂，其创春、夏、秋、冬四季加减法，从而进一步提高了临床疗效，并逐渐形成了以认症准确、用药猛、择药专、剂量重，取重剂以刈病根之特色。

在治疗湿温伤寒证方面，张根桂注重健脾宣渗。张根桂传学于李济仁，李济仁秉承"张一帖"家学，同时深受汪机等人"固本培元"理论的影响，认为肾阴、肾阳为一身阴阳之根本，为五脏六腑阴阳的发源地。肾阴为人体阴液之本，五脏六腑之阴非此不能滋；肾阳为人体阳气之本，五脏六腑之阳非此不能发。肾阴充则全身各脏腑之阴亦充，肾阳旺则五脏六腑之阳亦旺。脾与胃互为表里，脾主运化，胃主受纳；脾主升清，胃主降浊。脾与胃共同完成人体对水谷的受纳、消化和吸收，共为"后天之本"。基于此脏腑生理基础，李氏临证尤重"固本元，培中土"，并进一步强调平衡阴阳、平调寒热、平补脾肾诸法在疾病诊治中的重要性。其沟通新安"固本培元"之理与张氏"健脾和营"之说，自创"平衡寒热，扶元培土"之学，在诊治中医疑难杂症之时，以此为治疗法则，辨病与辨证相结合，常获良效。

2. 病起药重，病缓宜补

温热之邪致病，多属急性外感热病类，病情大多来势迅猛，发展迅速，容易发生变证而致重症。因此在治疗上，李济仁强调早期必须辨证精准。病在早期，邪实体壮，正气尚充，病势凶猛，用药力求重剂速效，以早逐客邪，不可偏执轻灵而贻误良机。从《李济仁临床医案》和《济仁医录》中所载温热类医案可知，李氏虽主张早期攻伐热邪，但不疏于护正养阴，临证遣方用药常辨机明理，四诊合参，而后施治。如所载春温案之热邪燔灼营血证，治当清气凉血、养阴益营，李老酌加少量黄连、连翘清营凉血之品，逐热邪而无耗液之虞，待邪退势缓，便去苦寒诸类，药加真柿霜、人参叶等益气养阴之属，以养阴固正。另载暑温一案，虽病者症见高热烦渴等一派阳明气分热盛之候，然李氏明机卓见，参以叶氏"暑必夹湿"之论，药用新加香薷饮合白虎汤化裁，以求祛暑解表、芳化湿浊，药证相合，6剂热消，后以益气养阴之味善后，正气渐复，病体向安而愈。再如小儿惊厥案中，虽以清热猛药起手，此为病重而药亦重，即有故无殒也。但必时时顾护阴津正气，多以太子参、麦冬、天冬等益气养阴、固本清化而善其后。

三、医案赏析

案一：沈某，男，22岁，工人。

1982年3月7日初诊：患者高热、头痛、咳嗽3日，测量体温为39.5℃，在当地某医院拟确诊为上呼吸道感染，高热待查，经注射青霉素、链霉素，口服四环素后，症状未见好转，遂邀余诊。症见目赤、身热灼手，心烦躁扰，夜间尤甚，神志欠清，时有谵语，双目喜闭，四肢厥冷，手足颤动，口唇干裂，腹痛便闭，不思饮食，得食则呕，溲短色黄，脉象滑数，苔黄质绛。辨病：春温；辨证：气营两燔证。治法：清气化营，清热解毒。处方：生石膏30克，杭麦冬15克，细生地12克，知母9克，元参9克，地骨皮9克，青蒿9克，赤白芍各6克，川黄连3克，共6剂。

二诊：病情大有好转，高热已退，唯津液未复，精神困倦，脉舌同前。原方去黄连、青蒿，加真柿霜12克、人参叶6克、北杏仁6克，继服3剂，痊愈而解。

按：本案病发于春季，疾病初期即有高热，在疾病发展过程中，出现目赤、身热灼手、心烦躁扰、神志欠清、时有谵语、双目喜闭、四肢厥冷、手足颤动、口唇干裂等症状，以伤津耗液、伴神昏谵语为主要特点，热、燥性质明显，根据季节、证候特点诊断为春温病不难。温病发病急骤，病情危重，相当于西医的重型流感、流脑等，失治误治易致危候而危及生命。因此需要在疾病早期明确诊断，及时进行有效干预。清代新安医家叶天士在《温热论》中提出，"温邪上受，首先犯肺……肺主气属卫"，此案患者在发病初期，咳嗽发热，说明邪在肺卫。但由于未能及时有效地控制病情，致使温热之邪愈加亢盛，气热未解而营热复起，形成了气营两燔之证，因此既可见高热、便秘腹痛、溲短色黄之气分证，又可见身热夜甚、烦渴、舌绛之营分证，出现神昏谵语、两目喜闭之热陷心包证，热极生风且热深厥亦深，症见手足颤动而四肢厥冷。其病机特点是邪热弥漫气营，伤阴耗液，治宜清气凉营、益阴养津。《温病条辨》中云："太阳温病，气血（营）两燔者，玉女煎去牛膝加玄参主之"。《黄帝内经·至真要大论》中言:"热淫于内,治以咸寒,佐以苦甘"。本案处方以玉女煎去牛膝加玄参为主,方中石膏知母相配,取白虎汤清热生津之意;玄参、生地、麦冬、赤芍、青蒿、地骨皮诸药相伍,共奏滋阴和营、清营凉血之功,少佐黄连、连翘苦寒清解之味,一助清逐邪热,一使诸药滋阴不助热。诸药相合,则津生阴回,气营两清。二诊患者高热退,唯津液未复、精神困倦,此乃正气未复,气津两虚之象,因此原方去清热之黄连、青蒿,加人参叶、真柿霜、北杏仁3剂而获痊愈。金元张元素《医学启源》谓:人参叶"治脾胃阳气不足及肺气促,短气、少气,补中缓中,泻肺脾胃中火邪"。其引《主治秘要》言:人参叶"补元气,止泻,生津液"。柿霜为果实制成"柿饼"时外表所产生的白色粉霜,味甘、性凉,归心、肺、胃经,具有润肺止咳、生津利咽、止血之功效,明代兰茂《滇南本草图说》言其具有"消痰止嗽"之功。北杏仁即苦杏仁,清代黄宫绣《本草求真》载:"苦杏仁,既有发散风寒之能,复有下气除喘之力,缘辛则散邪,苦则下气,润则通秘,温则宣滞行痰。苦杏仁气味俱备,故凡肺经感受风寒,而见喘嗽咳逆、胸满便秘、烦热头痛,与夫蛊毒、疮疡、狗毒、面毒、锡毒、金疮,无不可以调治。"二诊加入此三药,不仅可以益气生津润肺、止咳化痰,更重要的是可以扶助正气、固本培元,充分调动人体抗病自愈能力。

案二:黄某,男,53岁,干部。

1981年7月6日初诊:主诉术后高热1周。病史:手术后高热,体温41℃,无汗烦渴,头痛如裹,神志欠清。脉滑数。中医诊断:暑温。辨证:外感暑温。治法:解表祛暑,芳香化湿。处方:香薷6克,佩兰(后下)9克,生甘草9克,藿香(后下)9克,连翘9克,大青叶15克,金银花15克,丹参15克,知母9克,薏苡仁18克,板蓝根30克,鲜芦根30克。1剂。

二诊:翌晨,微汗出,高热渐解,神志渐清。暑湿之邪将从外泄,当再因势利导。原方去丹参、甘草,加白蔻仁(后下)6克,扁豆衣9克,六一散(荷叶包)15克。

三诊:服药3剂,热尽退。唯神倦肢软,纳谷呆钝。邪去体馁,当调养之。处方:太子参18克,怀山药15克,炙黄芪15克,薏苡仁24克,板蓝根18克,银花 15 克,建曲 18 克。

按:暑温是感受暑热病邪所致的急性外感热病。本病的发生有较明显的季节性,一般认为是夏至到立秋之间。暑温发病急骤,初起即见壮热、汗多、烦渴引饮、面赤、洪大等气分阳明热盛证候,此为其主要特点。暑为火热之气,其性酷烈,发病多径入气分,故显高热、烦渴。清代两位新安医家汪昂、叶天士均云"暑必兼湿",湿郁卫阳,则无汗;湿性重浊,郁于清阳,则头痛如裹;又因"湿乃重浊之邪,热为熏蒸之气,热处湿中,蒸淫之气上迫清窍"扰神明,故见神志欠清。李老在排除术后感染的可能性后,独具慧眼,据证而断为"温",并以解表祛暑、芳香化湿法治之,获效迅捷。昧者若见高热、烦渴,而投寒凉清热、养阴生津之法,必致湿邪内遏之重,则势莫救矣!

李济仁认为,长夏暑湿当令,暑多夹湿,暑湿交蒸,故高热不解。方用新加香薷饮加减,以透表清暑渗湿,白虎汤加减以清气退热,兼用板蓝根、大青叶、金银花等清热解毒之品,药进而效应。"暑必兼湿"说为清代新安医家汪昂和温病学家叶天士所创,《本草备要》中记载:"暑必兼湿,治暑必兼利湿,若无湿,但为干热,非暑也。"《临证指南医案》中也有"暑必夹湿,二者皆伤气分"的记载。新安医家程国彭立方四味香薷饮、清代温病大家吴鞠通新立新加香薷饮以治之。李济仁运用新安医学之理论方药,一诊取效,药用一剂即平鸥张之邪热;二诊再进三剂而"热尽退";继后以益气养阴兼清余热法调理而安,其明机立法,遣方用药处处彰显新安医学的独特魅力。

第六节　徐经世论治新型冠状病毒感染

徐经世(1933—　　),号筱甫,祖籍安徽省巢县西乡,中医学术既承家学又承新安医学各家。安徽中医药大学第一附属医院主任医师,教授。全国第二届国医大师,中国中医科学院学部委员,第二至第六批全国老中医药专家学术经验继承工作指导老师,全国优秀中医临床人才研修项目指导老师,获得全国首届"中医药传承特别贡献奖"、中华中医药学会"终身成就奖"。

一、学术渊源与著述

徐经世出身于中医世家,曾祖乃晚清秀才,业精于医,祖父是全国著名中医学家徐恕甫先生。徐恕甫(1884—1964 年),字道忠,安徽省巢县人,崇尚范文正"不为良相,当为良医"之明训,乃求道于数家名医,披览搜求《黄帝内经》《难经》《伤寒论》《金匮要略》等经典,兼收并蓄,学成后遂悬壶于庐巢两邑,临证涉及内、外、妇、儿诸科,病家咸往,辐辏于道。著有《医学源流》《伤寒摘要》等书。徐经世自幼熟读《药性赋》《汤头歌诀》等医书,青年时期开始跟随祖父徐恕甫先生学医,为徐氏医学的第三代传人。他勤耕不辍,不但系统研读《黄帝内经》《伤寒论》《金匮要略》等经典医书,更是对《医学心悟》《医宗金鉴》等新安医学医著用功尤勤。业医 60 余年,心悟独到,创见颇丰,提出了"杂病因郁,治以安中""肝胆郁热、脾胃虚寒"病机理论和"尪痹非风"等学术观点,总结出"三十二字调肝法"等临证诸多治法,整理编著了《徐恕甫医案》,著有《中医临床诊疗规范》《实用中医老年内科学》《杏林拾穗》《医论医案撷菁》等书。

二、临证治验与学术特色

新型冠状病毒感染疫情给全人类的生命健康造成巨大伤害,中医药疗法全程参与了我国疫情防控救治工作,诸多当代新安医家为本地区患者的救治与疫情防控工作做出了重要的贡献。国医大师徐经世作为安徽省中医药防控新型冠状病毒感染高级别专家组专家,全程参与疫情防治工作,参与编写《安徽省新型冠状病毒感染中医诊治专家共识》,并深入新型冠状病毒感染定点收治医院诊治患者。徐经世认为,新型冠状病毒感染以"湿阻热蕴,热极成毒"为主要病因病机,治疗宜分轻重、分期论治,同时还要遵循"因时、因地、因人而异"的治疗原则。对早期轻症患者应注意"宣透",即恢复肺的宣发肃降功能,并透邪外出;对重症患者当遵"邪之所凑,其气必虚"之旨,标本兼顾,扶正祛邪并施;对危重患者则应区分闭证与脱证,配合西医支持治疗,相互协同;对恢复期患者应注重饮食调养,劳逸有度,做好形神修养,实现自我康复。

1. 轻症——清热解毒，宣肺透邪

新型冠状病毒感染轻症患者，常表现为发热但热势不高，咳嗽亦不明显，或出现恶寒、乏力等不适症状。疫毒之邪自口鼻而入，首先袭肺，此时为犯肺之早期，故主要出现卫分证。湿阻热蕴、热极成毒，湿热疫毒之邪犯肺，导致肺气不宣，影响卫气达于体表，故出现低热不退、咳嗽、恶寒等表现。其发病机制正如叶天士所说"肺主气，其合皮毛，故云在表"。因此，治疗的重点应为宣肺透邪，以恢复肺之宣发肃降功能。方取双叶芩连加味方（贯众、大青叶各15克，南沙参、车前草各12克，桔梗、桑叶、连翘、黄芩、藿香、前胡各10克，蝉蜕6克，生甘草5克）。方中大青叶、黄芩性味苦寒，功擅清热解毒，合连翘、桑叶相辅相成，对肺炎发热尤为合拍。另凡叶类药物，多清轻走上，而肺居于上，故同气相求。以桑叶清燥，佐藿香芳香辟秽而同筹取效，再以甘桔汤、前胡、蝉蜕宣肺止咳，以车前草清利下窍，使肺得以清肃，而诸症得解，转为常态，取得本病轻者得治之效。方中宣透功效之冬桑叶、蝉蜕、藿香叶之类，取其性而舍其味，只需后下一沸即可，不可使其药过病所。

2. 重症——益气养阴，透邪外出

新型冠状病毒感染重症或快速进展期患者，临床常表现为发热、咳嗽、气喘、胸闷，甚则高热神昏等。正如《素问·评热病论》中所言"邪之所凑，其气必虚，阴虚者，阳必凑之，故少气时热而汗出也"。由于湿热久羁，热极成毒必然耗气伤阴，如患者素体气阴不足，则可表现为正虚邪陷、气不摄津之候。《温热论》中言："气病有不传血分而邪留三焦"，入营血较晚则伤气阴较重，久则正气亏虚，邪必内陷而出现神昏。因此，针对此类本虚标实患者，宜虚实兼顾，采用益气养阴、清燥除秽之法。徐经世拟用生脉竹叶石膏汤加味［薏苡仁、生石膏（先煎）各30克，北沙参、芦根各20克，麦冬15克，桔梗、连翘、淡竹叶、石菖蒲、远志各10克，生甘草6克］。水煎服，每日1剂，早、中、晚各服1次，每次150～200毫升。方以生脉散合竹叶石膏汤加减，以益气生津、透邪外出，石菖蒲、远志辟秽。如症见喘促、高热不退之正盛邪实的患者，则宜更方，拟用麻杏石甘汤加葶苈子［生石膏（先煎）30克，北沙参20克，葶苈子15

克,瓜蒌皮 12 克,桑白皮、杏仁、桔梗、连翘、黄芩、鲜竹沥各 10 克,生甘草 6克,麻黄 5 克],水煎服,每日 1 剂,早、中、晚各服 1 次,每次 150～200 毫升。本方以麻杏石甘汤为主,针对患者喘促症状而设。方中麻黄、石膏,一热一寒,相制为用,而辛凉倍于辛温,使得宣肺而不助热,清肺而不留邪。为求速效,伍以葶苈子,以助泻肺平喘之力,肺气得以肃降,喘促得以平息。此外,葶苈子还有强心之效,取之得当,可取应手之效。

3. 危重症——清热解毒,回厥固脱

新型冠状病毒感染重症患者,常已经出现呼吸衰竭或同时伴有多脏器衰竭或休克等症状。徐经世指出,从中医的角度来看,需要辨别闭证与脱证,甚至有患者表现为内闭外脱的复杂证候,单纯中医治疗颇为棘手,常需中西医协同治疗。闭证患者临床常表现为高热、气促、肢冷等,呈现“热深厥亦深”之势,宜急用凉开法治之,方用安宫牛黄丸或至宝丹,以清热解毒、豁痰开窍。脱证患者临床常表现为喘息鼻扇、气短息促、烦躁、汗出肢冷等,此时则应扶正固脱,方用参附汤、四逆加人参汤等益气固脱以救其急。此外,应注意肺主清肃、主司通降,痰浊壅塞、肺脉不通则可出现呼吸衰竭危象,应采用“温通”的方法,即“热主宣通”之意,可采用辛香开窍之苏合香丸。本方具有行气解郁、化浊辟闭、清热解毒之功效,同时可用通关散(细辛、猪牙皂等量研细末)吸入以豁痰开窍。

4. 恢复期——形神修养,药食同疗

针对恢复期患者,徐经世强调,应根据患者年龄和平时身体状况进行饮食起居的调养,注意饮食清淡,劳逸有度,做好形神修养,以实现自我康复。在疾病的愈后阶段,人体的生理状态以“正虚”为主,在扶助正气的同时要注意调整生活方式。他分析说,新型冠状病毒感染的病位主要在肺脾两脏,病理因素尤以“湿邪”为重,愈后阶段若是余邪未尽、湿邪困脾、脾胃气弱,再妄以肥甘厚味补之,便有脾胃运化不及,又耗之于气,而致正气虚之又虚,机体对疫毒之邪毫无防御之力,最终易复感病邪而致病情复发。如《类经》所云:“凡病后,脾胃气虚,未能消化饮食,故于肉食之类皆当从缓,若犯食复,为害

非浅,气有挟虚内馁者,又不可过于禁制,以贵得宜也。"除饮食节制外,徐氏还强调需要注意劳逸有度。因劳神、劳力、房劳而致病情复发者,称为劳复。《诸病源候论》曰:"夫病新瘥者,血气尚虚,津液未复,因即劳动,更成病焉。若言语思虑则劳于神,梳头澡洗则劳于力,未堪劳而强劳之,则生热,热气还经络,复为病者,名曰劳复。"可见在大病初愈、身体虚弱之时,应以静养调形、安神休息为主,勿过劳耗气伤神而损正。对愈后气阴两虚明显者,可配合服用生脉散成药或茶饮进行调养。同时要保持心情舒畅,调达气机,在疾病的愈后阶段,由于气虚血弱、正气大伤,往往虚则致"郁","郁"又常常伴随气机失调。百病生于气,气机的调畅在疾病的治疗及康复过程中都极为重要。

5. 预防及防复原则——"治未病"理念

《灵枢·百病始生》曰:"逢热逢疾风暴雨而不病者,盖无虚,故邪不能独伤人。"《素问·刺法论》云:"不相染者,正气存内,邪不可干,避其毒气"。只有正气充盛,才足以与邪气抗争,御邪于外。除提高自身抵抗力外,中医还可以运用艾草、苍术、白芷、藿香、石菖蒲、细辛、丁香、冰片等芳香辟秽、辛温香燥之药制成香囊佩戴,或于房内焚烧以避空气中的毒邪,又或将此类药物蒸煮,以对衣物器具消毒,从而达到避邪于外的目的。必要时还可以根据疾病特点采用针对性的药物,以增强肺之宣发肃降的功能,因势利导,驱邪外出。徐经世自拟双叶茶饮(芦根 15 克,霜桑叶 10 克,紫苏叶 5 克,鲜生姜 2 片,生甘草 3 克),开水泡服,作茶饮,每日 1 剂。方中桑叶与苏叶一寒一温,有宣有降,相制为用,正合肺之翕辟之性,取鲜姜辛散之性,则更增疏解卫表、宣肺辟秽之力;佐芦根以清润肺燥、保肺生津;生甘草调和诸药,更有清热解毒、止咳宁心之用。

三、医案赏析

案:张某,女,65 岁。

主诉:咳嗽 10 天,加重伴发热胸闷 1 周。

病史:患者 10 天前无明显诱因下出现咳嗽,以干咳为主,无明显咳痰,

2020年1月30日开始发热,伴有胸闷、心慌,咳嗽较前加重。2020年2月1日肺部CT提示两肺多发感染性病变,肺炎支原体及甲型流感抗体免疫球蛋白M阳性,予奥司他韦、干扰素、莫西沙星等治疗后,仍反复高热、胸闷。2020年2月4日肺部CT提示肺部炎症较前明显进展,新型冠状病毒核酸检测结果阳性,加用甲强龙、丙种球蛋白等治疗后症状虽有减轻,但患者肺部CT显示病变进展,遂转入合肥市某医院继续治疗。2020年2月7日辅助检查结果:淋巴细胞4.5%,中性粒细胞89.7%,白细胞介素66.87 pg/ml,B型钠尿肽前体1 559.0 pg/ml,丙氨酸氨基转移酶311 U/L,白蛋白32.9 g/L,血糖16.17 μmol/L,其他指标检测结果无明显异常。西医予洛匹那韦和利托那韦复方、甲泼尼龙、莫西沙星、丙种球蛋白等综合治疗。经上述治疗后,患者症状未见缓解,并逐渐出现胸闷、气喘明显,稍活动后加重,剧烈咳嗽、痰少难出,高流量鼻导管吸氧,氧浓度74%,流速50 L/min,心率每分钟74次,呼吸每分钟19～39次,经皮血氧饱和度93%～99%,服用降压药后收缩压111 mmHg,舒张压71 mmHg。2020年2月12日患者仍胸闷气促,吸氧参数稍微下调即出现呼吸急促、血氧饱和度下降,需用多巴酚丁胺维持正常血压。2020年2月16日复查肺部CT提示大片磨玻璃样改变。2020年2月18日患者在重症监护病房经抗病毒、抗感染等综合治疗1周余,病情缓解仍不明显,遂请徐经世会诊。刻下:胸闷、咳黄痰、纳差、时有心慌、乏力、舌质紫暗、苔薄滑,辨为气阴两伤、痰浊阻滞之证,予以益气养阴、清化痰浊之剂。药用仙鹤草、橘络、芦根各20克,麦冬15克,瓜蒌皮12克,西洋参、桔梗、川贝母、竹茹、炒桑叶各10克,甘草5克。每日1剂,每日2次。另予鲜竹沥口服液,每次10毫升,每日3次。2020年2月20日患者诉,咳嗽咳痰症状明显减轻,无胸闷,精神转好,前方继服。6天后患者生命体征平稳,转入普通病房继续治疗,可在床边行走和轻微活动,两次新型冠状病毒核酸检测结果均为阴性,肺部CT病灶较前明显吸收。遂出院,回当地医院观察,病情渐转为安。

按:新型冠状病毒感染的主要病理因素为湿热,因湿性黏滞,易阻气机,气不行则湿不化,因此病程常常缠绵难愈。若人体正气充足,尚可抗邪外出,预后尚可；如素体正气不足，病至后期湿郁生热、热极成毒，进一步耗伤气阴，则可使病情转为危重，因此需针对病因病机早防早治，以免转为危候。本案患者历经数周，病势缠绵，病情逐渐加重，中医会诊时已呈气阴两伤、痰浊阻滞的本虚标实之势。徐经世采用扶正祛邪、标本兼顾治法，拟用生脉散合贝母瓜蒌散、甘桔汤加减。方中以生脉散益气养阴，去五味子之酸收，以防其碍邪外出；桔梗、桑叶一宣一降，以恢复肺之宣发肃降功能；瓜蒌皮、竹茹、鲜竹沥、芦根、川贝母清热润肺化痰，引邪外出；橘络宽胸理气；温热病热入营血，可出现耗血动血之象，患者舌质紫黯即为明证，故加用仙鹤草以活血止血，并能补虚扶正；甘草为使，既可调和诸药，又可清热解毒，合桔梗等药又可祛痰止咳。可见药效在于配伍，治急症要灵活应变，方可得到有效救治，这是中医应对急病的基本规则，付诸实践得以检验。

第七节　胡国俊论治新型冠状病毒感染

胡国俊，安徽省绩溪县人，1946年9月出身于皖南新安世家，国家中医药管理局首批名老中医学术经验继承人，全国第四、五批老中医药专家学术经验继承工作指导老师，第二批全国名中医，安徽省国医名师，南京中医药大学师承博士研究生导师，安徽省中医药学会中医肺病专业委员会名誉主任委员。

一、学术渊源与著述

胡国俊，安徽省绩溪县人，祖籍安徽歙县。师从其父胡翘武先生，尽得真传，受新安医学熏陶颇深。他勤研历代新安医学著作，坚持临床一线，宗经典，纳百家，破门容流，融会贯通。其辨证清晰，对疾病之病因病机力求知其然，更求知其所以然。内伤杂病重脏腑辨证，燮调阴阳，补不足，泻有余，以期平则安；外感疾病常汇伤寒六经与温病卫气营血、三焦辨证为一体，取得最佳理法方药而使用之。对药物剂量之运用，视病情需要，时或重不避过两，轻不嫌几分,皆可取得理想佳效。

胡国俊擅长诊治内科、儿科疾病,尤其对肺系顽难痼疾辨治独具匠心,其在古稀之年仍坚持学医、行医、教医、写医,著有《橘井一勺》《壶天秉烛》《肺恙求真》《杏林耕糈》《胡国俊内科临证精华》等书。

二、临证治验与学术特色

1. 博采众长,尤擅肺科

胡国俊在 20 世纪 90 年代初,由中医大内科转入呼吸内科专病门诊工作,通过长期实践故而对呼吸系统疾病临诊积累了极为丰富的经验,不仅继承了新安医学用药轻灵的特点,并逐渐形成了对呼吸系统疾病诊治的个人特色,创造性地提出了很多新的理论和治法,并总结了诸多验方。如自制有温清感灵饮、鼻炎灵方等多张验方。他还创建性地提出"慢支迁延与失于表解不无相关论""慢支辨脏腑虚实以匡肺治节论""老慢支调补脾胃论""化瘀和营法治咳喘""喉源性咳嗽辨治四要"等诸多理论。提出三伏贴不限于寒性疾病,也不是必须在每伏第一天贴敷,更不能忽视冬病夏治等其他治法。他结合当今社会众人的生活环境和饮食习惯特点,认为今时之咳、喘、哮,因热痰发者多,而寒痰致者少,对哮喘患者采用寒热分型穴位贴敷的方法,并改三伏十日一贴为入夏每日一贴,十次为一疗程,一直可贴敷至秋分,临床疗效明显提高。

2. 新型冠状病毒感染辨治特色

(1)"三因治宜"理论运用

根据新型冠状病毒感染发病的临床证候特点,本病归属中医学"疫病"的范畴,病因为感受"疫疠"之气。《素问·刺法遗篇》中系统地论述了疫病发生的原因、治则和预防,指出疫毒的产生源于"天地之气刚柔失守";《伤寒论·伤寒例》《诸病源候论》《温疫论》等医籍将此类疫病发病的气候特征概括为"非其时,有其气"。胡国俊强调,自然界气候的异常变化超过了人体的适应能力是致病的主要原因之一,气候异常与否具有相对性,表现在两方面,一方面,与该地区往年同期气候相比,太过、不及和非其时有其气均属异常,如六气过则为淫,冬应寒而暖,夏应热反寒,均属此类;另一方面,气候正常变化但人体正气不足亦可发病。《素问·异法方宜论》中云:"医之治病也,一病而治各不同,皆愈,何也? 岐伯对曰:地势使然也。"说明地理环境不同,病邪也不相同。疫情初期,不同地区的新型冠状病毒感染患者临床表现确有不同。我国北方以平原为主,降水偏少,气候干冷,居民喜饮酒、饮食重味重油,发病以寒湿为主,治疗以散寒祛湿为要;江南水系众多,降水频繁,居民饮食清淡而喜甘甜,发病以湿热为主,治疗以清热化湿为宜;中部地区兼具寒湿和湿热特点,但主要以湿邪为主,当以化湿、渗湿、燥湿、温通等不同祛湿之法,灵活运用。胡国俊指出,从北至南,寒湿逐渐减轻,湿热逐渐加重,需要结合地域特点,根据个体发病的特征辨证论治。

胡国俊强调,地域虽有不同,寒热有所侧重,但湿邪是新型冠状病毒感染的主要致病因素。疫情后期常态化,以输入病例为主,本土病例散发,临床表现特性不甚明显,在治法治则上更需要体现中医的智慧。他认为,新型冠状病毒感染的基本病机为疫毒外侵、湿困脾胃、痰壅闭肺。扶正祛邪、健脾祛湿、祛痰清肺是其基本治则,扶正、祛湿、祛痰缺一不可,但辨证施治时宜四诊合参、三因制宜、灵活变通、因人而异。诚如清代徐大椿《医学源流论·病同人异论》所言:"天下有同此一病,而治此则效,治彼则不效,且不惟无效而反有大害者,何也? 则以病同而人异也。"

(2)明辨湿邪病位,提倡"三脏分消"

新型冠状病毒感染者以低热、身热不扬、气短、乏力、全身困重倦怠、胸闷脘痞、腹胀腹泻、呕恶纳呆、大便黏滞不畅、舌苔腻等为主要且最常见的症状,病势迁延缠绵,潜伏期长。根据临床症状和病变过程分析,该病符合湿邪致病的特点。胡国俊认为,湿邪是新型冠状病毒感染致病和影响疾病进展的主要因素,因此如何治湿是新型冠状病毒感染治疗成功与否的关键。有研究发现,新型冠状病毒感染者不同病程阶段查体均以腻苔为主,提示湿毒在疾病发展过程中占有重要作用,佐证了湿邪是致病的关键因素。胡国俊指出,"湿邪并非独伤人"，清代新安医家余国珮宗《黄帝内经》"水流湿，火就燥"和《周易参同契》"坎离理论"，提出"燥湿为纲"，其在《医理·医法顺时论》中明确指出："时运迁改，则其气有变，大都以偏干偏湿为乖戾之气，故以燥湿为病之提纲，或兼寒兼热为变"，说明湿邪致疫易与寒、热相兼。观新型冠状病毒感染临床病例表现，疾病初期湿与寒合多见，以寒湿伤人为主；疾病进展多表现为湿热蕴结之征；恢复期病情缠绵难愈者，多兼夹气阳亏虚、湿浊不化之象。

　　胡国俊指出，湿邪之治，离不开肺、脾、肾三脏，肺为水上之源而通调水道，脾主运化而输布津液，肾为水脏，与水液代谢密切相关，据此针对新型冠状病毒感染提出"宣肺解表以散湿、健脾行气以化湿，补肾温通以渗湿"的治湿原则。新安医家历来重视脾肾在疾病治疗中的重要作用，从汪机的"营卫一气"论，重用参、芪补脾，到孙一奎的"命门火衰"论，喜用附子、肉桂补肾，均为后世治湿提供了新的施治思路。胡老宗新安医家之旨，据其临证、抗疫治验，结合清代温病大家吴鞠通"盖肺主一身之气，气化则湿化也"之理，创见性地提出"治湿不离肺，治肺不离气，其法当宣；治湿当固本，脾肾同调，其法宜温"的论治法则。

　　胡国俊在具体临证过程中，在祛湿的基础上多灵活化裁。寒邪闭肺甚者，以宣肺散寒为主，选用桂枝汤、小青龙汤、止嗽散等方化裁；遇痰热甚者，清热化痰选苇茎汤、清金化痰汤加减，常用南北沙参、知母、麦冬兼顾肺之气阴；湿浊困阻中焦甚者，以健脾化湿为要，用三仁汤、大健脾丸、藿香正气散等加减；湿热蕴结甚而热象明显者，有清化、和解、透邪等法，又分湿热在上、中、下三焦之侧重，辨热在卫、气、营、血之不同，有达原饮、三仁汤、白虎汤等方可选，柴胡、黄芩、石膏、知母等药物酌情加减；遇脾肾阳虚，湿浊不化，缠绵难愈者，加用温肾暖脾之品，以温通之法治之，宗汪氏、孙氏之学，多用桂枝、干姜、附子、肉桂之品。

　　(3)明辨干咳病因，提出"分期治咳"

　　咳嗽按病因分寒、热之不同，按虚实有"金实不鸣""金破不鸣"之异。孙一奎在《赤水玄珠·论嗽分六气无热无寒》和《赤水玄珠·论湿痰生嗽》中提到,外感咳嗽常由风寒暑湿燥火引起,与四时季节变换息息相关。所以,病因不同,治法有异。胡国俊长期诊治肺系之疾,认为咳嗽为病尤为复杂,在其《肺恙求真》一书中,就提到咳嗽有顽咳、闷咳、虫咳、伏风致咳、瘀血致咳、感染后咳嗽、喉源性咳嗽等不同种类,并详论了各种咳嗽的病因病机及治法方药。

胡国俊根据新型冠状病毒感染病程特点和亲诊经验,将新型冠状病毒感染咳嗽大致分为初期咳嗽、进展期咳嗽和恢复期咳嗽。新型冠状病毒感染初期咳嗽以干咳为主,常呈阵咳、顿咳,甚则咳呛,并伴有气管、咽喉痒感不适症状,此乃病起于外感风邪,或与寒、热、燥、湿诸邪相兼为患,加之"风为阳邪易袭阳位"及"风性善行而数变"的特性,故致上述病证特点,治当祛风解表,肃肺止咳。胡国俊指出,同是干咳,亦要明辨虚实,如新型冠状病毒感染中有老年患者或素体本虚之人,虽为干咳,但咳声低微,或痰少难咳、少气懒言、自汗畏风、舌淡苔薄腻、脉浮虚而无力,此乃"气虚无力排痰,非真无痰也",当补益肺气,促痰外出;亦有干咳无痰或痰少而黏、久咳不止者,口燥咽干、午后潮热、形体消瘦、大便偏干、舌红少苔而乏津、脉细数,此乃肺阴亏虚、气阴不足之证,治当养阴润肺、止咳化痰。湿邪久蕴酿痰,若逢阳盛之躯则化热,遇阴盛之体则生寒,故治当明辨寒热之异。对于痰热壅肺、色黄质稠、舌红苔黄腻、脉滑数者,治当以千金苇茎汤加葶苈子、桑白皮、鲜竹沥,泻肺化痰以止咳;若为寒痰凝滞,或水饮上渍所致面色青晦,咳嗽胸闷,口淡喜唾,舌淡苔白滑,脉弦紧或沉弦者,宜用小青龙汤加皂角,重用桂枝、细辛,温肺化痰以止咳。其中皂角味辛、性温,温肺豁痰,攻坚散结,对寒痰水饮凝渍而致咳喘胸闷气促者甚为合拍。胡老用桂枝加至15～20克,非但温肺散寒,更具降逆止咳平喘之用,细辛用到10～15克,其散寒止咳平喘作用尤著。

胡国俊指出,临证亦有进展期仍干咳无痰者,多为湿浊重滞黏腻,阻塞气道,肺气失宣所致,当以行气化湿、宣肺畅气、促痰外出为要。对于恢复期咳嗽,以扶正祛邪为原则,胡老主张补肺之气,固后天之本以止咳。近代名医王仲奇治咳嗽亦强调扶助正气,喜用轻清之品轻宣以透邪外出,在健脾益气基础上,将利水渗湿药与止咳平喘药配伍使用,标本同治,使脾气健运则痰无所生。

3. 用药特色分析

(1)虫蚁搜风治咳嗽

胡国俊治咳,以寒热虚实为纲,辨风邪恋肺、寒湿阻肺、湿热蕴肺、痰火壅肺、气阴亏虚等不同。对于新型冠状病毒感染而言,强调分期治咳,明辨病因。胡老遇因风致咳,咽痒不适,或反复咳嗽、迁延不愈者,喜在方中加虫蚁搜风之药如蝉蜕、僵蚕、全蝎、蜈蚣、蜂房等。蝉蜕、僵蚕常配对使用,蝉乃土木余气所化,饮风露而不食,汪昂在《本草备要》中言蝉蜕"其性轻虚而味甘寒,故除风热"。僵蚕僵而不腐,得清化之气,"性轻而宣,能治风化痰,散结行经"。蝉蜕偏于疏风,僵蚕善于化痰,两药配伍,共奏疏风化痰之功,风痰邪轻者可求速效。

咳嗽咽痒日久不解甚至化热化火者,则以全蝎、地龙相配。地龙在《神农本草经》《证类本草》及《本草纲目》中皆谓其"味咸、寒",《本草备要》中记载白颈蚯蚓:"蚓,土德而星应轸水,味性咸寒,故能清热。"东垣曰:"蝎乃治风要药",汪机言:"破伤风,宜以全蝎、防风为主"。地龙味咸、性寒,能降能清,全蝎味辛,能升能通,两者合用,熄风通络化痰平喘,又能调畅肺气,疗效甚佳。

对于风寒袭肺、寒痰阻肺咳嗽者,胡老常配露蜂房,因其性清浮,善走窜搜剔,又有助阳之功。《本草再新》中谓其"入肝肺二经",具有祛风、攻毒、杀虫、止痛、温肾助阳之功效。

(2)蚕沙性凉清湿热

蚕沙又称"蚕矢",以晚者为良,因此也称"晚蚕沙"。方书谓其性温而味辛、甘,有祛风除湿之功效。胡老考究蚕沙之性,发现王孟英在《霍乱论》中用以蚕沙为君药之蚕矢汤治疗热性霍乱,《慎斋遗书·用药权衡》中谓"晚蚕沙有祛上焦风湿热"之功效,说明蚕沙有清热祛湿的作用。胡老认为春蚕以桑叶为食,桑叶性寒,僵蚕性平,何以蚕沙独温?其味辛、甘当秉性凉也。临床运用蚕沙为君药组方治疗湿热下注之足赤肿痛、湿热郁遏之憎寒发热、湿阻中焦之呕恶脘痞、湿热扰动血室之崩漏等均获奇效。现新型冠状病毒感染之疾以湿热为要,故胡老亦用蚕沙与清热利湿之品相合治之,莫不应手取效。

(3)附配芩、连治发热

《难经·五十八难》中云:"伤寒有五,有中风,有伤寒,有湿温……"其中湿温(瘟)是因湿热疫疠之邪,经口鼻而入,蕴结中焦,阻滞气机,湿热熏蒸弥漫而成,与新型冠状病毒感染之湿热之邪病机特点颇为相似。胡老以为湿瘟后期常中阳不宣,以致湿热胶结,氤氲淹缠,发热稽留不退,湿阻中焦,腑气不和而致大便溏泄,此时用附子与黄连相配,黄连苦寒以燥湿泄热,附子辛热既可鼓舞脾阳,又可反佐黄连苦寒之性以止泻,相得益彰,借上法治新型冠状病毒感染之脾虚湿胜之发热、溏泄者,可建奇功。另有素体不足复感新型冠状病毒感染者,症见恶寒发热久稽不退,若见恶寒而投辛热之品恐有伤阴之虞,若见发热随用辛凉之剂又有遏阳之弊。此时宜以黄芩清泄里之肺热,配伍附子安中托邪外出,助阳气转运清泄以透邪,方为两全之法。

(4)石膏巧配灭余焰

石膏首载于《神农本草经》,谓其"气味辛,微寒,无毒,主治中风寒热,心下逆气,口干舌焦,不能息,腹中坚痛,产乳,金疮"。而《新修本草》《名医别录》等则谓其性大寒。张志远言其"其性凉而能散,有透表解肌之力",外感病实热证中非为禁忌药物,可与辛散药物配伍应用。《本草备要》言石膏"甘辛而淡,体重而降"。寒能清热泻火,辛能发汗解肌,甘能缓脾益气、生津止渴。因此胡老认为,石膏乃退热良药,无论邪热稽留于内外表里皆可应用,关键在于辨证得当,药证合拍,配伍适宜。对于新型冠状病毒感染恢复期,患者有低热不尽、乏力、纳差、五心烦热之感,此乃湿邪缠绵、气阴耗伤、余热未尽之象。此时配伍少量石膏,取其微寒清热、益气健脾、生津之功,可获事半功倍之效。胡老临证过程中使用石膏与补气养阴之剂同进,以生脉散配石膏治新型冠状病毒感染恢复期气阴两伤、余焰未熄之证,多有益阴补气退热之良效;以补中益气汤配石膏治恢复期正气不足、发热缠绵不解之人,屡试不爽。

三、医案赏析

案一：陈某某，男，56 岁，新型冠状病毒感染（普通型）。

患者 2020 年 3 月 15 日因发热就诊，新型冠状病毒核酸检测阳性，住院隔离治疗。入院时发热、咳嗽、胸闷气喘、痰多而白、口不干苦、饮食一般、寐差、舌淡、苔白厚腻。实验室检查：白细胞计数 $3.62\times10^9/L$，淋巴细胞计数 $0.35\times10^9/L$，C 反应蛋白 60.1 mg/L；胸部 CT 提示肺部感染。经治 14 天后，肺部感染灶基本吸收，症状有所好转但核酸检测仍然为阳性。4 月 1 日胡老会诊，患者仍有低热，以午后发热为主，口苦口干、乏力、纳寐一般、烦躁不安、多梦盗汗为主要临床表现，舌淡苔薄黄而腻。4 月 1 日一诊处方：薏苡仁 30 克、滑石 10 克、白豆蔻 15 克、厚朴 10 克、茵陈 10 克、桑叶 30 克、知母 10 克、生石膏 30 克、黄芩 10 克、黄连 10 克、百合 20 克、南沙参 20 克、五味子 10 克、夜交藤 15 克、干姜 3 克，3 剂，水煎服。

4 月 5 日二诊：患者口苦口干好转，上方去黄芩，石膏减量为 20 克，加蚕沙 20 克、淮小麦 20 克，3 剂，水煎服。

4 月 9 日三诊：体温正常，诸症大减，唯纳食不馨，上方加沉香曲 10 克，继服 5 剂。4 月 15 日、16 日两次检测新冠病毒核酸检测结果为阴性，诸症皆愈，予以出院。

按：该案中年男性为新型冠状病毒感染（普通型）者，经治后新型冠状病毒核酸检测难以转阴，症状缓解不佳，胡老会诊时以低热、午后发热为主，口苦口干、乏力、纳寐一般、烦躁不安、多梦盗汗、舌淡苔薄黄而腻为主要临床表现，四诊合参辨治为余热未尽、气阴耗伤，当是虚实夹杂之证，湿热贯穿始终。因此一诊以茵陈、桑叶、生石膏、黄芩、黄连清利湿热，且以石膏用量为大，因患者初期热象明显，缓解期意在清未尽余焰；百合、南沙参、知母力求滋阴以补耗伤之气阴；湿不离脾，由于苦寒之剂需兼顾脾胃，因此治湿以薏苡仁、滑石、白豆蔻、厚朴相配，使湿有去路，分消走散；干姜一味意图温暖中州，阳中求阴，又能少少温通以助湿退；佐以五味子、夜交藤宁心安神，求阴阳平衡，脏腑通调。二诊症状好转,热象不显,故酌情减少苦寒清热药,湿邪仍在,因此加用蚕沙以助湿退、淮小麦养阴安神且收敛止汗,乃对症加减之法。三诊诸症大减,只加沉香曲补益脾胃以助后天之本,后天得充,方能正气恢复,邪退身安。全方以湿热为本,祛邪不忘缓解期气阴暗耗、脾胃亏损之特点,虚实兼顾,遣方用药均体现了胡老辨治新型冠状病毒感染理法方药的特点和思路,组方严谨,特色鲜明。

案二:周某,女,53岁,新型冠状病毒感染(重型)。

2020年2月18日初诊:患者心慌、胸闷、咳喘、痰多而白、口不干苦,刻下无发热,饮食一般,寐差、面晦滞水肿、舌淡、苔白厚腻。实验室检查:白细胞计数$3.85×10^9$/L,淋巴细胞计数$0.45×10^9$/L,C反应蛋白56.6 mg/L;胸部CT提示肺部感染,有胸腔积液及心包积液;血氧饱和度92%。既往有2型糖尿病、高血压病史。治以温阳化饮、止咳平喘法,拟方:薏苡仁30克,泽泻20克,车前子、防己各15克,炙麻黄、干姜、桂枝、旋覆花、制附子、生姜、苏子、黄芩各10克,细辛6克。4剂,水煎服。

2020年2月22日复诊:服药后诸症缓解,转普通病房,尚有活动后胸闷,咳出少量白痰。拟上方加泽兰、茯苓各20克,3剂,水煎服。

2020年2月26日三诊:无发热,无咳嗽咳痰,无胸闷,连续两次核酸检测均显示阴性,申请出院。

按:本案患者为中年女性,因患有糖尿病和原发性高血压等基础疾病,感染新型冠状病毒后进展为重型,此为正气不足的典型表现。结合临床表现,其病机应是寒湿困阻,饮邪迫肺,肺失宣肃,治以温阳化饮、止咳平喘为主。此例患者以寒湿为主要表现,胡国俊处方以《伤寒论》的小青龙汤化裁。一诊方中麻黄、桂枝宣肺解表、调和营卫;干姜温肺脾之阳,温阳逐饮;细辛温里散寒,温肺化饮。胡国俊强调,半夏虽有逐痰利水之功,但从《伤寒论》中可以看出,半夏善于清利三焦、胃脘之痰水,但新型冠状病毒感染者出现饮停心包、胸腔,面晦水肿,非半夏所能利,因此选用泽泻、车前子、防己通利心包、面部积水,使水湿从小便而出。附子既可助阳解表,又可助阳化气以利水饮,还可补肾气以止肺喘,一举三得。小青龙方中五味子虽为止咳之品,但其侧重因虚致咳,具有收敛止咳、补益之效,新型冠状病毒感染者痰饮壅塞,多为实证,因此易五味子为旋覆花和苏子降气平喘、化痰利水。芍药有收敛之功,新型冠状病毒感染者胸闷痰多,湿为阴邪,因此去原方之芍药。甘草本身有蓄水之功,患者中满、水停,故不予使用。生姜辛温,可加强解表散寒、温肺止咳之功。薏苡仁健脾渗湿力强,培补中土,脾健则湿去金生。患者虽刻下无热,乃寒湿郁遏之甚所致,加一味黄芩,可防未发之热,治病于未然也。二诊加泽兰、茯苓,以加强健脾去湿之力。三诊诸症全消,新型冠状病毒核酸检测转阴。该案是"三因制宜"理论的典型实践,全方既传承经典,又依据个体化特点灵活化裁,故疗效满意。

参 考 文 献

[1] 孙一奎.孙文垣医案[M].北京:中国医药科技出版社,2019.

[2] 孙一奎.赤水玄珠[M].北京:中国医药科技出版社,2011.

[3] 高尔鑫.汪石山医学全书[M].北京:中国中医药出版社,2020.

[4] 王乐匋.新安医籍丛刊·杂著类·诸证析疑[M].合肥:安徽科学技术出版社,1995.

[5] 叶天士.临证指南医案[M].北京:中国中医药出版社,2018.

[6] 程国彭.医学心悟[M].北京:人民卫生出版社,2006.

[7] 程杏轩.杏轩医案[M].北京:中国中医药出版社,2009.

[8] 方肇权.方氏脉症正宗[M].北京:中国中医药出版社,2015.

[9] 余国珮.医理[M].北京:中医古籍出版社,1999.

[10] 王乐匋.新安医籍丛刊·医案医话类·冯塘医案[M].合肥:安徽科学技术出版社,1995.

[11] 徐春甫.古今医统大全[M].北京:人民卫生出版社,1999.

[12] 孙文胤.丹台玉案[M].北京:中国中医药出版社,2016.

[13] 王乐匋.新安医籍丛刊·杂著类·迈种苍生司命[M].合肥:安徽科学技术出版社,1995.

[14] 黄辉.新安医学研究集成学术研究[M].合肥:安徽科学技术出版社,2018.

[15] 吴昆.医方考[M].北京:人民卫生出版社,2007.

[16] 王乐匋.新安医籍丛刊·综合类·医宗粹言[M].合肥:安徽科学技术出版社,1995.

[17] 程敬通.程敬通医案[M].北京:人民军医出版社,2000.

[18] 王乐匋.新安医籍丛刊·医案医话类·东山别墅医案[M].合肥:安徽科学技术出版社,1995.

[19] 王乐匋.新安医籍丛刊·医案医话类·洪桂医案[M].合肥:安徽科学技术出版社,1995.

[20] 郑重光.素圃医案[M].北京:人民军医出版社,2012.

［21］孙一奎.医旨绪余［M］.北京:中国中医药出版社,2020.

［22］汪昂.医方集解［M］.北京:人民卫生出版社,2006.

［23］汪启贤.济世全书［M］.北京:中医古籍出版社,1996.

［24］汪汝麟.证因方论集要［M］.北京:人民卫生出版社,2018.

［25］吴楚.吴氏医验录［M］.北京:中国中医药出版社,2019.

［26］徐春甫.老老余编养生余录［M］.北京:中国中医药出版社,2009.

［27］陈嘉谟.本草蒙筌［M］.北京:中医古籍出版社,2009.

［28］王乐匋.新安医籍丛刊·杂著类·聊复集［M］.合肥:安徽科学技术出版
社,1995.

［29］汪昂.本草备要［M］.北京:人民卫生出版社,2005.

［30］汪绂.医林纂要探源［M］.北京:中国中医药出版社,2015.

［31］叶天士.本草经解［M］.北京:学苑出版社,2011.

［32］王勋.新安医籍丛刊·慈航集三元普济方［M］.合肥:安徽科学技术出版
社,1990.

［33］谭辉,纵艳平,郭锦晨,等.徽派朴学演进视野下新安固本培元派形成与发展
［J］.中华中医药杂志,2022,37(3):1776-1779.

［34］郭锦晨,王茎,高兵,等.明清新安医家治疗瘟疫用药规律探讨［J］.中药药理与
临床,2020,36(4):35-40.

［35］陈雨露,黄辉.汪文绮《杂症会心录》疫病辨治特色探析［J］.中国中医基础医学
杂志,2021,27(7):1078-1080.

［36］姚鹏宇,刘德山.叶天士治疫思想探析［J］.中华中医药杂志,2021,36(7):
3880-3882.

［37］汪伟,沈津湛.浅论王勋《慈航集》对瘟疫证治的贡献［J］.中华中医药杂志,
2015,30(3):661-663.

［38］张佩文,王键,侯阿美,等.新安医家余国珮"燥湿为纲"学术思想探析［J］.中华
中医药杂志,2019,34(6):2495-2498.

［39］田文韬,许文彬,施卫兵.胡国俊基于"三因制宜"理论辨治新型冠状病毒肺炎经
验［J］.安徽中医药大学学报,2021,40(3):1-3.

［40］岳冬辉,王键.王乐匋论治温病特色浅析［J］.中医杂志,2014,55(16):

1365-1367.

[41] 岳冬辉,王键.新安名医程门雪论治温病特色探析[J].中医杂志,2016,57(8)：
705-707.

[42] 何时希.伤寒用下法之研究——程门雪遗稿之九[J].中医杂志,1987(6)：
10-12.

[43] 许水岩,胡为俭,来雅庭.胡震来辨证论治急危重症学术经验探析[J].中医药临
床杂志,2017,29(8):1248-1250.

[44] 胡迟.张一帖内科:新安医学的家族链[J].江淮文史,2015(5):159-168.

[45] 张宏,储成志,熊煜,等.国医大师李济仁教授临床经验拾萃[J].甘肃中医药大
学学报,2018,35(1):30-32.

[46] 李艳.李济仁临床医案及证治经验[M].北京:科学出版社,2019.

[47] 周灏,侯勇,王化猛,等.徐经世防治新型冠状病毒肺炎思路探析[J].安徽中医
药大学学报,2020,39(3):1-3.